Birgit Jänchen-van der Hoofd, Christine Bauriedl-Schmidt,
Rupert Martin (Hg.)
Schmerz

Das Anliegen der Buchreihe Bibliothek der Psychoanalyse besteht darin, ein Forum der Auseinandersetzung zu schaffen, das der Psychoanalyse als Grundlagenwissenschaft, als Human- und Kulturwissenschaft sowie als klinische Theorie und Praxis neue Impulse verleiht. Die verschiedenen Strömungen innerhalb der Psychoanalyse sollen zu Wort kommen, und der kritische Dialog mit den Nachbarwissenschaften soll intensiviert werden. Bislang haben sich folgende Themenschwerpunkte herauskristallisiert: Die Wiederentdeckung lange vergriffener Klassiker der Psychoanalyse – wie beispielsweise der Werke von Otto Fenichel, Karl Abraham, Siegfried Bernfeld, W. R. D. Fairbairn, Sándor Ferenczi und Otto Rank – soll die gemeinsamen Wurzeln der von Zersplitterung bedrohten psychoanalytischen Bewegung stärken. Einen weiteren Baustein psychoanalytischer Identität bildet die Beschäftigung mit dem Werk und der Person Sigmund Freuds und den Diskussionen und Konflikten in der Frühgeschichte der psychoanalytischen Bewegung.

Im Zuge ihrer Etablierung als medizinisch-psychologisches Heilverfahren hat die Psychoanalyse ihre geisteswissenschaftlichen, kulturanalytischen und politischen Bezüge vernachlässigt. Indem der Dialog mit den Nachbarwissenschaften wiederaufgenommen wird, soll das kultur- und gesellschaftskritische Erbe der Psychoanalyse wiederbelebt und weiterentwickelt werden.

Die Psychoanalyse steht in Konkurrenz zu benachbarten Psychotherapieverfahren und der biologisch-naturwissenschaftlichen Psychiatrie. Als das ambitionierteste unter den psychotherapeutischen Verfahren sollte sich die Psychoanalyse der Überprüfung ihrer Verfahrensweisen und ihrer Therapie-Erfolge durch die empirischen Wissenschaften stellen, aber auch eigene Kriterien und Verfahren zur Erfolgskontrolle entwickeln. In diesen Zusammenhang gehört auch die Wiederaufnahme der Diskussion über den besonderen wissenschaftstheoretischen Status der Psychoanalyse.

Hundert Jahre nach ihrer Schöpfung durch Sigmund Freud sieht sich die Psychoanalyse vor neue Herausforderungen gestellt, die sie nur bewältigen kann, wenn sie sich auf ihr kritisches Potenzial besinnt.

Bibliothek der Psychoanalyse
Herausgegeben von Hans-Jürgen Wirth

Birgit Jänchen-van der Hoofd,
Christine Bauriedl-Schmidt, Rupert Martin (Hg.)

Schmerz

Perspektiven aus Psychoanalyse, Psychotherapie, Psychosomatik und Tiefenpsychologie

Mit Beiträgen von Charlotte Busch, Reiner Dilg, Johannes Döser, Angelika Ebrecht-Laermann, Mathias Hirsch, Andrea Ide, Elisabeth Imhorst, Christine Korischek, Sarit Kreutzer, Wolfgang Krieger, Sebastian Leikert, Gregor Luks, Christian Maier, Barbara Meerwein, Volker Münch, Kamyar Nowidi, Donna Orange, Reinhard Plassmann, Sylvia Schulze, Stephanie Sedlacek, Beate Sohns, Timo Storck, Hans-Jürgen Wirth und Jeanne Wolff Bernstein

Psychosozial-Verlag

Bibliografische Information der Deutschen Nationalbibliothek
Die Deutsche Nationalbibliothek verzeichnet diese Publikation
in der Deutschen Nationalbibliografie; detaillierte bibliografische Daten
sind im Internet über http://dnb.d-nb.de abrufbar.

Originalausgabe

Gesetzlich vertreten durch die persönlich haftende Gesellschaft Wirth GmbH,
Geschäftsführer: Johann Wirth
Walltorstraße 10, 35390 Gießen, Deutschland
06 41 96 99 78 0
info@psychosozial-verlag.de
www.psychosozial-verlag.de

Umschlagabbildung: Frida Kahlo, *Der kleine Hirsch*, 1946
Umschlaggestaltung und Innenlayout nach Entwürfen von Hanspeter Ludwig, Wetzlar
Druck und Bindung: Druckhaus Bechstein GmbH
Willy-Bechstein-Str. 4, 35576 Wetzlar, Deutschland
Printed in Germany

ISBN 978-3-8379-3402-1 (Print)
ISBN 978-3-8379-6348-9 (E-Book-PDF)

Inhalt

Einleitung

Die 75. Jahrestagung der DGPT im September 2024 stand im Zeichen des Themas »Schmerz«; der vorliegende Tagungsband vereint die meisten ihrer vielfältigen Vorträge. Leiden und Schmerz sind Erfahrungen, die allen Menschen vertraut sind und als solche ein verbindendes Element des Mensch-Seins darstellen. Schmerz in seiner körperlichen Dimension kann psychisch so belastend sein, dass Menschen darunter depressiv, unter Umständen lebensmüde werden. Umgekehrt kennen wir Schmerz als Ausdrucksform psychischen Leids. Auf der Jahrestagung bot sich die Gelegenheit für psychosomatisches Nachdenken, insbesondere hinsichtlich der Frage, welchen Platz in diesem Feld psychoanalytisches Denken und Verstehen einnimmt.

Sie werden in diesem Band dem originär psychosomatischen Feld der chronischen Schmerzstörungen begegnen: Welche Ansätze verfolgen wir in unseren Therapien, dürfen das Klagen und die Körperlichkeit einen Raum finden? Wie verstehen wir den Schmerz heute, welche modernen Erkenntnisse aus Nachbardisziplinen wie der Neurobiologie helfen uns weiter und wie verändern sich hierdurch unsere Therapieansätze? Aber auch viele andere Bereiche, die in unseren Praxen und Kliniken eine Rolle spielen, werden durch dieses Thema berührt – Schmerz, der sich selbst zugefügt wird, die Lust am Leid, traumatische Erfahrungen, die sich im Schmerz widerspiegeln, Schmerzmetaphern wie Trennungsschmerz oder Herzschmerz, Schmerz als intraindividuelles sowie interindividuelles Kommunikationsmittel.

Im ersten Teil sind Beiträge zusammengestellt, die sich mit Grundsätzlichem und verschiedene Konzeptualisierungen bzw. Metatheorien von Schmerz und Schmerzstörungen befassen. *Donna M. Orange* beschreibt in ihrer berührenden Arbeit das Phänomen, dass Schmerz sowohl als sinnvoll, als auch als sinnlos erlebt werden kann, und dass dabei deutlich wird, wie sehr Leid auch von der Interpretation von Schmerz abhängt. Schmerzlich müssen wir an dieser Stelle feststellen, dass Donna Orange bald nach der Tagung tragisch verunglückt und ums Leben gekommen ist. Mit ihr haben wir eine wirklich bemerkenswerte Psychoanalytikerin verloren; umso dankbarer sind wir, dass wir ihren Beitrag hören konnten. *Jeanne Wolff Bernstein* spannt einen großen Bogen von Freud und nachfolgenden Psychoanalytiker:innen – insbesondere leitet sie den Gedanken, dass der Schmerz auf einer tieferen Ebene für Verlust steht, sowohl aus psychoanalytischen Theorien als auch aus der Literatur und aus der Philosophie ab. *Timo Storck* erörtert den kommunikativen Charakter und den dabei nicht-gelingenden Symbolisierungsprozess gerade bei psychosomatischen Erkrankungen. *Reinhard Plassmann* leitet eindrücklich her, dass der schmerzende Körper als eine Art Notcontainer dient, der traumatisch starke Affekte, die nicht mehr mentalisierend repräsentiert werden können, nach einem Transformationsprozess auf körperlicher Ebene repräsentiert werden. Er verweist auf den Gegenwartsmoment, in dem sich ein transformativer Prozess manifestiert, der das traumatische Material wieder intersubjektiv zugänglich macht. *Kamyar Nowidi* greift den Schmerz als Phänomen der *conditio humana* auf und setzt ihn in einen philosophischen und historischen Kontext.

Der zweite Teil versammelt Beiträge, die sich mit den Konsequenzen in den psychoanalytischen bzw. psychotherapeutischen Behandlungen von Patient:innen, die sehr komplex erkrankt sind, befassen. Bezugnehmend auf den wortlosen Schmerz richtet sich der Beitrag von *Sylvia Schulze* auf die psychoanalytische Arbeit im Dilemma zwischen Verstehen und Nicht-Verstehen, sowie angesichts der Gefahr des *catastrophic understanding*. In unterschiedlichen Spielarten und anhand von Fallvignetten berichten *Mathias Hirsch*, *Christian Maier*, *Angelika Ebrecht-Laermann*, *Stefanie Sedlacek* und *Sarit Kreutzer* von schwer traumatisierten Patient:innen und der Indolenz, die sich teils auch in der Gegenübertragung widerspiegelt, die mitunter selbst schmerzhaft sein kann. Körperliche Gegenübertragung und projektive Identifizierung werden als Versuche beleuchtet, aus der Leere in die Lebendigkeit und ins Fühlen zu kommen. Der Zusammenhang zwischen körperlichem Schmerz, traumatischer und psychotischer Angst wird thematisiert. Ebenso der Schmerz aus objektbeziehungstheoretischer Perspektive, der sich auch als ein vertrauter Begleiter verstehen lässt. Gegenstand wird schließlich auch der Schmerz, der entsteht, wenn Behandlungen nicht gelingen und erst im Nachhinein verstanden werden kann, was während der Behandlung verlorenging.

Im dritten Teil des Bandes wenden sich die Autor:innen spezielleren behandlungstechnischen Fragen. *Sebastian Leikert* folgert aus der Tatsache, dass Traumata sich als Körperengramme einschreiben und chronischer Schmerz auf diese Weise verstanden werden kann, die Notwendigkeit besonderer therapeutischer Strategien, die diese Tatsachen berücksichtigen. *Wolfgang Krieger* geht auf den behandlungstechnischen Aspekt von »Fragen« in der Behandlung ein.

Das Erleben von Schmerz ist auch von sozialen, religiösen oder ethischen Vorstellungen bestimmt und eng verwoben mit unserer Kultur. So findet Leiden seit Menschengedenken seinen Niederschlag in der bildenden Kunst, der Literatur, der Musik und in der Religion. Schmerz kann eine spirituelle Dimension erhalten, die dem Schmerz einen Sinn gibt und ihn damit erträglich machen kann. Eine zeitgemäße Antwort auf die Frage nach der Leidensfähigkeit in der Vulnerabilitätstheorie beschreibt, wie Verletzbarkeit und Bezogen-Sein auf die Welt miteinander zusammenhängen. Ein Sich-Einlassen auf den Anderen im körperlich-leiblichen und sozialen Gefüge bedeutet immer auch eine Zunahme der Verletzlichkeit. Der Schmerz in seiner kulturellen Dimension bzw. am Übergang zwischen Individuum und gesellschaftlichen Kontext wird in den Folgenden drei Abschnitten des Bandes berücksichtigt.

Im vierten Teil verbinden sich die Klinik des Schmerzes mit Phänomenen der Kultur am Beispiel des Phantomschmerzes und Social Media, mit denen sich *Johannes Döser* beschäftigt, sowie der von *Elisabeth Imhorst* aufgeworfenen, kulturell und psychologisch wichtigen Frage nach der Genderidentität, im Zusammenhang mit dem Schmerz, sich nicht im eigenen Körper zu Hause zu fühlen.

Im fünften Teil entwickelt *Hans-Jürgen Wirth* entlang der Biografie von Horst-Eberhard Richter die gesellschaftliche und kulturelle Verwobenheit, die dessen Verletzlichkeit und seine daraus entstandene Kreativität eindrücklich beschreibt. Eindrucksvoll ist auch ein Beitrag von *Christine Korischek*, die sich mit Paul Parin und seiner Jagdleidenschaft auseinandersetzt.

Nicht nur ein Individuum kann Schmerz empfinden, sondern auch eine Gesellschaft oder eine Gruppe, die etwa von kollektiven Traumata oder schmerzhaften Verlusten getroffen ist. Es ist in diesem Sinn eine kulturelle Aufgabe, sich den Schmerz als Gruppe anzueignen und einen Umgang mit ihm zu finden, der nicht in Resignation, Rückzug oder Verleugnung endet. Gerade das Erleben von Vulnerabilität kann so Ausgangspunkt für individuelle und gesellschaftliche Veränderungen sein. Dies kann im sechsten Abschnitt des Tagungsbandes nachvollzogen werden. Hier sprechen Autor:innen *(Reiner Dilg, Andrea Ide, Beate Sohns)* über ihre Erfahrungen während der Corona-Pandemie. *Charlotte Busch* beleuchtet die Folgen für ihre Patientinnen durch die Pandemie, im Besonderen mit Blick auf den interessanten und wichtigen Aspekt des Sexualerlebens. *Barbara Meerwein* und *Volker Münch* setzen sich aus psychoanalytischer Perspektive mit dem Klimawandel auseinander – ein ebenso schmerzhafter gesellschaftlicher Wandel. *Gregor Luks* stellt in seinem Beitrag anhand des schmerzhaften Durcharbeitens der schmerzhaften Erfahrungen dreier Generationen Holocaust-Überlebender das psychoanalytisch orientierte Konzept des annähernden Verstehens vor.

Neben all dem Schmerzhaften, dem in diesem Tagungsband zu begegnen ist, wünschen wir dennoch viel Freude bei der Lektüre – sich austauschen zu können und sich selbst wiederzufinden in den Geschichten und im Nachdenken anderer kann etwas Tröstliches entwickeln sowie das Bewusstsein vermitteln, dass wir mit unseren Erfahrungen nicht allein sind, sondern voneinander lernen können.

Birgit Jänchen-van der Hoofd,
Christine Bauriedl-Schmidt & Rupert Martin

I
Grundlegendes zum Schmerz

Schmerz und Leiden: Sinnlos und sinnvoll

Donna M. Orange

In unserem Sprachgebrauch in den USA ist *pain and suffering* (»Schmerz und Leiden«) ein juristischer Begriff, der gestützt auf die Cartesianischen Prinzipien[1], quantitativ messbare körperliche Schmerzen und seelisches Leiden bedeutet, und die gerichtliche Klageerhebung rechtfertigt. Auch wenn ich hoffe, dass im Deutschen diese Trennung nicht ebenso festgeschrieben ist, müssen wir die in der Unterscheidung zwischen »Schmerz« und »Leiden« implizierte Beschreibung verkomplizieren.

Eine scheinbar einfache Geschichte mag einige der Komplikationen verdeutlichen. Als meine Schwiegermutter 100 Jahre alt war, kam ihr langjähriger Arzt zum Hausbesuch, weil er die verschneiten Straßen für zu gefährlich hielt, als dass sie – wie sonst üblich – zu ihm in seine Praxis käme. Er eröffnete das Gespräch mit einer Frage: »Henrietta, haben Sie Schmerzen?« Sie richtete sich kerzengerade in ihrem Stuhl auf und verkündete: »Das erlaube ich nicht!« Wir in der Familie wussten, dass sie mindestens ein fast ständig schmerzendes Knie hatte, aber sie beklagte sich nie darüber und versuchte, ihr Ringen damit vor uns zu verbergen. Für unsere geliebte und bewunderte 100-Jährige aus Oldenburg wäre es beschämend gewesen, Schmerzen zuzugeben. Eine ihrer Lieblingsantworten war: »Mir geht's gut, mir geht's immer gut, ich will es nicht anders haben!« Wahrscheinlich hätte sie Friedrich Nietzsche zugestimmt: »Was dich nicht umbringt, macht dich härter.« Oder sie hätte auf der Linie der Buddhisten auf der ganzen Welt bekräftigt, dass alles Leben Leiden ist.

Was also war Hennys Verständnis von Schmerz? Da ich sie nicht mehr fragen kann – sie ist vor einigen Jahren im Alter von 102 Jahren verstorben –, werde ich spekulieren. Nach einem Leben als Krankenschwester

1 Anmerkung der Übersetzerin: Die Autorin bezieht sich hier auf die Lehre Descartes vom Dualismus von Leib bzw. Körper einerseits und Seele bzw. Geist andererseits.

hätte sie nicht erwartet, dass andere ihren Schmerz verbergen, wie sie es von sich selbst erwartet hat. Aber noch einmal: Wie hat sie sich Schmerzen vorgestellt? Wie die meisten Mediziner hat sie wahrscheinlich »Schmerz« mit »Verletzung« gleichgesetzt. Wo tut es weh? Wenn ich hier drücke, tut es dann weh? In diesem Sprachgebrauch ist »Schmerz« (»Weh«) ein Verb, welches bedeutet, zu »verletzen« (»wehtun«) oder »verletzt zu werden« (»es wird einem wehgetan«). Ist Schmerz also eine relationale (Beziehungs-)Realität? Ich werde diese Frage zurückstellen, aber sie wird nicht zurückgestellt bleiben. Für Henny bedeutete das Eingestehen von Schmerz, sich Verletzlichkeit einzugestehen, und das ging mit Scham einher, die wir oft mit »Jammern« verbinden. »Ich erlaube das nicht!« Henny hatte ihren Mann, die Liebe ihres Lebens, vor mehr als 50 Jahren verloren. Kurz vor ihrem Tod fragte sie mich, ob es richtig oder falsch gewesen sei, ihre lange und schmerzhafte Trauer vor ihren Söhnen, damals 9, 12 und 15 Jahre alt, im Versuch, sie zu schützen, zu verbergen. Verlust und Trauer unterlagen demselben Tabu, das es verbietet, jede Art von schmerzhafter Erfahrung zu benennen. Ich versicherte ihr natürlich – im Alter von 102 Jahren –, dass sie ihr Bestes für ihre Söhne getan hatte. Aber sie hatte über ein langes Leben hinweg viele der gleichen Fragen mit sich herumgetragen, mit denen wir Psychoanalytiker jeden Tag konfrontiert sind.

Andererseits teilen wir vielleicht die Einstellung der militärischen Grundausbildung und in vielen Sportarten: »Wer nicht leidet, hat nichts davon.« Für Fitness, Kraft oder um sich zu Höchstleistungen zu bringen, wird Schmerz zur Voraussetzung für die Möglichkeit, das gewünschte Ziel zu erreichen. Wenn man für die Olympischen Spiele ausgewählt werden will, müssen viele Schmerzen ertragen werden. Die Schande liegt nicht in den Schmerzen selbst, sondern im Jammern darüber.

Noch eine Geschichte: Als ich vor Kurzem für ein Langstrecken-Radrennen eincheckte, waren in der Tasche, die ich bekam, nicht nur ein T-Shirt, eine Startnummer und Socken, sondern auch ein Baby-Schnuller. Offenbar hatte und hat der Club, der die Veranstaltung sponserte, einen Brauch für seine Clubgruppenfahrten. Der Leiter hat einen Schnuller in der Tasche. Sobald sich jemand beschwert – über das Wetter, die Straßenverhältnisse, die Geschwindigkeit der Gruppe, über irgendetwas –, wird ihm der Schnuller gereicht. Jammern ist nicht erlaubt. Der Nörgler behält den Schnuller nur so lange, bis die nächste Person jammert oder sich beschwert. Und so weiter. Schmerz ist also erlaubt, ja sogar erwünscht (»Wer nicht leidet, hat nichts davon«), aber darüber zu jammern, ist beschämend oder zumindest lächerlich. Hier zeigt sich wieder einmal der Dualismus: Körperliche Schmerzen sind real und sinnvoll; über seelische Schmerzen oder Leiden sollte nicht gesprochen werden und sie sollten unausgesprochen bleiben. Die Scham darüber, eine Psychotherapie oder Psychoanalyse machen zu wollen, zeigt, wie tief unser Cartesianisches Denken im Alltag verankert ist.

Im Gegenzug untersuchte der Philosoph Ludwig Wittgenstein im Rahmen seiner berühmten Privatsprachen-Argumentation das Aussprechen und Zeigen von Schmerz. Anstatt den Cartesianischen Dualismus direkt zu kritisieren, fragte er, ob es möglich sei, eine private Sprache zu haben, die nur dem Sprecher bzw. Denker bekannt ist. Zunächst fragte er, wie wir Schmerzverhalten lernen:

> »Wie beziehen sich Wörter auf Empfindungen? – Darin scheint kein Problem zu liegen; denn reden wir nicht täglich von Empfindungen, und benennen sie? Aber wie wird die Verbindung des Namens mit dem Benannten hergestellt. Die Frage ist die gleiche, wie die: wie lernt ein Mensch die Bedeutung der Namen von Empfindungen? Z. B. des Wortes ›Schmerz‹. Dies ist eine Möglichkeit: Es werden Worte mit dem ursprünglichen, natürlichen, Ausdruck der Empfindung verbunden und an dessen Stelle gesetzt. Ein Kind hat sich verletzt, es schreit; und nun sprechen ihm die Erwachsenen zu und bringen ihm Ausrufe und später Sätze bei. Sie lehren das Kind ein neues Schmerzbenehmen« (Wittgenstein, 1999 [1953], S. 244).

Beginnen wir mit seiner berühmten Privatsprachen-Argumentation: Obwohl Wittgenstein, meines Wissens, Descartes in diesem Zusammenhang nie, und tatsächlich kaum jemals, erwähnt hat, ist es leicht, seine Privatsprachen-Argumentation als eine Infragestellung des gesamten Projekts der modernen Philosophie zu verstehen, mit ihren Dualismen von Geist und Körper, Innerem und Äußerem, Subjektivität und Objektivität, sowie ihren unerkannten Annahmen über eine gegenständliche Theorie des Geistes und einen in sich geschlossenen Begriff von Erfahrung und Sprache. Wir sind versucht, so Wittgenstein, uns eine Sprache vorzustellen, in der »[d]ie Wörter dieser Sprache […] sich auf das beziehen [sollen], wovon nur der Sprechende wissen kann; auf seine unmittelbaren, privaten, Empfindungen. Ein Anderer kann diese Sprache also nicht verstehen« (ebd., S. 243; Satzumstellung Übersetzerin). Es handelt sich nicht um einen Code, der im Prinzip entzifferbar wäre, sondern um eine Sprache, die per definitionem nur einer Person bekannt ist. Dies ist, so denke ich, seine Version des Cartesianischen Verstehens *(Cartesian mind)*, in der sich die Worte auf die »unmittelbaren, privaten Empfindungen« (ebd., S. 243) des Sprechers beziehen, und auf mehr als 20 Seiten ist er damit befasst, sie infrage zu stellen.

Das erste Problem mit der Fantasie einer Privatsprache ist, dass es ohne den Kontext einer Gemeinschaft unmöglich ist, die Bedeutungen der Worte herauszufinden. Woher weiß ich z. B., dass Menschen Schmerzen haben? Es sind ja *ihre* Schmerzen, und sie müssen schließlich einen Zusammenhang zwischen den Empfindungen, und wie sie sich ausdrücken, gelernt haben. Später lernen wir das Sprachspiel des Lügens (ebd., S. 249). Es stimmt, dass ich nicht sicher wissen kann, ob andere wirklich Schmerzen haben, aber deren Schmerzsprache, selbst wenn sie mit sich selbst sprechen, entsteht nur in einem sozialen Kontext: »›So sagst du also, dass das Wort »Schmerz« eigentlich das Schreien bedeute?‹ – Im Gegenteil; der Wortausdruck des Schmerzes ersetzt das Schreien und beschreibt es nicht« (ebd., S. 244). Stattdessen könnte man sagen (Orange, 1995; Orange, Atwood & Stolorow, 2015 [1987]): Selbst die einsamste und persönlichste Erfahrung nimmt erst in einem intersubjektiven Feld, einer Situation oder einem System, Gestalt an. Es ergibt keinen Sinn, Erfahrung oder Sprache als völlig in sich geschlossen zu betrachten. In Wittgensteins Worten:

> »Warum kann meine rechte Hand nicht meiner linken Geld schenken? – Meine rechte Hand kann es in meine linke geben. Meine rechte Hand kann eine Schenkungsurkunde schreiben und meine linke eine Quittung. – Aber die weitern praktischen Folgen wären nicht die einer Schenkung. Wenn die linke Hand das Geld von der rechten genommen hat, etc., wird man fragen: ›Nun, und was weiter?‹ Und das Gleiche könnte man fragen, wenn Einer sich eine private Worterklärung gegeben hätte; ich meine, wenn er sich ein Wort vorgesagt und dabei seine Aufmerksamkeit auf eine Empfindung gerichtet hat« (Wittgenstein, 1999 [1953], S. 268).

Und weiter:

> »Warum kann ein Hund nicht Schmerzen heucheln? Ist er zu ehrlich? Könnte man einen Hund Schmerzen heucheln lehren? Man kann ihm vielleicht beibringen, bei bestimmten Gelegenheiten wie im Schmerz aufzuheulen, ohne daß er Schmerzen hat. Aber zum eigentlichen Heucheln fehlte diesem Benehmen noch immer die richtige Umgebung« (ebd., S. 250).

Hier können wir sehen, warum Wittgenstein manchmal als Pragmatiker erscheint. Wenn ich mit dem, was ich scheinbar »in mir« habe, nichts *anfangen* kann, dann haben diese Worte keine Bedeutung. Für ihn war es buchstäblich unsinnig, sich einen in sich geschlossenen Geist oder eine private Sprache vorzustellen.

Wie die Phänomenologen war auch Wittgenstein der Meinung, dass wir dazu neigen, die Verwendung des »Ich« als Objekt (das Behältnis der mentalen Repräsentationen) mit dem »Ich« als Subjekt zu verwechseln. In den Worten von Hans Sluga (Sluga & Stern, 1996) behauptete Wittgenstein »eine anhaltende Feindseligkeit gegenüber der Idee eines individuierten, substantiellen Selbst« (ebd., S. 321). Das Subjekt Ich ist stattdessen eine Grenze der Welt, nicht ein Gegenstand in ihr. So wie das physische Auge nicht innerhalb seines eigenen Gesichtsfeldes existieren kann, sondern genau dieses Feld begrenzt, ist das subjektive Ich kein existierendes Ding, kein Gegenstand. Wir sehen, dass Wittgensteins besondere Art des Anti-Cartesianismus aus seinem Einwand gegen den Objektivismus resultiert: Er musste der Subjektivität eine objektive Existenz in der Welt absprechen, um sie als *Subjektivität* zu retten:

> »Der Gedanke nun, dass das eigentliche Ich in meinem Körper lebt, ist mit der eigenartigen Grammatik des Wortes ›ich‹ verbunden, und auch mit den Missverständnissen, die sich aus dieser Grammatik leicht ergeben können. Es gibt zwei Gebräuche des Wortes ›ich‹ (oder ›mein‹), die ich ›Objektgebrauch‹ und ›Subjektgebrauch‹ nennen könnte. Hier sind Beispiele von der ersten Art: ›Mein Arm ist gebrochen‹, ›Ich bin zehn Zentimeter gewachsen‹, ›Ich habe eine Beule auf meiner Stirn‹, ›Der Wind zerweht meine Haare‹. Und hier Beispiele von der zweiten Art: ›*Ich* sehe so-und-so‹, ›*Ich* höre so-und-so‹, ›*Ich* versuche, meinen Arm zu heben‹, ›*Ich* denke, dass es regnen wird‹, ›*Ich* habe Zahnschmerzen‹« (1967 [1943/1933], S. 106).

Dieser Auszug aus dem sogenannten *Blauen Buch* aus den frühen 1930er Jahren geht Wittgensteins vollständiger Entwicklung des Konzepts der Sprachspiele voraus, aber wir können bereits erkennen, dass die objektivierende Sprache sowohl des Alltagslebens als auch der wissenschaftlichen Psychologie dazu neigt, das subjektive »Ich« zu verdecken. Er sagte oft, dass »Ich« und »L.W.« nicht dasselbe sind. Hans Sluga warnt:

> »Es ist leicht, diese anti-cartesianischen Äußerungen als Unterstützung behavioristischer Argumente misszuverstehen. Wir können einer solchen Fehlinterpretation erliegen, wenn wir nicht bemerken, dass Wittgensteins Ausführungen in Wirklichkeit gegen Annahmen gerichtet sind, die der Mentalist und der Behaviorist teilen, d.h. die Annahmen, dass das Subjekt als Objekt aufgefasst werden muss und dass jedes sinnvolle Substantiv oder Pronomen in unserer Sprache Name oder Beschreibung eines Objekts sein muss« (Sluga & Stern, 1996, S. 443–448).

Schmerz ist also kein Objekt, keine messbare Sache. Die meisten von uns sind verwirrt, wenn ein Arzt fragt: »Wie stark sind Ihre Schmerzen, auf einer Skala von eins bis zehn?« Wenn der Arzt auf seinen Computer schaut, anstatt dem Patienten in die Augen, wird die Zahl in die Patientenakte aufgenommen, und eine Gelegenheit für Ausdruck und Kommunikation geht verloren. Zum Glück für uns psychoanalytische Kliniker gehen die meisten von uns nicht quantitativ an das Leiden unserer Patienten heran, aber wir können dennoch, um es mit Wittgensteins Worten auszudrücken, dazu verleitet oder »verhext« werden, zu fragen, was mit diesem Patienten nicht stimmt, als ob der Wunsch nach Hilfe einen objektiven Zustand bedeutet, der einer heilenden Intervention bedarf. Sie haben eine Depression, eine bipolare Störung oder eine Zwangsstörung.

Die Aufmerksamkeit auf Leiden zu richten, erfordert eine Umstellung der Sprachspiele, bei der die Bedeutung von Wörtern wie »Schmerz« aus ihrer Verwendung in gewöhnlichen und professionellen Sprachspielen oder – wie Vertreter der Postmoderne sagen würden – »Diskursen« stammt. Wie wir eingangs festgestellt haben, scheint Schmerz etwas Quantifizierbares zu sein, nicht nur in der Medizin, sondern auch in der Rechtswissenschaft, objektiv und nicht subjektiv. Wegen der gängigen Verwendung in diesen professionellen Sprachspielen habe ich meine Patienten oft gefragt, was das Problem oder das Anliegen ist. Selbst eine Sechsjährige würde feierlich nicken, wenn sie gefragt würde: »Hast Du Kummer?«

Schmerz als Symptom betrachtet, lokalisiert ihn wieder im Sprachspiel der Medizin und lässt uns – oft mit guten Gründen – nach den Ursachen suchen. Oft ist dies unsere erste Frage, aber nicht immer. Mein Zeh schmerzt, weil er gebrochen ist. Wie er gebrochen wurde, ist nur wichtig, wenn die Ursache – ein Sturz, ein Hammer fiel drauf, eine Prügelei – vermeidbar ist. Aber der Schmerz von Kummer, Trauma und Trauer hat selten diese klaren Ursachen. Dahingegen betreffen die meisten Mühen, mit denen wir Psychoanalytiker arbeiten, die Bedeutung. Die Bedeutung der verlorenen Person für den Trauernden kann sich hier ausdrücken. Dann erinnern wir uns daran, dass Wittgenstein Freud vorwarf, er sei gescheitert daran, zwischen Ursachen (der Wirkursache in Aristoteles' Diskurs) und Gründen zu unterscheiden.

Vielleicht ist es jetzt an der Zeit, vom Leiden zu sprechen. Leiden bezieht sich bei Emmanuel Lévinas wie bei Wittgenstein auf das Absurde, das Sinnlose und das Unerträgliche. Seinen Essay »Das sinnlose Leiden« (1995 [1982]) beginnt Levinas so:

> »Verleugnung und Verweigerung des Sinns, die als spürbare Qualität auftritt: das ist die als ›erfahrener‹ Gehalt auftretende Art und Weise, auf die das Unerträgliche in einem Bewußtsein sich eben gerade nicht erträgt, die Art und Weise des Sich-nicht-Ertragens, die paradoxerweise selbst eine Sinneswahrnehmung oder eine Gegebenheit ist. [...] Schmerzen des Schmerzes, Unheil« (ebd., S. 18).

Leiden – so fährt er fort – ist Passivität, Erleben im Gegensatz zum Tun:

> »Die Passivität des Leidens ist von tieferer Passivität als die Rezeptivität unserer Sinne, die bereits eine Aktivität des Empfangens ist; die von vornherein Wahrnehmung wird. Im Leiden wird die Sinnlichkeit Verletzlichkeit, noch passiver als die Rezeptivität; sie ist Prüfung, passiver als die Erfahrung. Eben ein Unheil. In Wahrheit ist es nicht die Passivität, die das Unheil definiert, es ist das Unheil, durch das Erleiden, verstanden wird. Das Leiden ist ein reines Erleiden. [...] Nein, des Unheils, negativ bis zum Unsinn. Auf das Leiden beruft sich jedes Unheil. Es ist die Blockierung des Lebens und des Seins, es ist deren Absurdität, in der der Schmerz nicht mit Affektivität, und zwar gewissermaßen unschuldigerweise, das Bewusstsein ›koloriert‹. Das Unheil im Schmerz, das Schädliche schlechthin, ist die Unübersehbarkeit und gleichsam der tiefste Ausdruck der Absurdität« (ebd., S. 19).

Hier sehen wir bereits, dass Lévinas das Leiden nicht als Unfreiheit definiert, sondern als eine viel tiefgreifendere Art der Negation, als einen Angriff auf den Sinn selbst. Da er den Cartesianischen Dualismus längst aufgegeben hat, unterscheidet er auch nicht scharf zwischen »Schmerz« und »Leiden«. Beide sind sinnlos, absurd und böse. Damit sind wir wieder bei dem Gegensatz angelangt, der in unserem Titel zum Ausdruck kommt: sinnloses versus sinnvolles Leiden. Sinnloses Leiden, was auch immer seine Ursachen sein mögen – einschließlich der Ungerechtigkeiten wie die des Hungers in der Welt – ist böse und absurd. Versuche, dieses Leiden zu rechtfertigen, sind blasphemisch, gleich ob dem Opfer, den Umständen oder einer Art Gottheit die Schuld gegeben wird; solche Versuche sind selbst blasphemisch und absurd, wie das Leiden, das wegerklärt werden soll. Philosophen nennen diese Argumente – von denen das Buch Hiob das bekannteste Beispiel sein dürfte – »Theodizeen«, Versuche, die Götter und ihr Tun angesichts des massiven menschlichen Leids zu rechtfertigen. Stattdessen sind wir aufgerufen, nicht gleichgültig zu sein, uns zu empören und zu reagieren.

Vor ein paar Monaten beobachtete ich, wie sich ein Nachbar in seinem Esszimmer abmühte. Jede Bewegung – Sitzen, Gehen, alles – war mit einem verzerrten Gesicht verbunden. Dieser hervorragende Künstler, ein Missionar im Ruhestand mit einem großen Sinn für Humor, fühlte sich auf nichts als Schmerz reduziert – das konnte ich aus der Ferne sehen. Nach dem Mittagessen setzte ich mich zu ihm und seiner Frau, die selbst Krankenschwester ist, und fragte sie, was sie schon für ihn getan hätten. Wir haben keine Ahnung, sagten sie, aber sie dachten, das Problem beträfe seinen Rücken. Ich war entsetzt – angesichts meiner eigenen Geschichte mit chronischen und schwerwiegenden Problemen mit dem Rücken – und explodierte: »Das ist nicht ok! So sollten Sie nicht leiden! Was können wir für Sie tun? Das ist nicht ok!« Ich erinnerte mich gut daran, dass ich vor zwei Jahren in demselben Zustand war, und so fragten meine Nachbarn, was ich damals gemacht hätte. Sie waren bei verschiedenen Ärzten gewesen und nichts hatte geholfen. Also erzählte ich ihnen, dass ich nicht mehr operiert werden konnte – obwohl ich nicht wusste, ob das seiner Situation entsprach – und dass ich für den Rest meines Lebens auf Palliativmedizin angewiesen war. Sie konnten sehen, dass ich in den letzten Monaten die meiste Zeit gehen und mich locker bewegen konnte. Also fragte mich die Krankenschwester (seine Frau), welche Medikamente ich einnähme, und was ich sonst noch für meinen Rücken tue (hauptsächlich Radfahren). Obwohl ich versuche, nicht über meine eigenen gesundheitlichen Probleme zu sprechen, erzählte ich ihnen von meinen brennenden, stechenden Schmerzen und wie sie sich beruhigt haben, zumindest meistens (aber Reisen ist immer ein Risiko!). Sie suchten dann einen Arzt in der Nähe auf – glücklicherweise ein Spezialist für Palliativmedizin –, der eines der Medikamente verschrieb, die ich einnehme, und eine höhere Dosis eines Medikaments, das er bereits nahm. Zwei Wochen später sah er schon besser aus und lächelte, was er während seines schweren Leidens nicht mehr konnte. Diese Geschichte bringt uns also zurück zu Lévinas, der schreibt:

> »Die Passivität des Leidens ist von tieferer Passivität als die Rezeptivität unserer Sinne, die bereits eine Aktivität des Empfangens ist; die von vornherein Wahrnehmung wird. Im Leiden wird die Sinnlichkeit Verletzlichkeit, noch passiver als die Rezeptivität; sie ist Prüfung, passiver als die Erfahrung. Eben ein Unheil. In Wahrheit ist es nicht die Passivität, die das Unheil definiert, es ist das Unheil, durch das Erleiden, verstanden wird. Das Leiden ist ein reines Erleiden« (ebd.).

Beim Übel menschlicher Grausamkeit, die dem für den anderen daraus folgenden Leiden völlig gleichgültig gegenübersteht oder sich sogar daran erfreut, sprechen wir von »Quälen«. Quälen – vom Mobbing in der Kindheit über Online-Mobbing, häusliche Gewalt und Kindesmissbrauch bis hin zur staatlich sanktionierten Zerstörung der Menschenwürde in Foltermethoden, die zu schrecklich sind, um sie beim Namen zu nennen – führt zu extremer Verletzlichkeit und dem absurden Durchmachen-Müssen, das Lévinas als »sinnloses« Leiden bezeichnete:

> »Ist das Unheil des Leidens – extreme Passivität, Ohnmacht, Verlassenheit und Einsamkeit – nicht auch das Unbegreifliche und, durch seine Unintegrierbarkeit in einer Ordnungs- und Sinneseinheit, auch die Möglichkeit eines Schutzes, genauer: eines solchen, der Klage, Schrei, Stöhnen oder Seufzen durchlässt, diese unverfälscht in Hilfsappelle, Appelle zur fürsorglichen Unterstützung, Unterstützung des anderen Ich, dessen Andersheit, dessen Außerhalbstehen Heil versprechen? Unverfälschte Entschlossenheit hin zum Hilfreichen, in dem sich – durch eine Bitte um Schmerzfreiheit, die im Stöhnen gebieterischer, dringender ist als eine Bitte um Trost oder um Aufschub des Todes – die anthropologische Kategorie des Medikalen, Höchstrangigen, Irreduziblen, Ethischen aufdrängt« (ebd., S. 20).

Die Pflege in Hospizen kennt diese Situation nur zu gut. Der Patient weint nicht, um den Tod hinauszuzögern oder gar um tröstende Worte zu hören, sondern braucht Morphium, um friedlich sterben zu können. »Hilf mir, hilf mir«, fleht der Patient. Dem Patienten zu helfen, bedeutet, in seiner Nähe zu bleiben und sein Leiden aufzufangen, es aber auch konkret mit Medikamenten zu lindern. Wenn man die unerträglichen Schmerzen weiter zulässt und dem Schmerz gegenüber gleichgültig bleibt, als wären sowohl Patient als auch Pfleger Roboter, wird das Leiden sinnlos.

Andere Beispiele für sinnloses, bedeutungsloses, unaussprechliches Leiden sind Hunger, chronische Schmerzen, der Schmerz psychischer Krankheit, die unerklärlich ist, Massenmord und, noch mal, Folter. All diese Leiden lassen den Leidenden verzweifelt, hoffnungslos und allein zurück. Niemand kümmert sich und niemand will helfen.

Was aber ist nötig, damit das Leiden sinnvoll wird? Das, was Lévinas das »Zwischenmenschliche« nennt, wird zur einzigen Möglichkeit der Linderung. Jemand muss die ethische Verantwortung empfinden, zu reagieren und sich zu kümmern, selbst auf Kosten des eigenen Wohlbefindens. Jemand nimmt das unzumutbare Leiden eines anderen auf sich und versucht, es zu lindern, auch wenn der Helfende dann leiden muss. Diese Situation, so Lévinas, schafft sinnvolles Leiden, Leiden, das anstelle des anderen übernommen wird. Sinnvolles Leiden wird zum Austausch, ein Leben für ein anderes, Dein Tod ist viel wichtiger als meiner. Trotz Kain bin ich der Hüter meines Bruders und meiner Schwester.

Zusammenfassend kehre ich zu Lévinas' »Das sinnlose Leiden« zurück. Es entstehe

> »ein radikaler Unterschied zwischen dem Leiden im Anderen, wo es für mich unverzeihlich ist, mich wachrüttelt und aufruft, und dem Leiden in mir, meinem eigenen Leidensabenteuer, dessen konstitutive oder angeborene Sinnlosigkeit einen Sinn erhalten kann, den einzigen, der dem Leiden zugesprochen werden darf, in dem es ein Leiden wegen des Leidens eines anderen, und sei dieses auch unausweichlich, wird« (ebd., S. 21).

Literatur

Lévinas, E. (1995 [1982]). Das sinnlose Leiden. *Sinn und Form, 1/1995,* 18–27.

Orange, D.M. (1995). *Emotional Understanding. Studies in Psychoanalytic Epistemology.* Guilford Press.

Orange, D.M., Atwood, G.E. & Stolorow, R.D. (2015 [1987]). *Intersubjektivität in der Psychoanalyse. Kontextualismus in der psychoanalytischen Praxis.* Brandes & Apsel.

Sluga, H. & Stern, D. (1996). *The Cambridge Companion to Wittgenstein.* Cambridge University Press.

Wittgenstein, L. (1967 [1943/1933]). *Das Blaue Buch. Zettel.* Suhrkamp.

Wittgenstein, L. (1999 [1953]). Philosophische Untersuchungen. In ders., *Werkausgabe. Band 1* (S. 231–485). Suhrkamp.

Die Autorin

Donna M. Orange (1944–2024) war promovierte Psychologin, Philosophin und Psychoanalytikerin. Sie lehrte als Lehr- und Kontrollanalytikerin im Postdoc Program for Psychoanalysis der University of New York, am Institute for the Psychoanalytic Study of Subjectivity, New York, am Instituto di Specializione in Psicologia Psicoanalitica de Se e Psicoanalisis in Rom und in privaten *study groups*. Dort und in anderen Institutionen bot sie Supervision und Beratung an.

Kontakt zur Übersetzerin: dr.stefanie.sedlacek@gmx.de

Facetten des Schmerzes: Leid und Lust vereint

Jeanne Wolff Bernstein

> »Wenn du vor mir stehst und mich ansiehst, was weißt du von den Schmerzen, die in mir sind und was weiß ich von deinen. Und wenn ich mich vor dir niederwerfen würde und weinen und erzählen, was wüßtest du von mir mehr als von der Hölle, wenn dir jemand erzählt, sie ist heiß und fürchterlich. Schon darum sollten wir Menschen voreinander so ehrfürchtig, so nachdenklich, so liebend stehen wie vor dem Eingang zur Hölle.«
>
> *Franz Kafka an Oskar Pollak (1986 [1903], S. 28)*

Der Schmerz ist ein komplexes, vielschichtiges subjektives und intersubjektives Phänomen. Er gestaltet sich aus einer Reihe physiologischer Reaktionen und Gegenreaktionen, subjektiver Sinneswahrnehmungen und emotionalen Übersetzungen. Die Internationale Gesellschaft zur Erforschung des Schmerzes (IASP) definiert den Schmerz mit folgenden Worten:

> »Schmerz ist ein unangenehmes Sinnes- und Gefühlserlebnis, das mit tatsächlicher oder potentieller Gewebeschädigung einhergeht oder von der betroffenen Person so beschrieben wird, als wäre eine solche Gewebeschädigung die Ursache« (IASP, 1994, S. 211; Übersetzung J. W. B.).

Schmerz, wie Doreen Francis, eine kanadische Psychoanalytikerin, schreibt, ist vielfältig. Sie definiert ihn folgendermaßen: »Schmerz ist ein Konglomerat vergangener, traumatischer neurobiologischer, psychologischer und emotionaler Prägungen, die unser tägliches Leben beeinflussen – Schmerz im Sinne von Leiden *[suffering]* oder Schmerzhaftigkeit *[being in pain]*« (2015, S. 12; Übersetzung J. W. B.).

Wie die offizielle Definition der IASP (1994) und jene von Francis (2015) zeigen, können wir davon ausgehen, dass Schmerz in hohem Maße und auf komplexe Art und Weise mit Emotionen und vergangenen Traumata verbunden ist. Der Schmerz kann eine Empfindung sein, die auch ohne Vorliegen einer Wunde ausgelöst werden kann. Die Definition der IASP würdigt, dass sich Schmerz, auch ohne mit einer organischen Ursache verbunden zu sein, niederschlagen kann. Es sind diese Schmerzen, die unsere besondere Aufmerksamkeit verlangen. Sie weisen eine starke psychosomatische Komponente auf, die äußerst enigmatisch erscheint und sich gewöhnlichen Schmerztherapien widersetzt. Vielleicht sind es gerade diese unerklärlichen und hartnäckigen Schmerzen, die einen besonderen Leidenszustand erwecken und sich als unheilbar darstellen, da Medikamente kaum eine Besserung bewirken können. Bevor ich aber auf den psychogenen Hintergrund des Schmerzes eingehe, ist es wichtig, herauszufinden, woher das Wort »Schmerz« überhaupt kommt und welche Möglichkeiten dieser Signifikant dem deutschsprachigen Menschen gibt, sein Leiden mitzuteilen und zu erleben.

Dem Grimm'schen Wörterbuch (1899) zufolge, stammt das Wort »Schmerz« aus dem Mittelhochdeutschen, »smerze«, »smerzö«, und lässt sich auf die indogermanische Wurzel »(s)merd« (»reiben«, »aufreiben«, »zerreiben«) zurückführen. »Smerte« wird auch mit »beißen« und »kränken« verbunden. »Pein« hingegen ist ein veraltetes indogermanisches Wort, von dem nur noch »peinlich« im Deutschen übriggeblieben ist. »Pein« stammt, wie das englische Wort *pain*, aus dem Lateinischen *poena*, was wiederum auf »Rache«, »Sühne«, »Strafe« verweist. Die Wörter, die in der deutschen Sprache verfügbar sind, sind also »Schmerz« und »Weh«, wohingegen im Englischen fünf verschiedene Worte zur Auswahl stehen, nämlich *pain*, *ache*, *hurt*, *sore* und *ailment*. Ändern diese Verschiedenheiten in der Möglichkeit der Wortwahl für ein deutschsprachiges oder englischsprachiges Subjekt die Wahrnehmung und den Ausdruck des eigenen Schmerzes? Wie sehr Sprache und Kultur eine Schmerzempfindung strukturieren können und inwieweit der verfügbare Wortschatz Krankheitsbilder beeinflussen kann, ist eine Frage, die von Psychoanalytiker:innen immer wieder aufgegriffen wird, denn Sprache und Affekt sind in einer tiefen unbewussten Verbindung verankert.

War Sigmund Freud ein Theoretiker des Schmerzes? Das ist eine Frage, die nicht ganz einfach zu beantworten ist, denn obwohl Freud immer wieder den Schmerz erwähnte, verstand er sich nicht unbedingt als ein Analytiker des körperlichen Schmerzes, sondern eher als Analytiker des seelischen Leidens, das sich hinter den körperlichen Symptomen verbarg. Seine Revolution bestand darin, den Körper reden zu lassen und die unbewussten dynamischen Vorgänge, die zu einem hysterischen oder zwanghaften neurotischen Leiden führen, zu erleuchten. Francis argumentiert, dass

> »Freud mit dem Versuch begann, eine neurologische Formulierung zu entwickeln, um die psychologische Verarbeitung von Schmerz zu erklären. Allerdings stieß er bei seinen Forschungen immer wieder auf Hindernisse, wenn er versuchte, ein (wissenschaftliches) psychologisches ›Verarbeitungszentrum‹ im Gehirn zu identifizieren. [...] Seine Frustration darüber, dass er nicht in der Lage war, diese ›Schmerz‹-Affekte aus einer rein neurologischen Perspektive zu erklären, mag einer der Gründe gewesen sein, die ihn zur Psychoanalyse brachten« (2015, S. 8; Übersetzung J. W. B.).

Der körperliche Schmerz war allerdings auch kein unbekannter Gast in Freuds Leben, denn er wurde fast sein ganzes Leben lang von Schmerzen geplagt. Aus seinem Briefwechsel mit Wilhelm Fließ geht hervor, wie sehr er an frühen Todesängsten, Migränen, Magenproblemen, Herzproblemen und Angstzuständen litt. Als bei ihm allerdings mit 67 Jahren (im Jahr 1923) Kieferkrebs diagnostiziert wurde, musste er sich bis ans Ende seines Lebens (im Jahr 1939) zahlreichen Operationen und Behandlungen unterziehen, die er, im Gegensatz zu seinen jungen Klagen, im späteren Alter mit Geduld und Stoizismus ertrug. Überdies ist es beeindruckend, dass seine klinischen und schriftlichen Arbeiten in keiner Weise von seiner Krankheit eingeschränkt waren, denn er publizierte viele seiner späteren Hauptwerke, wie *Das Ich und das Es* (1923b), *Die Frage der Laienanalyse* (1926e), *Hemmung, Symptom und Angst* (1926d [1925]) und *Das Unbehagen in der Kultur* (1930a [1929]) – um nur einige zu nennen –, unter dem Einfluss tiefsten Schmerzes.

In einem seiner frühsten Texte, »Entwurf einer Psychologie« (1950c [1895]), widmet Freud dem Schmerz ein ganzes Kapitel. Bis heute gilt der »Entwurf« als bahnbrechender Text, der viele zeitgenössische Neurolog:innen, wie z. B. Mark Solms, bis heute beschäftigt. Solms beobachtete, dass »es an wissenschaftlichen Erkenntnissen über die Verbindung zwischen dem Somatischen und dem Psychischen fehlte, so dass vieles der Spekulation, der Phantasie, den Vermutungen und dem Gespür überlassen blieb« (Solms, 1998, zit. n. Francis, 2015, S. 25; Übersetzung J. W. B.). Jedoch wurden viele neurologische Erkenntnisse von Freud 100 Jahre später von Solms und anderen Neurolog:innen bestätigt. Im »Entwurf«

selbst beschreibt Freud das Schmerzerlebnis als eine Niveausteigerung, die von »w« als Unlust empfunden wird und zu einer Abfuhr tendiert, die in gewisse Richtungen gelenkt werden kann. »W« steht für die Wahrnehmungsneurone, die J.-D. Nasio zufolge »nicht nur die Aufgabe haben, die Variationen der psychischen Spannungen zu erfassen, sondern sie sollen sie auch ins Bewusstsein übertragen als *Affekte*, seien sie nun angenehm, unangenehm oder schmerzhaft« (2010, S. 38; Kursivierung J. W. B.). Frühe *Bahnungen* können zwischen dieser Abfuhrneigung und dem Erinnerungsbild des schmerzerregenden Objektes gebildet werden. Freud schreibt: »Es ist überhaupt keine Frage, dass der Schmerz eine *besondere Qualität* hat, die sich neben der Unlust geltend macht« (1950c [1895], S. 413; Kursivierung J. W. B.). Obwohl Freud hier noch zwischen der *besonderen Qualität des Schmerzes* und der Unlust unterscheidet, nivelliert sich dieser Unterschied in seinen späteren Werken immer mehr, und der Begriff der Unlust umfasst fast gänzlich den Begriff des Schmerzes. Unlust wird später als Ergebnis eines quantitativen Ausbruchs definiert, der von außen hereinbricht. Jedes Schmerzerlebnis erschafft ein *Erinnerungsbild* und hinterlässt »*ausgiebige Bahnungen*« (ebd., S. 414; Kursivierung J. W. B.), die durch innere Erregungen immer wieder aktiviert werden können. Diese neuen Schmerzerscheinungen, die an den ersten Schmerz erinnern, werden von Freud als *Affekte* identifiziert, und die Sensibilität, mit der die *Schlüsselneurone* den Effekt der Ausbrüche speichern, werden als *Bahnungen* beschrieben. Francis fasst Freuds bemerkenswerte Entdeckung mit der folgenden Feststellung zusammen: »Der Schmerz, der über die anfängliche Wirkung eines Reizes hinaus beim Subjekt verbleibt, ist ein Abdruck der Erfahrung, der *im Erinnerungssystem* des Gehirns und des Verstandes hinterlassen wird und den Beurteilungsprozess und die Motivation zur Befriedigung des Verlangens beeinflusst« (2015, S. 25; Übersetzung und Kursivierung J. W. B.). Wir sehen schon hier und immer wieder, wie eng der Schmerz mit der subjektiven Erinnerung und dem unbewussten Begehren verflochten ist.

Im »Entwurf einer Psychologie« behauptet Freud, dass das Erleben eines Schmerzes wie eine Rückkehr zu einer Erinnerung betrachtet werden kann, die dann einen neuen Schmerz auslöst. Wir sind hier auch nicht weit von Freuds späterer Theorie entfernt, dass »der Hysterische größtenteils an Reminiszenzen leidet« (1895d, S. 31), die er in körperliche Leiden umwandelt. Freud eröffnet mit dieser Transposition auch, dass der Schmerz im Register des Realen liegt und nur durch das Symbolische und Imaginäre greifbar und darstellbar gemacht werden kann.

Im Jahr 1920 entwickelt Freud, in Antwort auf die schrecklichen Ereignisse des Ersten Weltkriegs und aufgrund der großen Anzahl der traumatisierten Soldaten, eine neue Theorie des Traumas. Vor dem Hintergrund der wiederkehrenden Albträume und der häufig berichteten Phantomschmerzen stellte Freud eine neue Theorie des Traumas auf, die in vielen Zügen auf die frühen Ideen des »Entwurfs« zurückgeht. In *Jenseits des Lustprinzips* schreibt er:

> »Solche Erregungen von außen, die stark genug sind, den *Reizschutz* zu durchbrechen, heißen wir traumatische. Ich glaube, dass der Begriff des Traumas eine solche Beziehung auf eine sonst wirksame Reizabhaltung erfordert. Ein Vorkommnis wie das äußere Trauma wird gewiss eine großartige Störung im Energiebetrieb des Organismus hervorrufen und alle Abwehrmittel in Bewegung setzen. Aber das Lustprinzip ist dabei zunächst außer Kraft gesetzt. Die Überschwemmung des seelischen Apparats mit großen Reizmengen ist nicht mehr hintanzuhalten; es ergibt sich vielmehr eine andere Aufgabe, den Reiz zu bewältigen, die herein gebrochenen Reizmengen psychisch zu binden, um sie dann der Erledigung zuzuführen. Wahrscheinlich ist die spezifische Unlust des körperlichen Schmerzes der Erfolg davon, dass der Reizschutz im beschränkten Umfange durchbrochen wurde. Von dieser Stelle der Peripherie strömen dann dem seelischen Zentralapparat kontinuierliche Erregungen zu, wie sie sonst nur aus dem Inneren des Apparats kommen konnten« (1920g, S. 29; Kursivierung J. W. B.).

Zum Phantomschmerz, der so oft von Soldaten, die ein Bein oder einen Arm verloren haben, erlebt und geschildert wird, hat Francis eine interessante Theorie entwickelt: Sie behauptet, dass das Phantom des Schmerzes als Metapher für Verlust fungiert. Wenn ein Teil des Körpers verlorengeht, »ist der Geist auf den Teil des Körpers fixiert, der nicht mehr existiert, er leidet unter seinem Verlust und möchte den leeren Raum füllen – denn, wie wir wissen, ›verabscheut die Natur ein Vakuum‹« (2015, S. xiv; Übersetzung J. W. B.).

Die Psyche reagiert auf jeden Verlust mit dem Begehren, wieder ein Ganzes herstellen zu können. Dem Neurologen Ronald Melzack zufolge, der ein Kartierungssystem des Körpers entwickelt hat, stellt sich der Körper immer wieder als ein Ganzes vor und korrigiert innerlich jeden Verlust mit der Fantasie, dass das fehlende Stück bzw. Glied noch vorhanden sei. Das Kartierungssystem im Gehirn repräsentiert ein Bild des Körpers, das diktiert, wie der Körper auszusehen und wo jedes Element des Körpers zu sein hat (ebd., S. 9).

Melzacks Theorie lehnt sich an Lacans Theorie des Spiegelstadiums an, bei dem das heranwachsende Kind ja auch sein Körper-Bild als vollständig sieht, obwohl es seinen Körper im Inneren als fragmentiert und zerbrechlich erlebt. Diese innere Spannung zwischen dem Ganzen und dem Fragmentierten begleitet uns ein Leben lang und wird dem Register des Imaginären zugeordnet. Somit steht nun der reale Schmerz des Phantomschmerzes für das, was nicht repräsentiert werden kann, und verweist zugleich auf das allgemein-menschliche Begehren, eine Lücke, ein Fehlen zu füllen, wenn das Fühlen des Fehlens oder der Lücke zu schmerzvoll wird. Das Suchen nach dem verlorenen Objekt ist immer wieder ein Nachsuchen oder, wie Freud 1905 schon schrieb: »Die Objektfindung ist eigentlich eine Wiederfindung« (1905d, S. 123).

Die Theorie des Traumas, die Freud in *Jenseits des Lustprinzips* (1920g) entwickelte, nämlich, dass ein gewaltiger Schmerz von außen nach innen dringt und den Reizschutz durchbricht, ist *ein* Aspekt, aber dass jener Schmerz wieder an einem anderen Ort des Körpers erscheinen kann, ist ein *anderer* wichtiger Aspekt, der einem komplizierten psychischen Vorgang unterliegt. Von dem Moment an, wo das erste Schmerzerlebnis in der Psyche registriert wird und es dann in einer anderen Form und an einem anderen Ort wieder auftaucht, hat es den Status eines unbewussten Schmerzes erreicht. Wie wird ein körperlicher Schmerz zu einem unbewussten Schmerz? Hier ist es wichtig, sich vorzustellen, dass der überwältigende Schmerz in das Innere des Ichs eingedrungen ist und »Erinnerungsneurone« erweckt hat. Diese überwältigende Invasion von Schmerz hat zwei Folgen: zum einen eine neue *Niederschrift* in den Erinnerungsneuronen, die Freud früher »Schlüsselneurone« nannte, und zum zweiten eine erweiterte Reizbarkeit des ganzen Nervensystems. Der französische Analytiker J.-D. Nasio erklärt:

> »Eine Gruppe, lokalisiert auf der Peripherie des Ichs, nimmt die Erregungen aus der externen Welt auf. Eine zweite Gruppe im Zentrum des Ichs gelegen und zusammen gesetzt aus *Gedächtnis-Neuronen*, empfängt keine Außenreize, aber bewahrt die Spuren wichtiger Ereignisse. Das ist genau die Gruppe, die im Denken Freuds zum ›System Unbewusst‹ werden wird« (2010, S. 37; Kursivierung J. W. B.).

Durch die erweiterte Sensibilität des Nervensystems kann nur ein vager Aspekt der originalen Wunde im unbewussten Ich niedergeschrieben werden, sei es in Form eines Geruchs oder anderer Assoziationen, die mit der Original-Wunde verbunden gewesen sind. Dieser vage Aspekt wird in das Unbewusste eingeschrieben und kann sich wieder bemerkbar machen. Die Vergangenheit flackert somit in der Gegenwart immer wieder auf. Auf diese Weise kann der Mensch einen Schmerz erleben, den er sich nicht erklären kann und der auf keine organische Herkunft zurückzuführen ist, denn ein unbewusster Wunsch ist mit einem Schmerz verbunden worden, der nun wie ein Symptom von einem Ort zum anderen wandert.

Nasio kommentiert diesen Vorgang folgendermaßen:

> »Die innere Erschütterung ist so umwerfend und schmerzvoll, dass ihr Bild nicht nur im gewöhnlichen Gedächtnis gespeichert wird – das uns das Vergangene als bewusste Erinnerung wiederbringt – sondern auch eingraviert wird in der Tiefe des Unbewussten, das auch ein Gedächtnis ist, wenn auch ein ganz anderes. Denn das *Unbewusste beheimatet das Vergangene*, aber es spiegelt es nicht an der Oberfläche des Bewusstseins. So bleibt der Schmerz der Erschütterung auch eingeschrieben ins Unbewusste, aber seine Wiederkehr wird andere Formen annehmen als die reine Wiederherstellung einer unglücklichen Episode [...]. Der vergangene Schmerz wird wieder auftauchen in einer unerwarteten Weise, anderswo als im Gedächtnis. Vielleicht wird er wiederkehren im Körper, aber transformiert in einen anderen Schmerz, oder inkarniert in einer psychosomatischen Läsion, oder doch im Bewusstsein, verwandelt in einen anderen Affekt, so bedrückend wie ein Schuldgefühl zum Beispiel, oder sogar transformiert in einen impulsiven Akt. All dies sind Möglichkeiten, wie der Schmerz der Vergangenheit in der Gegenwart wiedererscheinen kann, ohne dass wir diese Wiederkehr identifizieren könnten als das Wiederaufleben eines vergessenen Leidens. [...] Von dem Moment an, an dem die ursprüngliche schmerzvolle Erfahrung in die Psyche eingeschrieben wurde und in einer nicht wiedererkennbaren Form erneut auftaucht, hat sie den Status eines unbewussten Schmerzes« (ebd., S. 36f.; Kursivierung J. W. B.).

Man könnte also behaupten, dass der Schmerz sich in der Ferne und aus der Ferne, weit weg vom Ursprung der Verletzung, abspielt und so dem Wort »Fernweh« eine neue Bedeutung verleiht. Fernweh konstituiert sich also nicht nur aus einer Mischung von Melancholie und Unruhe, sondern könnte sich auch als entfernter psychischer Ort offenbaren, nach dem die Seele sich sehnt, der aber erst durch verzweigte Wege erkundet werden muss.

Freuds Theorie des Traumas von 1920 befindet sich allerdings noch im Spektrum des reinen Lust- und Unlustprinzips und spricht nicht das Phänomen der Lust *in der Unlust* an, in anderen Worten, das Phänomen des Masochismus, der sich so oft bei Patient:innen mit chronischen Schmerzen zeigt, doch vom Lust- bzw. Unlustprinzip nicht vollständig erklärt werden kann; denn in ihm wird die Unlust durch die Lust aufgehoben, aber dennoch wird die Unlust nicht aktiv im Schmerz als Lustgewinn gesucht. In seinen frühen Schriften über die Perversion, in den *Drei Abhandlungen zur Sexualtheorie* (1905d), hatte Freud bereits die Lust am und im Schmerz erwähnt, als er über den Sadomasochismus schrieb.

> »Dass Grausamkeit und Sexualtrieb innigst zusammengehören, lehrt die Kulturgeschichte der Menschheit über jeden Zweifel, aber in der Aufklärung dieses Zusammenhanges ist man über die Betonung des aggressiven Moments der Libido nicht hinausgekommen. Nach einigen Autoren ist diese dem Sexualtrieb beigemengte Aggression eigentlich ein Rest kannibalistischer Gelüste, also eine Mitbeteiligung des Bemächtigungsapparates, welcher der Befriedigung des anderen, ontogenetisch Älteren, zu Gute kommt. Es ist auch behauptet worden, dass jeder Schmerz an und für sich die Möglichkeit einer Lustempfindung enthalte […]. Die auffälligste Eigentümlichkeit dieser Perversion liegt aber darin, dass ihre aktive und passive Form regelmäßig bei der nämlichen Person mitsammen angetroffen werden. Wer Lust daran empfindet, anderen Schmerz in sexueller Relation zu erzeugen, der ist auch befähigt, den Schmerz als Lust zu genießen, der ihm aus sexuellen Beziehungen erwachsen kann. Ein Sadist ist auch immer gleichzeitig ein Masochist […]« (ebd., S. 58f.).

Im Gegensatz zu seiner frühen Idee, dass der »Masochismus nichts anderes ist als eine Fortsetzung des Sadismus in Wendung gegen die eigene Person« und »regelmäßig durch Umbildung aus dem Sadismus entsteht« (ebd., S. 61), änderte Freud diese Einstellung 19 Jahre später und behauptete, dass es einen *primären erogenen Masochismus* gibt, aus dem der *feminine* und *moralische* Masochismus sich entwickelt. Mit Freuds Entdeckung des Todestriebs im Jahr 1920 und den vielfältigen Beobachtungen von Patient:innen, die »lustvolle Spannungen und unlustige Entspannungen« (1924c, S. 372) genießen, stellte er fest, dass es neben dem Destruktionstrieb, den Freud auch »Bemächtigungstrieb« nannte, auch einen anderen Teil gebe, der »diese Verlegung nach außen nicht mitmacht, er verbleibt im Organismus und wird dort mit Hilfe der erwähnten sexuellen Miterregung libidinös gebunden, in ihm haben wir den ursprünglichen, erogenen Masochismus zu erkennen« (ebd., S. 376). Dieses »Residium«, »das im Inneren verbleibt und den eigentlichen, erogenen Masochismus« darstellt, »nimmt das eigene Wesen [immer wieder] zum Objekt« (ebd., S. 377). Dieses Bild des primären Masochismus kompliziert das frühere Lust- bzw. Unlustprinzip und zeigt die »dunklen Verhältnisse« (ebd., S. 373), die dem primären Masochismus unterliegen. Im Gegensatz zu seiner früheren Idee, dass der Lebenstrieb vom Todestrieb getrennt werden kann, erkennt Freud zu diesem Zeitpunkt schon, dass »eine sehr ausgiebige, in ihren Verhältnissen variable Vermischung und Verquickung der beiden Triebarten zusammenkommt, sodass wir überhaupt nicht mit reinen Todestrieben und Lebenstrieben, sondern nur mit verschiedenwertigen Vermengungen derselben rechnen sollten« (ebd., S. 376).

Wir können also an diesem Punkt erkennen, dass die Freud'sche Lehre über den Schmerz keine einfache Lehre des Hedonismus ist – wir sind nicht nur Lust suchende und Unlust vermeidende Subjekte, sondern Menschen, die auf den merkwürdigsten Wegen Lust in der Unlust suchen. Jacques Lacan nahm diese Freud'sche Herausforderung wieder auf und konzentrierte sein späteres Hauptwerk auf diese komplizierte Theorie des Lustprinzips: Er prägte den Begriff der *jouissance,* in der Schmerz und Lust eng – und meistens unzertrennlich – miteinander verwoben sind. Slavoj Žižek bringt *jouissance* auf den Punkt, in dem er sie als »eine Art versteinerte[n] Wald der Lust« (1989, S. 71; Übersetzung J. W. B.) beschreibt. Ein körperliches Symptom, so wie wir es von den hysterischen Strukturen kennen, ist nicht mehr nur eine enigmatische und oft schmerzende Botschaft, die in den Körper eingeschrieben ist, sondern eine gravierende Art, wie das Subjekt seine Lust autoerotisch organisiert (ebd., S. 74).

Warum ist der Begriff der *jouissance* so wichtig für unser heutiges Verständnis des Schmerzes und des Schmerzerlebens? Bohrend, beißend, stechend und pulsierend wie der Schmerz auch sein mag – die menschliche Psyche findet immer wieder Wege und Umwege, diese Schmerzen zu erotisieren und sie in den psychischen Haushalt zu integrieren. Die größte Herausforderung für die Pharmaindustrie wie auch für Psychoanalytiker:innen sind die Patient:innen, die sich von ihren Schmerzen nicht trennen können, sondern mit ihnen unbewusst so verbunden sind, dass sie ihre Gesundheit für ihre Krankheit opfern. Lacan hat versucht, dieses Phänomen zu beschreiben, indem er den Begriff *sinthome* erfunden hat, einen Neologismus, der aus zwei miteinander verbundenen Worten besteht (»heiliger Mann« und »Symptom«). Für Lacan ist das *sinthome* die Substanz des Menschen, die Unterstützung seines Seins, die einzige Grundlage, die dem Menschen eine Beständigkeit verleiht. Žižek schreibt:

> »[D]as Symptom ist die Art und Weise, wie wir, die Subjekte, ›Verrücktheit vermeiden‹, die Art und Weise, in der wir ›etwas wählen (die Symptombildung) anstatt das nichts (wie es beim radikalen psychotischen Autismus der Fall ist, die Zerstörung des symbolischen Universums)‹, damit wir unsere Lust mit einer gewissen konsistenten, signifikanten und symbolischen Bildung binden können, die uns eines Minimums an Beständigkeit in unserem In-der-Welt-Sein versichert« (1989, S. 75; Übersetzung J. W. B.).

Somit müssen wir uns ernsthaft fragen, was wir eigentlich bewirken wollen, wenn wir einen Schmerz entfernen oder lindern wollen. Was versuchen wir den Patient:innen wohlmöglich wegzunehmen, wenn der Schmerz eine seelische und psychische Stütze für sie war? Viele Patient:innen haben unbewusst Angst, ihre Schmerzen zu verlieren, denn der Schmerz selber ist zu einem Stück ihrer Identität geworden, und ohne ihn fehlt diesen Menschen ein Stück ihres Selbsts. Der körperliche Schmerz ist gewöhnlich leichter zu ertragen als der psychische Schmerz, und somit verschleiert er die tiefen und endlosen Abgründe des seelischen Schmerzes. Gabriel Burloux, ein französischer Psychiater und Psychoanalytiker, der mit psychosomatisch gestörten Patient:innen an der Neurologischen Klinik in Lyon arbeitete, weist darauf hin, wie wichtig das Sprechen für den chronisch kranken Menschen ist. In der Artikulation verbergen sich die kleinen Signifikanten, die auf eine traumatische Kindheit hinweisen, und sie erläutern zudem, welchen Stellenwert »die Krankheit«, »der Unfall« oder »der Schmerz« für sie psychisch eingenommen hat. Über seine Arbeit mit Lumbalgiker:innen schreibt Burloux:

> »Das Sprechen der Lumbalgiker:innen lässt eine verblüffende und außerordentliche Intuition zutage treten. Sie besitzen eine seltene Gabe, die Geschichte ihres Lebens von Anfang an zu erzählen, wie man es eigentlich nur von Patient:innen, mit denen schon länger psychotherapeutisch gearbeitet wird, kennt. Sie haben ein verblüffendes Talent, Verbindungen zu knüpfen zwischen frühen traumatischen Erinnerungen, Kriegserinnerungen und dem Gerüst der Wiederholung, das sie spinnen. Inmitten der Erzählung

> fällt dann ein scheinbar so unbedeutender Satz wie ›Ich habe nie Glück im Leben gehabt‹ « (2004, S. 130f.; Übersetzung J. W. B.).

Ein solcher Satz kann eine psychische Struktur verraten, in die ein Unfall so integriert werden kann, dass die daraus folgenden großen Schmerzen eine überdimensionale Bedeutung für das Subjekt haben. »Der Unfall« integriert dann für das Subjekt seine Ängste, seine Gefühle der absoluten Hilflosigkeit und Abhängigkeit, die durch die Klagen über den Schmerz verborgen zur Sprache kommen können. Burloux' Therapie zielt nicht auf die Heilung des Patienten, sondern auf »die Integration des Schmerzes in die Psyche des Patienten. Die Idee, dass der Schmerz eine gewisse (erogene) Energie angezogen hat, heißt, dass diese auch wiederum anderswo verteilt und ersetzt werden kann innerhalb der Traumasequenz des Subjekts und seiner Geschichte« (ebd., S. 225; Übersetzung J. W. B.).

Worte sind aber nicht unbedingt das einzige Mittel, das den Schmerz ausdrücken und verarbeiten lässt, sondern auch das Bildhafte und Musikalische sind Sprachsysteme, die den Schmerz zu Wort kommen lassen. Insbesondere das Bildhafte lädt dazu ein, das Schmerzhafte zu symbolisieren, aber auch zu vertuschen, und somit kann es auch zur gleichen Zeit als Antriebskraft für Sublimierungen dienen und verstanden werden – denken wir an die vielen Künstler:innen, die ihr eigenes Leid durch ihre Bilder zum Ausdruck brachten und es so verarbeiten konnten; denken wir an das Werk des Schweizer Malers Ferdinand Hodler, der den Weg durch Krankheit und Siechtum bis in den Tod seiner Geliebten Valentine Godé-Darel mit zahlreichen Gemälden festhielt und somit darstellen konnte, was er durch ihren Tod erlitten hatte.

Oder rufen wir uns Egon Schieles zahlreichen frühen

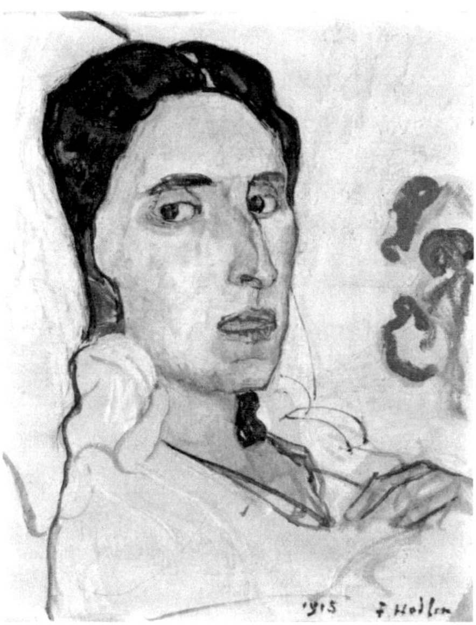

Abbildung 1: Ferdinand Hodler, *Bildnis der kranken Valentine Godé-Darel* (1914)

Zeichnungen mit präzisen Zügen in Erinnerung, die er in einer ununterbrochenen Ungeduld malte, um sich vom schleichenden Tod seines Vaters, einem hohen Bahnbeamten, der an Syphilis erkrankt war, zu distanzieren und ihm zugleich ein würdevolles Symbol zu setzen. Die Nähe zu dem frühen Tod seines Vaters verlieh ihm zudem auch ein ungemeines Talent, sein eigenes inneres Leiden und das anderer später in markanter Art und Weise darzustellen. In der Betrachtung seiner Bilder spürt man Schieles eigene Zerrissenheit und seine persönlichen, körperlichen und seelischen Qualen.

Die Frage stellt sich aber, wann ein Bild dazu dient, einen Schmerz zu verarbeiten, und wann dazu, ihn zu glorifizieren. Wann wird er verwendet, um in Betrachter:innen Mitleid und Verständnis zu wecken, und wann wird das Leiden dargestellt, um sich am Leid anderer zu ergötzen, oder, um jenes Leiden als Mahnmal zu setzen? Wir bewegen uns hier inmitten der intransparenten Zone zwischen Neurose, Kreativität und Perversion.

In *Das Leiden anderer betrachten* schreibt Susan Sontag:

> »Anscheinend ist der Appetit auf Bilder, die Schmerzen leidende Leiber zeigen, fast so stark wie das Verlangen nach Bildern, auf denen nackte Leiber zu sehen sind. In der christlichen Kunst boten Höllendarstellungen jahrhundertelang eine Möglichkeit, diese beiden elementaren Bedürfnisse zu befriedigen. Gelegentlich liefern die Erwähnung einer Enthauptung in der Bibel (Holofernes, Johannes der Täufer) oder Berichte von einem Blutbad, das als reales historisches Ereignis und unerbittliches Schicksal aufgefaßt wird (die Ermordung der neugeborenen Knaben zu Bethlehem, der Martertod der elftausend Jungfrauen), einen willkommenen Vorwand« (2003, S. 50).

Vor dem Christentum, dessen meistgeliebtes Objekt der leidende Christ am Kreuz war, hatte die klassische Antike auch viele grausame Mythen vorzugeben. Allerdings war die Darstellung dieser Grausamkeiten mit keiner moralischen Aufladung verbunden (ebd.).

Wie stellt man bildlich ein Leiden am eindrucksvollsten dar? Leonardo da Vincis Anweisungen an seine Schüler erweisen sich als höchst aufschlussreich:

> »Stelle die Besiegten und Geschlagenen bleich dar, mit hochgezogenen oder zusammengezogenen Augenbrauen, die Haut über den Brauen von

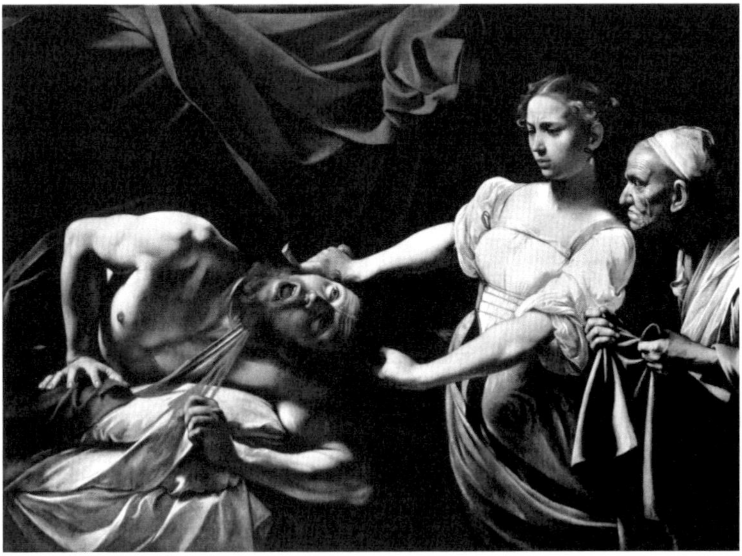

Abbildung 2: Caravaggio, *Judith enthauptet Holofernes* (1598/1599)

> Schmerz zerfurcht … die Münder offen, als stießen sie Klageschreie aus … Stelle die Toten teilweise oder ganz mit Staub bedeckt dar … und mache das Blut durch seine Farbe sichtbar, wie es sich als Rinnsal aus der Leiche in den Staub schlängelt. Zeige andere im Todeskampf mit knirschenden Zähnen, rollenden Augen, die Fäuste gegen den Körper gepreßt und mit verdrehten Beinen« (zit. n. ebd., S. 88).

Künstler:in und Betrachter:in teilen ein unausgesprochenes Geheimnis, denn beide ahnen unbewusst, dass sich in die Anschaulichkeit eines Leidens eine gewisse *jouissance* immer wieder einschleicht, die es den Betrachter:innen bzw. Gläubigen erlaubt, den »heiligen« Schmerz Jesus Christus oder den »verdienten« Schmerz der Sünder stellvertretend zu genießen. Viel Scheinheiligkeit kann sich in die Spalten des Leidens einnisten.

Edmund Burke schrieb schon 1757, dass Menschen es lieben, sich Leidensdarstellungen anzuschauen: »Ich bin überzeugt, daß wir ein gewisses Maß an Entzücken, und zwar kein geringes, angesichts der wirklichen Mißgeschicke und Leiden anderer empfinden« (zit. n. ebd., S. 113). Was die Beziehung zwischen Schmerz und Leid verkompliziert, ist, dass das Leiden im Christentum so eng mit den Opfern verbunden war. Mit dem eigenen Leiden bringt man Gott ein Opfer und hofft auf Erlösung. Denken wir an das Opfer von Isaak: Gott befiehlt Abraham, seinen Sohn zu opfern. Durch seinen schmerzvollen Verlust soll Abraham einen Beweis der Treue und Nähe zu Gott antreten. Obwohl diese Bluttat in letzter Minute von einem Engel verhindert und ein Widder anstelle Isaaks geopfert wird, bleibt die Verbindung zwischen Leiden und Opfern eine in der menschlichen Seele tief verankerte. In ähnlicher Weise bleiben auch die Ideen der Antike über den Schmerz und das Leiden in unserem phylogenetischen Erbe erhalten. Denn der Glaube, dass der Schmerz eine Folge eines Fluchs sein könnte, der von einer bösen Magie ausgeht, und eventuell strafendes Zeichen für eine große begangene Sünde, haftet nach wie vor in unserem Denken. Wie oft fragt sich der Mensch in seinem Leben, wie er denn diesen oder jenen Schmerz verdient habe, wenn er einen Unfall hat oder eine schwere Krankheit diagnostiziert wird. Obwohl wir uns gesellschaftlich weit davon entfernt haben, den Schmerz als eine Art Erlösung für die menschliche Seele zu betrachten, und heutzutage eher auf dem Recht bestehen, ein schmerzloses Leben führen zu können, bleiben die alten Aberglauben doch noch tief in unserer Seele verwurzelt.

Schmerz als Objekt

Schmerz ist mitunter auch ein Gefühl, ein Mitgefühl, eine Erfahrung, die uns dem Anderen näher oder nahe bringt, nicht weit entfernt von Freuds Beobachtung junger Mädchen in einem Pensionat, die sich durch ein hysterisches Symptom miteinander identifizieren, die »diesen [hysterischen] Anfall übernehmen, wie wir sagen, auf dem Wege der psychischen Infektion« (1921c, S. 117).

Francis (2015) bemerkt, dass wir uns als relationale Wesen durch die Verbindungen und Interaktionen mit und durch den Anderen definieren und somit auch durch die unbewusste Beziehung zum Anderen eine Beziehung zum Schmerz entwickeln. »Der Schmerz wird zu einem Objekt« (ebd., S. 43; Übersetzung J. W. B.), behauptet Francis und argumentiert, »dass der Schmerz ein Objekt ist, das vom Subjekt libidinös besetzt wird. Der Schmerz ist ein Objekt innerhalb des durch das Verlorene geschaffenen Raumes. Schmerz ist sowohl ein Verlangen nach dem Verlorenen als auch die Repräsentation des Verlorenen« (ebd., S. 83; Übersetzung J. W. B.). Unsere Existenz ist von Anfang des Lebens an von Verlust und Mangel gekennzeichnet, und somit bleibt die Angst, den Anderen zu verlieren, eine zentrale Quelle des menschlichen Schmerzes. Schmerz ist »die Beziehung zwischen dem Begehren des Einzelnen und dem, was er begehrt […]. Schmerz ist der Vorläufer jeder Lust« (ebd., S. 194; Übersetzung J. W. B.). Wenige wussten so eindrucksvoll über den Schmerz der Liebe und der Angst des Verlusts zu schreiben und zu musizieren wie Cole Porter.

Porters berühmtes Lied *I've got you under my skin* spricht vom Begehren, alles und einzigartig für den Anderen zu sein, und in diesem Verlangen aber auch so tief und schmerzvoll enttäuscht und verletzt zu werden:

> »I've got you under my skin
> I've got you deep in the heart of me
> So deep in my heart, that you're really a part of me
> I've got you under my skin
> I've tried so hard not to give in
> I've said to myself this affair will never go so well
> But why should I try to resist, when baby will I know so well
> That I've got you under my skin
> I'd sacrifice anything come what might
> For the sake of having you near in spite of a warning voice that comes in the night
> And repeats, repeats in my ear
> Don't you know little fool, you never can win
> Use your mentality, wake up to reality
> But each time I do, just the thought of you
> Makes me stop before I begin
> 'Cause I've got you under my skin«.

Wenn wir uns diesen Text näher anschauen, erfahren wir, dass es sich um eine Frau handelt, die ihren Mann unter ihrer Haut trägt, er ist in ihr, unter ihr, mit ihr verschmolzen (»you are part of me«), und sie ist bereit, alles für ihn zu opfern. »I'd sacrifice anything come what might«, um diese Illusion der Vollkommenheit zu erhalten. Ihr Gefühl, dass sie das *Objekt a* für ihren Geliebten ist, übertrumpft jegliches Warnsignal oder jegliche Über-Ich-Stimme (»Use your mentality, wake up to reality«), denn jene würde sie an das Getrenntsein von ihrem Geliebten erinnern. Diese Kraft, die hinter dieser Fantasie der Einheit bzw. Vollkommenheit – *one-*

ness (»you're really a part of me«) – steht, ist mächtig und gleichfalls destruktiv. In diesem Zusammenhang landen wir wieder bei der *jouissance,* die keine Grenzen kennt, die jenseits jeglicher Lust liegt. Das lyrische Ich ignoriert die warnende Stimme, die ihr sagt, dass sie nur ein »little fool« ist. »I'd sacrifice anything come what might« erinnert an Lacans *jouissance* – diese gewaltige, unbeherrschbare, drängende Lust, die kein Zurück kennt und sich immer wieder als Freuds Todestrieb entpuppt. Dieser Todestrieb gewinnt Lust an der eigenen Destruktion, die sich vor nichts fürchtet, vor nichts zurückschreckt und jeden Schmerz auf sich nimmt, um befriedigt zu werden. Das Begehren wirkt dann als Abwehr gegen die *jouissance* (»wake up to reality«), denn nur durch das Gesetz des Anderen (»nein, ich bin nicht in deinem Leib, ich bin nicht ein Teil von dir«) kann eine Grenze gegenüber der unbändigen Lust des geliebten Anderen gezogen werden.

In *Take all of me* werden ähnliche Themen angesprochen:

> »You took my kisses and all my love
> You taught me how to care
> Am I to be just remnant of a one side love affair
>
> All you took
> I gladly gave
> There is nothing left for me to save
>
> All of me
> Why not take all of me
> Can't you see
> I'm no good without you
> Take my lips
> I want to lose them
> Take my arms
> I'll never use them
> Your goodbye left me with eyes that cry
> How can I go on dear without you
> You took the part that once was my heart
> So why not take all of me«.

Wie ich schon am Anfang erwähnt habe, umkreist der Schmerz eindeutig den Verlust und setzt sich, manchmal hartnäckiger, manchmal leichter und geschmeidiger in den Spalten und Ecken des inneren psychischen Apparates fest. Der Schmerz sammelt seine Erfahrungen und seine Erinnerungen, die sich hinter und in allen Körperteilen verbergen können und somit aus der Ferne ihre – oft verheerenden – Spuren hinterlassen. Sowie der Melancholiker, der weiß, dass er etwas verloren hat, aber der nicht weiß, was er verloren hat, so weiß der Leidende auch oft nur, dass er Schmerzen hat, aber nicht woher sie kommen.

Wir sind nach diesem Spaziergang, dieser Reise durch die historischen, psychoanalytischen Gebiete und ästhetischen Felder des Schmerzes zu der Schlussfolgerung gekommen, dass der Schmerz einem komplexen System unterliegt, das nicht durch Aspirin oder Paracetamol beseitigt werden kann, und welches sich so einer Behandlung auch meistens widersetzt. Das menschliche Leiden schreibt sich in den vielfältigsten Wegen in die »Schlüssel-« bzw. »Erinnerungsneurone« ein, von denen Freud schon am Anfang seiner *Studien über Hysterie* spricht, und sie unterziehen sich dort noch einmal zahlreichen Übersetzungen.

Was allerdings immer wieder zu Umwegen, Irrwegen und Sackgassen führt, ist, wie bereit der Schmerz ist, sich mit der grenzenlosen *jouissance* zu verbünden. Wie schon Edmund Bergler in den 1950er Jahren erkannte, kann das menschliche Wesen, wenn es keinen anderen Ausweg für seine Frustration und Aggression sieht und sich hilflos fühlt, den Schmerz in Lust verwandeln und sich somit immer wieder einen Weg bahnen, der schmerzvolle Enttäuschungen nach sich zieht. Wenn der Mensch so viel Lustgewinn aus seinem Schmerz zieht und mit diesem riskanten Spiel alles auf eine Karte setzt, können wir Psychoanalytiker:innen uns eigentlich nur bescheiden und manchmal hilflos auf unsere psychoanalytische Position zurückziehen – und wie Josef Breuer der Forderung seiner Patientin Anna O. nachkommen, sie doch nun endlich über ihre Schmerzen reden zu lassen. Nur durch das Reden können wir erfahren, ob der Mensch einen Schmerz hat, der einen tieferen Schmerz verbirgt, oder ob er selbst zum Schmerz geworden ist, der die ganze Identität verkörpert.

»Im Schmerz ist so viel Weisheit wie in der Lust«, schreibt Friedrich Nietzsche in *Die fröhliche Wissenschaft*,

> »er gehört gleich dieser zu den arterhaltenden Kräften ersten Ranges. Wäre er dies nicht, so würde er längst zugrunde gegangen sein; daß er weh tut,

ist kein Argument gegen ihn, es ist sein Wesen. Ich höre im Schmerz den Kommandoruf des Schiffskapitäns: ›zieht die Segel ein!‹ Auf tausend Arten die Segel zu stellen, muß der kühne Schiffahrer ›Mensch‹ sich eingeübt haben, sonst wäre es gar zu schnell mit ihm vorbei, und der Ozean schlürfte ihn zu bald hinunter. Wir müssen auch mit verminderter Energie zu leben wissen: sobald der Schmerz sein Sicherheitssignal gibt, ist es an der Zeit, sie zu vermindern – irgendeine große Gefahr, ein Sturm ist im Anzuge, und wir tun gut, uns so wenig als möglich ›aufzubauschen‹. – Es ist wahr, daß es Menschen gibt, welche beim Herannahen des großen Schmerzes gerade den entgegengesetzten Kommandoruf hören und welche nie stolzer, kriegerischer und glücklicher dreinschauen, als wenn der Sturm heraufzieht; ja der Schmerz selber gibt ihnen ihre größten Augenblicke!« (1954, S. 185f.)

Literatur

Burloux, G. (2004). *The Body and its Pain.* Free Association Books.
Francis, D. (2015). *The Psychomatrix. A deeper Understanding of our Relationship with Pain.* Routledge.
Freud, S. (1895d). *Studien über Hysterie. GW I,* S. 1–238.
Freud, S. (1905d). *Drei Abhandlungen zur Sexualtheorie. GW V,* S. 33–145.
Freud, S. (1920g). *Jenseits des Lustprinzips. GW XIII,* S. 1–69.
Freud, S. (1921c). *Massenpsychologie und Ich-Analyse. GW XIII,* S. 71–161.
Freud, S. (1923b). *Das Ich und das Es. GW XIII,* S. 237–289.
Freud, S. (1924c). Das ökonomische Problem des Masochismus. *GW XIII,* S. 371–383.
Freud, S. (1926d [1925]). *Hemmung, Symptom und Angst. GW XIV,* S. 111–205.
Freud, S. (1926e). *Die Frage der Laienanalyse. GW XIV,* S. 207–286.
Freud, S. (1930a [1929]). *Das Unbehagen in der Kultur. GW XIV,* S. 419–506.
Freud, S. (1950c [1895]). Entwurf einer Psychologie. *GW Nachtragsband,* S. 387–477.
Grimm, J. & Grimm, W. (1899). *Deutsches Wörterbuch. Band 15.* dtv.
International Association for the Study of Pain (IASP) (1994). *Classification of Chronic Pain.* IASP Press.
Kafka, F. (1986). *Briefe.* S. Fischer.
Nasio, J.-D. (2010). Der körperliche Schmerz – eine psychoanalytische Konzeption. *RISS. Zeitschrift für Psychoanalyse, 74,* 29–66.
Nietzsche, F. (1954). *Werke in drei Bänden. Band 2.* Hanser.
Solms, M. (1998). Before and after Freud's Project. *Annals of the New York Academy of Sciences, 843*(1), 1–10.
Sontag, S. (2003). *Das Leiden anderer betrachten.* Hanser.
Žižek, S. (1989). *The Sublime Object of Ideology.* Verso.

Die Autorin

Jeanne Wolff Bernstein, Ph.D., ist Psychoanalytikerin und lebt und arbeitet in Wien. Sie ist Mitglied, Lehranalytikerin und Vizepräsidentin des Vorstands des Wiener Arbeitskreises für Psychoanalyse (WAP) sowie Vorsitzende des Beirats der Sigmund-Freud-Privatstiftung, wo sie 2008 Fulbright-Freud-Gastdozentin für Psychoanalyse war. Bevor sie nach Wien zog, war sie Präsidentin und Lehranalytikerin bei PINC (Psychoanalytic Institute for Northern California). Sie unterrichtet am PINC, im NYU Post-Doctoral Program und beim WAP. Sie veröffentlicht Artikel an der Schnittstelle von Psychoanalyse, bildender Kunst und Film.

Kontakt per E-Mail: jeanne.wolffbernstein@gmail.com

Entleiblichende Verkörperung

Über die Präsentation des Schmerzes

Timo Storck

Ich möchte in meinem Beitrag ins Zentrum stellen, in welcher Weise psychogen mitbedingter Schmerz sich zugleich als das Nicht-Gelingen eines Symbolisierungsprozesses und als ein Kommunikationsversuch über mentale Zustände verstehen lässt. Ich beziehe mich dabei auf »Schmerzstörungen« als einen Bereich, in dem sich meine Überlegungen zu »psychosomatischen Erkrankungen« (Storck, 2016a) besonders prägnant diskutieren lassen. Wenn ich von »psychosomatischen Erkrankungen« spreche, dann ist damit auf einen eher unpräzisen Begriff verwiesen (der sich unter dieser Bezeichnung ja auch nicht in der klassifikatorischen Diagnostik finden lässt), den ich als Oberbegriff für solche Fälle verwende, in denen es eine deutliche psychogen mitbedingte Genese von sich am Körper zeigenden Leidenszuständen gibt. Genau das verweist aber auch auf eine zentrale Schwierigkeit: Was meinen wir denn, wenn wir von »Körper«, von »Leiden« usw. sprechen?

Ich werde ich meine Erörterung in drei Teile untergliedern. Zunächst wird es um einige begriffliche Klärungen gehen, etwa zur Unterscheidung zwischen »Leib« und »Körper«, zu den Merkmalen psychischer Repräsentation oder zu dem meinen Überlegungen zugrundeliegenden Begriff von Schmerz. Ich werde also alle Ausdrücke, die im Titel meines Beitrags vorkommen – »Leib«, »Körper«, »(Re-)Präsentation« und »Schmerz« – dahingehend kennzeichnen, wie ich sie im Weiteren verwenden werde. In einem zweiten Teil werde ich dann die Annahme diskutieren, dass sich schwere chronische psychosomatische Erkrankungen, und unter diesen, wie erwähnt, besonders die psychogene Schmerzstörung, insofern als Triebpathologien verstehen lassen, als es hier um unterbrochene Verbindungen zwischen der Ebene der mentalen Repräsentation und somatischer Prozesse und Zustände geht. Der Schmerz tritt auf dieser Betrachtungsebene *anstelle* einer Re-Präsentation auf, ist Index statt

Symbol für etwas (siehe dazu auch Küchenhoff, 2008). In diesem Sinne werde ich von einer »Verkörperung des Schmerzes« sprechen sowie davon, dass der Leib zum Körper geworden, auf einen solchen reduziert worden ist. In einem abschließenden dritten Teil schließlich werde ich diskutieren, in welcher Weise eine solche Schmerz-Präsentation zwar einerseits als das Nicht-Gelingen eines Symbolisierungsprozesses verstanden werden kann, das in Teilen Abwehrcharakter hat. Zugleich ist es aber andererseits auch ein Kommunikationsversuch, der gleichwohl, aufgrund der nicht-symbolischen Bedingungen, unter denen er stattfindet, vorrangig auf dem Weg einer besonderen Form der projektiven Identifizierung vollzogen wird, nämlich auf einer körperlichen Ebene, d. h., dass er auf dem »Kanal« der körperlichen Gegenübertragung vollzogen wird (Storck, 2022). Dazu ist es, so meine dann abschließende Hypothese, seitens des Analytikers oder der Analytikerin erforderlich, zum Vertreter oder zur Vertreterin des Triebhaften sowie des Leiblichen zu werden, als hier eine psychosomatische Re-Integrationsleistung, die eigentliche Re-Präsentation dessen, was ihm oder ihr in Form des Schmerzes eben zunächst lediglich präsentiert wird, zu leisten und so eine Verbindung zwischen Selbst und Anderem, aber auch zwischen mentaler und somatischer Ebene des Erlebens wiederherzustellen, was man als Verleiblichung verstehen kann.

Ferner sind noch einige Bemerkungen dazu zu machen, aus welcher Richtung ich argumentiere. Ich bin kein Arzt und ich bin kein ausgewiesener Vertreter der philosophischen Phänomenologie, beide Bereiche werden in meinem Beitrag gleichwohl immer wieder berührt werden. Ich blicke darauf als Psychologe und Psychoanalytiker und werde versuchen, auch hier entsprechende Verbindungen herzustellen.

Begriffliche Klärungen

Zentral für meine weiteren Überlegungen ist die Unterscheidung zwischen »Leib« und »Körper«, wie sie beispielsweise von Helmuth Plessner (1928, S. 294), einem Vertreter der philosophischen Anthropologie, vorgeschlagen worden ist (siehe für eine etwas andere Schwerpunktsetzung auch Fuchs, 2000). Auch mit Küchenhoff (2012 [1987], S. 82f.) lässt sich dafür argumentieren, dass der Mensch zwischen zwei Perspektiven in der psychosomatischen Selbstwahrnehmung schwankt: Wir sind einerseits ein (materieller, physikalisch bestimmbarer) Körper, den wir wiegen oder abmessen können und der an bestimmte Grenzen stößt. Wir können ja z. B. nicht fliegen. Und manchmal stoßen wir konkret an Grenzen, z. B. eine Tischkante, und damit handeln wir uns auf körperlicher Ebene einen blauen Fleck ein. Auf diese Betrachtungsebene sind wir ein physikalischer Körper und können beispielsweise genauso schwer sein wie, sagen wir mal, ein Kühlschrank.

Andererseits sind wir aber auch ein Leib, also als eine Erlebnisqualität bestimmt; dasselbe, was wir zum Gegenstand unserer Betrachtung machen können, etwa indem wir es wiegen, ist zugleich auch das Mittel dieser Betrachtung, unser Zugang zum Erleben der Welt und von uns selbst. Auf dieser Ebene, der leiblichen, ist eine Trennung zwischen Mentalem und Somatischem nicht möglich bzw. erforderlich, wir erleben uns als in der Welt seiend, eben leiblich.

Wir können beispielsweise einen Hundert-Meter-Lauf antreten: Auf körperlicher Ebene bewegen wir »uns« dazu dann in einer möglichst schnellen Bewegung (und es ist auch messbar, wann unser Körper an der Ziellinie angelangt sein wird), auf leiblicher Ebene geht es aber um das Spüren dessen, wie sich der Luftstrom anfühlt bzw. insgesamt, wie es sich anfühlt, in Bewegung zu sein. Kurz gesagt: Der Körper ist ein in der Betrachtung uns selbst gegenübergestellter Gegenstand unseres Erlebens, der Leib ist eine untrennbare Qualität des Erlebens. Zwischen beiden Ebenen changieren wir in der Regel.

Die nächste begriffliche Klärung betrifft den Begriff der »Repräsentation« bzw. »Vorstellung« (beide gebrauche ich synonym) (siehe dazu auch Hock, 2022). Aus Sicht der psychoanalytischen Entwicklungspsychologie lässt sich recht gut beschreiben, in welcher Weise die Erweiterung einer bloßen Welt der (äußeren) Wahrnehmung um die Welt der Vorstellung einen großen Schritt in der psychischen Entwicklung darstellt: Beginnend mit einer ersten Idee davon, dass Dinge – und Personen! – weiterexistieren, auch wenn ich sie aktuell nicht wahrnehme, beginnt die Entwicklung der inneren Welt bzw. der Symbolisierungsfähigkeit. Wir können etwas mental re-präsentieren, d. h. etwas, obwohl es abwesend in der Wahrnehmung ist, in der Vorstellung »wieder« anwesend machen. Wir können es uns innerlich vor Augen führen, wieder präsent machen. Interaktionen, die wir mit Anderen bzw. allgemein in unserem Weltbezug machen (der nun aber ja in aller Regel ein beziehungshafter ist), schlagen sich psychisch nieder, wir repräsentieren etwas von der Erfahrung, diese wird zur Grundlage unserer Vorstellungen von Beziehungen, von uns selbst und Anderen sowie den Affekten, die all dies miteinander verbindet.

Der Begriff der Symbolisierung ist in der Psychoanalyse schillernd, ist aber in seinen Grundzügen genau darauf bezogen. »Symbolisieren« bedeutet, auf »Bausteine« der inneren Welt zurückzugreifen, psychische Formen zu finden und zu nutzen, um auf eine Weise zu erleben, die nicht auf der bloßen Ebene von Handlungen und Wahrnehmungen verbleibt. Von besonderem Interesse ist dabei für die Psychoanalyse die Frage nach der Unbewusstheit angesichts von Prozessen der Repräsentation sowie deren Ergebnissen, den Repräsentanzen. Hier wird, etwa von Lorenzer (1970), vorgeschlagen, dass Symbolen, die Abwehrprozessen unterliegen, das Symbolhafte verlorengeht und sie dann zu unbewussten Repräsentanzen werden (Klischees oder Zeichen). In anderen Ansätzen wird von »unrepräsentierten Zuständen« gesprochen (Levine, Reed & Scarfone, 2013), solchen also, denen der psychische Zugriff verlorengegangen ist oder die diesem niemals unterlagen, die nurmehr Wirkung ausüben, aber nicht als Teil der Erlebniswelt auftauchen. Mancherorts ist dafür argumentiert worden, hier nicht davon zu sprechen, dass etwas »unrepräsentiert« ist, sondern »anders« repräsentiert (Küchenhoff & Warsitz, 2022; Leikert, 2023). Ich werde im Weiteren davon ausgehen, dass es zumindest im Fall des Nicht-Gelingens von Symbolisierung (ein anderer Fall wäre eine Verzerrung in der Symbolisierung) nicht um eine andere Art der Repräsentation geht, sondern eben gerade um eine bloße *Präsentation*. Weshalb diese als eine »Verkörperung« bezeichnet werden kann, darauf werde ich noch genauer eingehen.

Schließlich möchte ich zumindest skizzieren, wie ich im Weiteren den Ausdruck »Schmerz« verwende. Schmerz an sich ist bereits ein psychosomatisches Phänomen. Ein nicht-spürbarer Schmerz bedeutet eine Abweichung von dessen Grundstruktur, etwa wenn ich unter Schmerzmitteln stehe oder Adrenalin dafür sorgt, dass eine Verletzung oder Ähnliches nicht gespürt wird. Schmerz bedeutet aber zunächst einmal, dass eine Bahnung von Somatischem zum Gehirn existiert und etwas in unserem Bewusstsein auftaucht, als ein Zustand, der unangenehm bis unaushaltbar ist, etwas soll aufhören (ich klammere hier die Verbindung von Schmerz und Lust aus, die letztlich als eine Form zu verstehen ist, in der Schmerz und etwas Anderes zusammenkommen, die Grundstruktur des Schmerzes aber erst einmal diejenige ist, die ich eben skizziert habe).

Nun können wir von »emotionalem Schmerz« oder Ähnlichem sprechen, einem solchen Schmerz also, dessen Quelle nicht in einer somatischen Verletzung besteht, sondern in etwas Anderem, das auf uns wirkt und einen Zustand hervorruft, der mit Leiden zu tun hat. In der Regel ist das ein Schmerz, der in irgendeiner Weise mit einer Relationalität verbunden ist: Wir fühlen uns von jemandem emotional verletzt oder verlassen, übersehen oder angegriffen – oder aber wir leiden in schmerzvoller Weise an und in unserem Selbstverhältnis. Schmerz, im Versuch einer allgemeinen und für das Weitere bedeutsamen Arbeitsdefinition gesprochen, hat mit einer Verbindung zu tun, die Schmerz hervorruft, und zwar zum einen auf der Ebene der Verbindung und Kommunikation zwischen der mentalen (also Erlebnis-)Ebene und der somatischen Ebene und zum anderen auf der Ebene der Verbindung zwischen Selbst und (personaler) Welt. Das, was wir als »psychogenen« Schmerz bezeichnen, kann dann als der nicht in einer somatischen Quelle beschreibbare Zustand beschrieben werden, durch den etwas wieder in Verbindung gesetzt werden soll (in aller Dysfunktionalität, die darin steckt) – der also auf eine Unterbrechung von Verbindungen verweist, sowohl leiblich als auch interpersonell, und auf die (dysfunktionale) Suche danach, eine solche Art der Verbindung angstfrei genug wiederherzustellen.

Die psychogene Seite des Schmerzes ist der Versuch einer Antwort auf eine gestörte bzw. unterbrochene Verbindung.

Unterbrochene Verbindungen, Verkörperung und Präsentation von Schmerz

Ich möchte ein Konzept heranziehen, dass an dieser Stelle vielleicht etwas unerwartet ist, zumal es um Verbindungen und Relationalität geht – und zwar das Triebkonzept (Storck, 2018). Dessen Bedeutung wandelt sich im Verlauf von Freuds Werk, nützlich erscheinen mir die Bemerkungen Freuds (1915c, S. 214) zum »Trieb« als Grenzbegriff zwischen Soma und Psyche, die er insbesondere in den metapsychologischen Schriften der 1910er Jahre gebraucht, oder die konzeptuelle Figur, dass der Trieb als die psychische Repräsentanz einer kontinuierlich fließenden somatischen Reizquelle verstanden werden soll (Freud, 1905d, S. 67). »Trieb«, so meine Annahme, kann konzeptuell als etwas verstanden werden, was sich auf eine Funktion der Vermittlung an der Grenze zwischen Soma und Psyche bezieht, diese konzeptuell benennt, und somit das meint, was die psychosomatische Verfasstheit des Menschen überhaupt psychosomatisch sein lässt, oder das Leibliche in der menschlichen Leiblichkeit erst ausmacht. Das geschieht natürlich nicht frei von Spannung, aber der Trieb bezeichnet das, was an dieser Grenze stattfindet. Weitere Dimensionen, auf die ich an dieser Stelle nicht weiter eingehen kann, betreffen den Triebdualismus bzw. die Triebdialektik innerhalb der psychoanalytischen Theorie (Storck, 2020a).

Triebpathologien lassen sich dann beschrieben als eine Störung dieser Vermittlungsfunktion, als die unterbrochene Verbindung zwischen Soma und Psyche – oder eben als die Figur einer »Entleiblichung«, ein Verlorengehen der leiblichen bzw. leibseelischen Ganzheit des Menschen. Die Vermittlungsfunktion ist gestört, eine psychosomatischen Selbstverbundenheit unterbrochen, und das ist es, was ich – vor dem Hintergrund der Geschichte der psychoanalytischen Psychosomatik und ähnlicher Auffassungen dort – als »Verkörperung« bezeichne. Das Erleben ist auf seine körperliche Komponente reduziert, bzw. anders gesprochen ist durch eine solche Verkörperung zugleich eine Entleiblichung geschehen (siehe auch ähnlich bei Lang, 2000), also der Verlust der leiblichen Erlebniskomponente, das Fühlen oder eben die vermittelnde Bezugnahme auf die Welt (ein Hundert-Meter-Sprint, der nur gemessen, aber nicht empfunden wird).

Solche Triebpathologien sind in der psychoanalytischen Psychosomatik beschrieben worden, etwa von der Pariser Schule der Psychosomatik, in Richtung einer doppelten Struktur der Symptomatik psychosomatischer Erkrankungen, die sich zum einen durch eine hohe somatische Belastung und Desorientierung auszeichnen (eben z. B. Schmerz) und zum anderen durch eine »Entleertheit« des psychischen Erlebens von Lebendigkeit, Subjektivität und Affektivität (siehe dazu z. B. Smadja, 2010). Für beide Teile der Symptomatik kann die unterbrochene Verbindung, die gestörte Vermittlungsfunktion, auf die sich der Triebbegriff bezieht, verantwortlich gemacht werden.

Ich halte diese Perspektive für hilfreich – insofern es darum eben nicht um einen aktiven Vorgang geht, durch den etwas »in den Körper verschoben« würde oder Ähnliches, wie in Alexander Mitscherlichs (1967) Konzept der zweiphasigen Abwehr beschrieben, sondern eher um eine Verkürzung des Erlebens, dem etwas verlorengeht, nämlich seine leibliche Fundierung. Das hat Folgen für die Fantasietätigkeit, wie beispielsweise von Michel Fain (2010 [1971]) beschrieben, und eben auch für die Symbolisierungsfähigkeit, die, von ihrer leiblichen Fundierung abgetrennt, ihren Charakter wesentlich verändert. Statt mit Symbolen operiert jemand psychisch nurmehr mit Zeichen bzw. Indizes, wie auch Joachim Küchenhoff (2008) benennt. Somatisierung ist keine Verschiebung, sondern eine Verkürzung, Unterbrechung eines Verbundenseins (und unterscheidet sich auch dadurch von der Konversion, die zum einen symbolhaft-expressiv ist und immer schon viel direkter die Bezugnahme auf den Anderen in sich trägt).

Wenn solcherart also die Symbolisierung gestört ist, nämlich infolge der als Triebpathologie bezeichneten Unterbrechung der Vermittlung zwischen Soma und Psyche, oder anders ausgedrückt infolge der Entleiblichung bzw. Verkörperung, dann kann man davon sprechen, dass jemand nicht mehr mit Repräsentanzen arbeitet bzw. entlang dieser erlebt, auf der Basis einer auch leiblich vermittelten Re-Präsentation, sondern nurmehr auf der Basis und in der Form einer Präsentation (nebenbei bemerkt hat dies natürlich auch eine Folge für das subjektive Zeiterleben). Jemand arbeitet nurmehr mit »Präsentanzen«, und das ist im Zusammenhang mit Verbindungen und Verhältnissen zu sehen.

Denn die Folgen der bloßen Präsentation lassen sich im Hinblick auf die Repräsentation beschrieben. Ein besonderer Akzent wird im Rückgriff auf Armando Ferraris (2004) axiales Modell möglich. Darin gibt es eine Achse für das Verhältnis von Individuum und Umwelt sowie eine weitere Achse für das Verhältnis von Psyche und Soma. Im »gesunden«, leibseelischen und relationalen Erleben spannt sich aus diesen beiden Verhältnissen ein »dreidimensionaler« Erlebnisraum auf. Im Fall einer Störung auf einer der beiden Achsen kann man sagen, dass sie eine Wirkung auf die jeweils andere Achse hat bzw. auf das »Erlebnisgefüge« insgesamt. Damit ist gemeint, dass eine Störung des Psyche-Soma-Verhältnisses, also etwa die beschriebene Unterbrechung der triebhaften Vermittlungsfunktion, auch eine Störung des Verhältnisses des Individuums zur (personalen) Umwelt betrifft. Und umgekehrt: Bei Störungen der Beziehungen zu Anderen, etwa durch Grenzverletzung oder Vernachlässigung, ist auch das Psyche-Soma-Verhältnis in Mitleidenschaft (im ganz eigentlichen Wortsinn) gezogen. Eine Folge dieser Wirkung der Verhältnisse aufeinander besteht darin, dass die (Re-?) Präsentation des Verhältnisses zum eigenen Körper und des Verhältnisses zum personalen Anderen einander überlagern und (unerkannt) vertreten können, aber nicht in einer Verbundenheit bzw. Bezogenheit zueinander stehen.

Man kann davon sprechen, dass sich hier ein mentaler Erlebnisraum zusammenzieht, statt eines Raumes wird etwas reduziert auf eine unerkannte

Vertretung von Selbst, Körper und personalem Anderen auf etwas Ununterscheidbares, Unbezogenes. Man kann dann auch von einem Dilemma der Objektbeziehungen bei schweren psychosomatischen Erkrankungen sprechen (Storck, 2020b): Beziehungen zu Anderen (aber auch zum eigenen Körper) werden erlebt als etwas, das entweder von Gleichheit bzw. Verschmolzenheit geprägt ist oder aber von absoluter Getrenntheit und Isolation. Denn eine Folge dessen, was sich in Ferraris axialem Modell als ein solches »Schrumpfen« des Erlebnisraums darstellen lässt, ist neben der beeinträchtigen Symbolisierungsfähigkeit auch die Überforderung damit, Nähe zu einem Gegenüber in einer flexiblen Weise zu gestalten statt in einer starren oder aber von einem Extrem ins andere kippenden Weise. Statt einer Grenze, die zwischen Selbst und Anderem erlebt wird, an der eine Begegnung möglich wird und die sich situativ verschieben kann, wird im Erleben vielmehr eine Mauer aufgerichtet. Aus Angst vor Verschmelzung einerseits und Isolation andererseits wird eine solche errichtet, jedoch ohne echte Bezogenheit (das Bild der Haut bzw. der Körperoberfläche als ein Ort der intersubjektiven Begegnung kann das veranschaulichen, was auch darauf verweist, was sich in psychogen mitbedingten dermatologischen Symptomen zeigen kann).

Für psychogen mitbedingten Schmerz lässt sich dabei der von Ulrich Egle (1998, S. 94) vorgeschlagenen Figur der Körperschmerzes als Psychoprothese folgen. Schmerz, zumindest »Ganzkörperschmerz« oder im und am Körper umherwandernder Schmerz (Storck, 2016b, Kapitel 4.3), gibt dem Körper eine Kontur, einen Umriss, und ist in diesem Sinne ganz eigentlich als eine Präsentation zu verstehen, als eine mental allenfalls zeichenhafte Struktur, die als einziger Weg nutzbar ist, sich der, dann allerdings starren, mauerartigen Abgrenzung des Körper-Selbst von dem, was nicht zu ihm gehört, zu vergewissern, und über die Konturierung auch etwas Ganzes herzustellen. Diese Art, etwas (wieder) miteinander in Verbindung zu setzen, hat mit der Schmerzsymptomatik gleichwohl einen hohen Preis.

Auch Küchenhoff (2013) betont das, was man die »dysfunktionale Etablierung einer Grenze im psychosomatischen Symptom« nennen könnte. Was als Negativität erscheint, also etwa die vermeintliche Bedeutungslosigkeit, Beziehungslosigkeit und Unlebendigkeit im Kontakt, ist der einzig verfügbare Weg, eine Grenze zwischen Selbst und Nicht-Selbst einzuziehen. Mit Ferrari gesprochen, hat das Folgen für das psychosomatische Selbstverhältnis.

Schmerzpräsentation als proto-leiblicher Kommunikationsversuch

Das Schmerzsymptom präsentiert also dem Individuum seinen Körper. Darin ist zugleich das Nicht-Gelingen von Symbolisierungsprozessen zu sehen und der Versuch, dennoch eine Umgrenzung oder Kontur zu finden, allerdings um den Preis einer echten Verbindung bzw. Bezogenheit. Eine weitere Dimension der Präsentation des Schmerzes liegt in der klinischen Situation allerdings darin, den Schmerz auch zu zeigen, interpersonell zu präsentieren. Einerseits wird die Art der Symptomatik auch genutzt, um eine Grenze bzw. Mauer einzuziehen, und das spüren wir im Kontakt mit manchen Patientinnen und Patienten als Unlebendigkeit oder Distanz. Andererseits kann die Präsentation des Schmerzes allerdings auch etwas werden, das ich als proto-leiblichen Kommunikationsversuch verstehe, nämlich als ein Ringen darum, das Gegenüber dazu zu nutzen, eine unterbrochene Verbindung doch wieder herzustellen (und zwar sowohl die interpersonelle Verbindung als auch die Verbindung eines leiblichen Selbst-Verhältnisses). Wir sind gefordert, etwas Unverbundenes aufzunehmen und etwas damit anzustellen, allerdings vorerst auf einer verkörperten Ebene.

Hier bietet es sich an, auf den Begriff der projektiven Identifizierung zu sprechen zu kommen. Dieser ist vielschichtig und seine Verwendungen unterscheiden sich im Hinblick darauf, in welcher Weise hier eine intrapsychische und eine interpersonelle Dimension als zusammenwirkend gedacht werden (siehe hier z.B. Storck, 2021, S. 71). Deutlich ist auch, dass die Suche nach Verbindung und Kommunikation in der projektiven Identifizierung nur eines von mehreren Elementen ist, ein weiteres ist der Angriff auf den Anderen, der Versuch nach Beherrschung und Kontrolle. Ich werde im Weiteren die erste Dimension erörtern, ohne damit sagen zu wollen, dass sich die zweite ausblenden ließe.

Das Entscheidende in der projektiven Identifizierung dürfte sein, dass, anders als in der »einfachen« Projektion, im Auslagern von unerträglichen Selbstanteilen bereits das Motiv enthalten ist, den Anderen damit zu erreichen – sei es, damit dieser dadurch angegriffen wird, sei es, damit dieser etwas mit dem Projizierten »anstellt«. Das Gegenüber soll sich jedenfalls mit dem Projizierten identifizieren und, je nach konzeptueller Ausrichtung bzw. Konzeptverwendung, auch etwas bereitstellen, dass anschließend eine Identifizierung, also ein Wiederaufnehmen dessen, was projiziert worden ist, möglich macht.

Eine besondere Bedeutung erhält dies nun auf einer leiblichen Ebene. Wenn symptomatisches Leiden sich nicht auf einer symbolischen Ebene bewegt und wenn sich ferner aufgrund der unterbrochenen Verbindungen zwischen Psyche und Soma und der damit einhergehenden Verkörperung Kommunikation auf einer zeichenhaften Weise vollzieht, dann kommt es eben zu einer *Präsentation* des Schmerzes in einem ganz eigentlichen Sinne (»Da tut's weh.«). Zum einen wird dann dem Therapeuten oder der Therapeutin der Schmerz präsentiert, also gezeigt, als etwas Körperliches. Zum anderen wird er aber auch jenseits der Worte präsentiert, und meine These ist es, dass hier ein Kommunikationsversuch zu sehen ist, in dem das Moment einer Suche nach Verleiblichung, nach einer verleiblichenden Funktion oder Transformation (Plassmann, 2022) seitens des Therapeuten oder der Therapeutin steckt.

Das kann man sich in der folgenden Weise vorstellen: Wir bekommen in einer Behandlungsstunde etwas zu spüren, auf der Basis einer resonant-rezeptiven Haltung. Eine Dimension dessen liegt in der körperlich-leiblichen (bzw. verleiblichenden) Gegenübertragung (Storck, 2022), wir spüren etwas, das zunächst unverständlich ist. Darin ist aber etwas zu sehen, womit uns ein Patient oder eine Patientin körperlich zu erreichen versucht (mit dem Ergebnis eines Schmerzerlebens, einer Lähmungserscheinung, beschleunigtem Herzschlag, Müdigkeit, diffuser Unruhe und Vielem mehr). Es ist dann unsere Aufgabe, dem eine Form zu geben, also das uns so Präsentierte zu repräsentieren, oder, in der Logik der projektiven Identifizierung gesprochen: das in uns (transitiv) zu identifizieren, womit wir (reflexiv) identifiziert sind. Wir machen aus der Präsentation eine Repräsentation, in Wort, Bild oder konturiertem Gefühl (der Vorgang ist natürlich komplexer, insofern man hinzuzieht, dass es sich hier mal um komplementäre, mal um konkordante Identifizierungen handelt, mal um Teil-Objekte und Anderes).

Diese Verdauungsleistung, welche die Grundlage für eine Intervention liefert, die einem Patienten oder einer Patientin letztlich eine (Wieder-)Verleiblichung und eine Wiederherstellung der gestörten Trieb- als Vermittlungsfunktion ermöglicht (und damit den Weg in mentale Repräsentation und Symbolisierung), lässt sich verstehen als die Transformation des Verkörperten in etwas Leibliches. In gewissem Sinne werden wir psychoanalytisch dann zu Vertreterinnen und Vertretern des Triebes (nicht in einer ungesteuerten Form, sondern als Funktion der Vermittlung zwischen Soma und Psyche). Wir stellen zunächst in uns eine Verbindung her zwischen der am Körper spürbaren Sensation und mentaler Repräsentation. Diese Hilfs-Körper-Ich-Funktion ist es, die wir in bestimmten Behandlungsabschnitten zur Verfügung stellen.

Ich fasse abschließend kurz zusammen, worum es mir geht: Ich habe dafür argumentiert, dass wir in Bezug auf psychogen mitbedingten körperlichen Schmerz eine derartige Perspektive einnehmen können, dass statt einer Symbolisierung und Repräsentation von einer schlichten *Präsentation* auszugehen ist. Aufgrund einer Triebpathologie, einer Störung der Vermittlungsfunktion zwischen Soma und Psyche, auf die sich der psychoanalytische Triebbegriff bezieht, erfolgt eine somatische Belastung und eine psychische Entleerheit. Das kann man als eine »Verkörperung« bzw. »Entleiblichung« bezeichnen. Das Schmerzsyndrom lässt sich verstehen als eine Präsentation des Körpers, als einzig verfügbares Mittel, sich des Körpers und seiner Kontur zu vergewissern. Diese Präsentation des Schmerzes hat auch eine klinische, interpersonelle Dimension, nämlich dahingehend, dass auf körperlicher Ebene etwas kommuniziert wird, das auf die psychoanalytische Aufgabe verweist, es aufzunehmen und wieder zu verleiblichen, also mit dem Prozess der Repräsentation zu verbinden und so, in Gestalt einer Vertretung der Triebfunktion, Symbolisierung zu ermöglichen.

Literatur

Egle, U.T. (1998). Diagnose, Differentialdiagnose und Psychodynamik der somatoformen Schmerzstörung. In G. Rudolf & P. Henningsen (Hrsg.), *Somatoforme Störungen. Theoretisches Verständnis und therapeutische Praxis* (S. 89–102). Schattauer.

Fain, M. (2010 [1971]). The Prelude to fantasmatic Life. In D. Birksted-Breen, S. Flanders & A. Gibeault (Hrsg.), *Reading French Psychoanalysis* (S. 338–354). Routledge.

Ferrari, A.B. (2004). *From the Eclipse of the Body to the Dawn of Thought.* Free Association Books.

Freud, S. (1905d). *Drei Abhandlungen zur Sexualtheorie. GW V,* S. 27–145.

Freud, S. (1915c). Triebe und Triebschicksale. *GW X,* S. 209–232.

Fuchs, T. (2000). *Leib, Raum, Person. Entwurf einer phänomenologischen Anthropologie.* Klett-Cotta.

Hock, U. (2022). Ist Freuds Psychoanalyse eine Theorie der Repräsentation oder des Realen? *Psyche – Z Psychoanal, 76*(9/10), 790–824.

Küchenhoff, J. (2008). Den Körper verstehen – psychoanalytische Annäherungen. In ders. & K. Wiegerling, *Leib und Körper* (S. 72–131). Vandenhoeck & Ruprecht.

Küchenhoff, J. (2012 [1987]). Körper und Sprache. Zur kommunikativen Funktion somatoformer und psychosomatischer Störungen. In ders., *Körper und Sprache. Theo-*

retische und klinische Beiträge zu einem intersubjektiven Verständnis des Körpererlebens (S. 81–96). Psychosozial-Verlag.

Küchenhoff, J. (2013). Zwischenleiblichkeit und Körpersprache. Sinn und Nicht-Sinn körperbezogener psychischer Leiden. In E. Alloa & M. Fischer (Hrsg.), *Leib und Sprache. Zur Reflexivität verkörperter Ausdrucksformen* (S. 45–55). Velbrück Wissenschaft.

Küchenhoff, J. & Warsitz, R. (2022). Grenzen der Repräsentanz – Grenzen der Behandlung? *Psyche – Z Psychoanal, 76*(9/10), 758–789.

Lang, H. (2000). *Strukturale Psychoanalyse*. Suhrkamp.

Leikert, S. (2023) Unrepresented States and the Bodily Encoded Unconscious. *Psychoanalytic Quarterly, 92*(1), 59–81.

Levine, H. B., Reed, G. S. & Scarfone, D. (Hrsg.). (2013). *Unrepresented States and the Construction of Meaning. Clinical and theoretical Contributions*. Karnac.

Lorenzer, A. (1970). *Sprachzerstörung und Rekonstruktion. Vorarbeiten zu einer Metatheorie der Psychoanalyse*. Suhrkamp.

Mitscherlich, A. (1967). *Krankheit als Konflikt. Studien zur psychosomatischen Medizin 2*. Suhrkamp.

Plassmann, R. (2022). Gegenwartsmoment, Transformationsprozess und Deutungstechnik. *Forum der Psychoanalyse, 38,* 159–176.

Plessner, H. (1928). *Die Stufen des Organischen und der Mensch. Einleitung in die philosophische Anthropologie*. De Gruyter.

Smadja, C. (2010). The Place of Affect in the Psychosomatic Economy. In M. Aisenstein & E. Rappoport de Aisemberg (Hrsg.), *Psychosomatics today. A psychoanalytic Perspective* (S. 145–161). Karnac.

Storck, T. (2016a). *Psychoanalyse und Psychosomatik. Die leiblichen Grundlagen der Psychodynamik*. Kohlhammer.

Storck, T. (2016b). *Formen des Andersverstehens. Psychoanalytische Teamarbeit in der teilstationären Behandlung bei psychosomatischen Erkrankungen*. Psychosozial-Verlag.

Storck, T. (2018). *Trieb*. Kohlhammer.

Storck, T. (2020a). 100 Jahre Rezeption des Todestriebkonzepts. *Psyche – Z Psychoanal, 74*(11), 831–867.

Storck, T. (2020b). Verschmelzung oder Isolation – Zum psychodynamischen Dilemma der Objektbeziehung bei psychosomatischen Erkrankungen. In P. Bründl & C. E. Scheidt (Hrsg.), *Psychosomatik – Sadomasochismus – Trauma. Klinische und entwicklungstheoretische Perspektiven* (Jahrbuch der Kinder- und Jugendlichen-Psychoanalyse, Band 9) (S. 184–202). Brandes & Apsel.

Storck, T. (2021). *Abwehr und Widerstand*. Kohlhammer.

Storck, T. (2022). Mentalisierte Alterität: Psychodynamisches Arbeiten mit der leiblichen Gegenübertragung. In S. Leikert (Hrsg.), *Das körperliche Unbewusste in der psychoanalytischen Behandlungstechnik* (S. 261–289). Brandes & Apsel.

Der Autor

Timo Storck, Prof. Dr., Dipl.-Psych., ist psychologischer Psychotherapeut und Psychoanalytiker (DPV/IPA/DGPT) und Professor für Klinische Psychologie und Psychotherapie an der Psychologischen Hochschule Berlin.

Kontakt per E-Mail: t.storck@phb.de

Die Transformation von Emotion in Schmerz

Reinhard Plassmann

Einführung

Die häufigste Haltung dem Phänomen Schmerz gegenüber ist die *Abwendung* und der Wunsch, Schmerz zu eliminieren, psychisch, medikamentös, operativ. Ebenso häufig ist allerdings die Erfahrung, dass Schmerz resistent ist gegen Elimination. Indem der Band nun den Schmerz als Thema wählt, wendet er sich nicht ab, sondern wendet sich zu und stellt damit eine Frage: Enthält der Schmerz ein Etwas, was gehört werden möchte, was gehört werden muss und sich deshalb nicht eliminieren lässt? Die moderne Emotionsforschung hilft uns, diesem Etwas näher zu kommen.

Das Emotionale findet mittlerweile sowohl in der Psychoanalyse wie auch außerhalb der Psychoanalyse zunehmend Interesse. Es wird wahrgenommen, dass Emotionen keine Randerscheinungen sind, sondern irgendwie im Zentrum des inneren Geschehens stehen, auch im Zentrum der Dynamik der Stunde – und wir nähern uns der Möglichkeit, das Emotionale in die Persönlichkeitsmodelle, in die Krankheitsmodelle und in die Behandlungsmodelle einzufügen und eben auch in das Verständnis von Schmerz.

Otto Kernberg (2023) hat kürzlich seine Position hierzu klargestellt: Die Neurobiologie habe eindeutig belegt, dass affektive Prozesse das Primäre seien, und die Psychoanalyse müsse dies nun in ihre Modelle aufnehmen. Dies ist bereits im Gange – betrachtet werden nun neue Perspektiven, die Prinzipien und die Konsequenzen für die Behandlung einer Schmerzpatientin.

Die Beschäftigung mit dem Emotionalen ist die Beschäftigung mit etwas Lebendigem und setzt deshalb, wie ich auch bei mir selbst beobachten kann, *kreative Prozesse* in Gang sowohl in Bezug auf das *therapeutische Tun* wie auch in Bezug auf Modellentwicklung. Was ich speziell faszinierend finde, ist die Erfahrung, dass *Sequenzen von Gegenwartsmomenten*, also von emotional bedeutsamen Momenten in der Stunde, eine Art Sprache bilden, die gehört werden will und auf die man antworten kann. Die Gegenwartsmomente geben Orientierung, und das erleichtert die Arbeit. Damit verbunden ist natürlich die modelltheoretische Frage nach den Gesetzmäßigkeiten. Wie transformiert sich Emotionales in Schmerz und wie kann Schmerz in der Stunde *retransformiert* werden zu Emotion, zu Wort, zu Traum?

Als Ausgangspunkt nehme ich die klinische Erfahrung, dass der Bereich des Mentalen, also Emotionen, Einfälle, Gedanken, Träume und körperlich empfundener Schmerz, zwar sehr verschiedene Phänomene sind, sich aber doch verhalten, wie wenn sie aus einer gemeinsamen Quelle stammen würden, an ihrer Basis miteinander verbunden wären, im Kern gewissermaßen die gleiche Sprache sprächen. Das zeigen die Übergänge, die Transformationen: Ein Gefühl kann sich körperlich konkretisieren und beispielsweise die Gestalt eines psychosomatischen Symptoms annehmen oder kann zu einem Traum werden oder zu Bildern und Worten oder zu Gegenwartsmomenten, jeweils mit fließenden Übergängen zwischen all diesen Erscheinungsformen.

Aus solchen klinischen Erfahrungen und aus den Ergebnissen der Grundlagenforschung entsteht nun ein Zuwachs an Klarheit, dass zwischen Gedanken, Bildern und Körperlichem solche Übergänge, solche *Transformationsprozesse*, deshalb möglich sind, weil jeder Bereich des Selbst einen emotionalen Kern hat, der offenbar die Brücke zwischen den einzelnen Bereichen des Selbst bildet. Über diese Brücke kann beispielsweise eine unverarbeitbar starke Emotion als Notmaßnahme in den Körper einwandern und zu Schmerz werden, und über diese Brücke kann, wenn es gut geht, eine traumatische Emotion den Körper auch wieder verlassen und zu normalen Empfindungen, zu Träumen und zu Gedanken werden. Diese Transformationsprozesse verdienen unser Interesse. Klinisch sieht man auch, dass Krankheiten dann entstehen, wenn ein Bereich des Selbst überflutet wird und dieser Überflutung nicht mehr gewachsen ist. Dann greift der Organismus zu Notmaßnahmen, die zwar das Überleben sichern können, aber auch nicht mehr als das. Wenn das Körperselbst, die Repräsentanz des Körpers, eine Reizüberflutung nicht mehr verarbeiten kann, dann entsteht psychosomatische Krankheit. Sie muss das, was nicht mehr reguliert werden kann, notdürftig binden. Der Körper, genauer gesagt, das Körperselbst, wird dadurch zum *Not-*

container[1]. Diese Überladung kann vielfältige Störungen auslösen, eine davon ist Schmerz.

Wie aber entsteht eine solche Überflutung? Überflutung wodurch? Was ist das, was gebunden werden muss und manchmal nicht gebunden werden kann?

Ich werde hierzu das *Transformationsmodell* vorstellen. Es beschreibt, wie das Selbst sich bildet, indem sich nacheinander mehrere Repräsentanzsysteme entwickeln, das leibliche Körperselbst, das sensorische Kernselbst und das symbolisch sprachliche Selbst. Diese Repräsentationssysteme können gemäß diesem Transformationsmodell ineinander übergehen, sich vertreten, sich miteinander verbinden, weil jedes Repräsentanzsystem, also jede Schicht des Selbst, aus einer emotionalen Basis, aus einem emotionalen Ursprung entsteht, der offenbar zeitlebens eine *Verbindungsmatrix* zwischen allen Teilen des Selbst bildet. Störungen entstehen, wenn das normale, fließende Integrieren der Schichten des Selbst, also der ständige Fluss der Transformationsprozesse, scheitert. Das ist dann der Fall, wenn Emotionen, Affekte, von nicht mehr regulierbarer Stärke auftreten, also traumatisch starke Affekte. Solche nicht mehr normal regulierbaren Affekte können dann als Notmanöver in eine der Repräsentanzebenen hineingedrängt werden, beispielsweise ins Leibliche, und dort Störungen auslösen. Eine davon ist Schmerz.

Aber was genau geht dabei vor sich, wie können wir dieses Scheitern der Transformationsprozesse und die Notcontainerbildung beschreiben und was ergibt sich daraus für unsere therapeutische Arbeit? Ich schlage vor, dies erst anhand eines Fallbeispiels zu betrachten und dann zu überlegen, welche Gesetzmäßigkeiten dem zugrunde liegen können.

Meine Forschungswerkstatt ist die Therapiestunde, und dazu gehören sowohl hochfrequente Analysen wie auch niederfrequente Behandlungen. In allen diesen Behandlungen werden die Übergänge, die Transformationen zwischen Leiblichem und Mentalem deutlich und zugänglich. Das ermutigt, auch schwere psychosomatische Erkrankungen, chronische Schmerzerkrankungen, niederfrequent zu behandeln, dann allerdings über lange bis sehr lange Zeiträume. Eine solche Behandlung habe ich auch als Fallbeispiel ausgewählt.

Diese Behandlung, von der gleich die Rede sein wird, zeigt einige der Schwierigkeiten, denen man begegnen kann auf dem Weg zum emotio-

1 Ich verdanke Ophelia Koller diesen Begriff.

nalen Kern des Schmerzes. Sie zeigt aber auch, welche Möglichkeiten der Schmerz dann findet, sich mitzuteilen.

Eine *Schwierigkeit des Zugangs* zum emotionalen Gehalt schwerer chronischer Schmerzen besteht darin, dass es eben überstarke, traumatisch starke Emotionen sind, die ins Körperselbst eindringen und zu körperlich empfundenen Schmerzen werden. Damit aber nicht genug der Zugangsschwierigkeiten: In dieser Behandlung wurde mir deutlich, dass diese *Transformation von Emotion in Schmerz* offenbar noch nicht ausgereicht hatte, der körperlich empfundene Schmerz enthielt immer noch zu viel Emotionales: Vernichtungsangst, Wut, Scham. Die Patientin hat deshalb gleichsam eine weitere Barriere zwischen sich, mich und das traumatische emotionale Material gelegt, indem sie nicht nur den Schmerz, sondern den gesamten leidenden Persönlichkeitsteil komplett zu dissoziieren gelernt hat, wenn es notwendig war. Sie hat dennoch sich und mich zwar mit äußerster Vorsicht, aber sehr zielstrebig mit diesem prekären emotionalen Kern des Schmerzes in Kontakt gebracht.

Ein Fallbeispiel

Die Mitte 40-jährige Patientin hatte bei mir nach Therapiestunden gefragt, weil sie schon seit Jahrzehnten an extremen Schmerzen leide, oft im Nacken, aber auch in Bauch und Rücken. Sie habe schon viele Operationen deswegen mitgemacht, mittlerweile 60. Was sie suche, sei aber ein anderer Weg des Umgangs mit sich, mit ihrem Körper und mit ihren Gefühlen. Sie ist in verantwortlicher Position berufstätig und sie habe bislang stets versucht, auf die Schmerzen so wenig wie möglich zu achten, das sei aber nicht durchzuhalten trotz stärkster Schmerzmittel. Dieses Missachten und Unterdrücken mache die Dinge im Grunde eher schlimmer als besser, weil die Schmerzen dann immer wieder und mit größter Wucht über sie herfielen.

Ich erfuhr, dass es in der Kindheit über viele Jahre hinweg schwere planvolle Misshandlungen durch einen Verwandten gegeben hat. Sie erwähnte das eher sachlich, distanziert. Sie habe schon Versuche mit Verhaltenstherapien gemacht und ist auch dem Rat gefolgt, sich von der Herkunftsfamilie zu distanzieren, eine Besserung der Schmerzen habe sich dadurch allerdings nicht ergeben.

Warum habe ich damals diese Behandlung begonnen? Ich glaube, weil die Patientin gewusst oder geahnt hat, dass Schmerzen und Gefühle irgendwie zusammenhängen, und weil ich einen starken Willen wahrgenommen habe, der das verstehen und etwas ändern wollte.

Ich hätte schon damals aufmerksam werden können auf den charakteristischen Wechsel von einerseits schmerzlosen Zeiten, in denen ihr die eigenen Gefühle und der eigene Körper völlig fremd waren, und andererseits Anfällen extremer Schmerzen, in denen irgendetwas gleichsam von innen über sie herfiel.

Sie ist eine sportlich wirkende, gut gekleidete Frau, freundlich, aufmerksam. Im Bewegungsablauf, in der Mimik ist nichts von Schmerzen zu bemerken, ebenso wenig für lange Zeit in den Themen der Stunden. Schmerz wurde gelegentlich erwähnt, war aber ansonsten in der Stunde nicht präsent. Zwischen den Stunden jedoch, in den Intervallen, gab es weiterhin schwerste Schmerzattacken.

Ich wurde jetzt doch aufmerksam auf dieses Muster. Wo war der Schmerz, wenn er nicht in der Stunde war? Und was war das, was dann zu anderen Zeiten wieder über sie herfiel? Mir wurde auch klar, dass ich vom Schmerz nicht nur nichts hörte, sondern auch nichts fühlte. Sie sprach wenig über ihre Geschichte, wenig über die Misshandlungen, fast überhaupt nicht über den Schmerz, obwohl oder gerade weil all das Wege gewesen wären, auf denen ihr und mir etwas vom emotionalen Gehalt hätte zugänglich werden können.

Wie bekommt man Zugang zu einer Problematik, die in der Stunde nicht präsent ist? Hätte ich aktiver sein müssen, mehr fragen nach Schmerzen, nach Körper, nach ihrer Geschichte? Ich war und bin mir sicher, dass das keinen Nutzen gehabt hätte, weil jedes Fokussieren auf die Schmerzen, auf ihre Geschichte sofort den emotionalen Gehalt hinter einer Dissoziationsbarriere verschwinden ließ. Es konnten dann zwar Worte gesprochen werden, spüren konnte sie nichts. So muss es in den Misshandlungen gewesen sein. Existenzielle Vernichtungsangst wurde in den Schmerz aufgenommen und mit dem Schmerz zusammen dissoziiert zu einem Zustand, in dem sie wenig oder nichts fühlte. Das ermöglichte ihr, mit dem Misshandler scheinbar sachliche, aber wie ich finde bizarre Diskussionen über die Misshandlungen zu führen. Und es ermöglichte ihr, was wahrscheinlich das Wichtigste war, sich dem Misshandler überlegen zu fühlen. Als Persönlichkeit war sie es auch. Das zeigte sich in folgender Szene: Sie konfrontierte etwa in der Zeit der beginnenden Pubertät den Täter mit seinen Motiven und sagte: »Wenn es Dich befriedigt, dann schlag mich.« Das beendete die Misshandlungen, die Krankheit beendete es nicht. Als junge Erwachsene kam es im Sport zu vielen Verletzungen, weil sie den Schmerz nicht fühlen wollte, zu ignorieren versuchte. Die Schmerzen enthielten immer noch zu viel Emotionales, Vernichtungsangst, Wut, und wurden deshalb zunehmend als vernichtend, unerträglich empfunden. Das hatte Operationen zur Folge, erfolglose Versuche, den Schmerz operativ unfühlbar zu machen, manche Operationen führten zu schmerzhaften Komplikationen und zu weiteren Operationen, man gab ihr stärkste Schmerzmittel, immer im Versuch, den wegen seines emotionalen Gehalts als unerträglich empfundenen Schmerz auszuschalten. In dieser Situation, nach 60 Operationen, hatte sie die Therapie begonnen. Die Zusammenhänge habe ich natürlich erst später verstanden.

Wie erkläre ich mir meine Geduld, auch die Geduld mit mir selbst, weil ich mich oft als überflüssig empfunden habe, während die Patientin, auch wenn sie schwieg, gerade wenn sie schwieg, die Stunden, wie sie sagte, als Raum empfand, in den hinein sie sich öffnen könne? Ich glaube, weil das ausgelöschte Emotionale behutsam, aber zielstrebig doch irgendwie näher kam.

Es waren dann *Gegenwartsmomente*, die sich als Zugangsweg erwiesen haben. Der Begriff des Gegenwartsmoments (Stern, 2005) bezeichnet kurze, emotional bedeutsame Momente in der Stunde, er ist die *kleinste Einheit des Wahrnehmens und Kommunizierens*. Wenn also beliebiges Material einen deutlich spürbaren emotionalen Gehalt hat, Resonanz auslöst, findet gerade ein Gegenwartsmoment statt. Die Erscheinungsform des Gegenwartsmomentes ist außerordentlich variabel.[2] Auch durch ganz undramatische Stunden zieht sich deshalb erfahrungsgemäß stets eine Perlenkette solcher Momente.

Der Gegenwartsmoment ist ein nur selten verschlossener Zugang zu traumatisch emotionalem Material, nicht nur im Schmerz, und er ist ein transformativer Moment, in dem sich die Ein-Personen-Welt zur Zwei-Personen-Welt erweitert. Er scheint eine Art Basisaktivität des Selbst zu sein, wie ein Pulsschlag des Selbst, er sucht den transformativen emotionalen Kontakt zum Gegenüber.

Nach etwa zwei Jahren Geduld konstatierte sie, es gehe ihr etwas besser, sie sei mehr bei sich, spüre weniger Taubheit für sich selbst, für ihre Ge-

2 Aus dem Gegenwartsmoment kann sich dann je nach Kontext und emotionalem Gehalt auch ein Jetzt-Moment oder ein Begegnungsmoment entwickeln.

fühle und für den Schmerz. Für mich war deutlich, dass sie offenbar innerlich gleichsam die Richtung gewechselt hatte, sie wollte den Schmerz kennenlernen, die Dissoziationsbarriere abbauen. Diesen Wendepunkt gibt es eigentlich in allen Behandlungen, die Angst vor dem Traumatischen wird zu vorsichtigem Interesse.

Sie hatte in dieser Zeit alle Opioide abgesetzt, die ihr seit vielen Jahren hochdosiert verordnet worden waren, und mit Therapiebeginn hatte es auch keine Operationen mehr gegeben. Sie spüre genauer hin, sie könne unterscheiden, was Unterleibsschmerzen seien, was Narbenschmerzen nach zahlreichen Bauchoperationen, was Muskelkrämpfe seien – und sie orientiere sich an diesem Körpergefühl.

Ich halte diese Differenzierung des Schmerzes für wesentlich. Sie entsteht durch Hinspüren, durch den Kontakt mit dem eigenen Körperselbst und unausweichlich durch den Kontakt mit dem emotionalen Gehalt des Schmerzes. Das Spüren und Differenzieren ist nur möglich, wenn der emotionale Gehalt des Schmerzes beginnt, seine traumatische Unregulierbarkeit zu verlieren. Bisher hatte die Patientin den Schmerz eben wegen seines Gehaltes an traumatisch starken Emotionen versucht zu eliminieren, indem sie, wenn nötig, in einen dissoziativen Modus verfallen war, einen Zustand der Abspaltung von Körpergefühlen und der Entfremdung vom Körperselbst.

Nun geschah offenbar etwas Anderes. Immer wieder gab es Sequenzen von *Gegenwartsmomenten*, die sich wie mir schien in ihrer Abfolge zu einem auch ihr selbst unbewussten Narrativ fügten, eine Geschichte traumatischer Ereignisse erzählten, erzählen wollten. Man kann solche Sequenzen von Gegenwartsmomenten als *Gegenwartsgestalten* (Plassmann, 2023) bezeichnen, sie konnten sich in einer einzelnen Stunde ereignen oder über mehrere Stunden hinweg. Darin macht sich das emotionale Geschehen zugänglich, und oft auch dessen traumatische Vorgeschichte, direkt adressiert an den Therapeuten, die Therapeutin. Dieser unbewusst erzeugte *Erzählstrom* ähnelt übrigens sehr dem Träumen, nur dass er in der Stunde stattfindet. In einzelnen Gegenwartsmomenten oder in Sequenzen von Gegenwartsmomenten wird etwas emotional zugänglich, es findet eine *Retransformation von Schmerz zu Emotion* statt.

Ein Beispiel dafür: Sie hatte von heftigsten Unterleibs-, Rücken- und Bauchschmerzen gesprochen und war ihrem Körpergefühl folgend zu sehr differenzierten Vermutungen gekommen, dass Endometrioseherde daran beteiligt sein könnten als körperlicher Anteil des Schmerzes. Sie hatte nun in mehreren ärztlichen Konsultationen therapeutische Empfehlungen bekommen, die in Bezug auf die Schmerzentstehung zwar sehr im Allgemeinen blieben, dann aber alle auf den Versuch der Elimination des Schmerzes hinausliefen, am deutlichsten im Vorschlag, sie solle sich die Ovarien entfernen lassen und Hormone einnehmen, dann würden die Unterleibsschmerzen vielleicht besser.

Der *erste Gegenwartsmoment* hat schriftlich stattgefunden. Sie hatte mir die Arztbriefe abfotografiert zugeschickt, allerdings nicht geordnet, sondern als ein Durcheinander von Seiten, ganz ungewöhnlich bei dieser disziplinierten und klugen Persönlichkeit. Ich spürte ihre Verstörung und ihre unausgesprochene Frage an mich, was ich von dieser Operationsempfehlung hielte. Mehr wusste ich noch nicht. Ich habe ihr zurückgeschrieben, die ärztlichen Berichte enthielten nach meinem Eindruck keine genauen Erklärungen für die Schmerzentstehung, und die Empfehlungen seien mir deshalb nicht plausibel, ihre eigene Erklärung sei mir die plausibelste. Ich kann mich natürlich nicht dazu äußern, welche Form der Endometriosebehandlung die richtige ist, ich kann sie aber dabei unterstützen, nur Erklärungen und Maßnahmen zu akzeptieren, die mit ihrem Körpergefühl und ihrem Wissen übereinstimmen, sodass sie nicht in die Lage kommt, etwas zuzulassen, was sie als Zerstörung empfindet.

In der darauffolgenden Stunde erfuhr ich, gegen die Ovarienentfernung, also die Kastration, habe sich bei ihr eine immense Kraft aufgebaut. Lieber hätte sie sich umbringen lassen, als dem zuzustimmen. Sie muss diesen Vorschlag nicht wie eine Behandlung, sondern wie einen Angriff empfunden haben. Was erzählte das? Was wiederholte das? Sie hatte diesmal jedenfalls ihre offenbar mit dem Schmerz verbundenen, im Schmerz enthaltenen Vernichtungsgefühle und die eigene Wut nicht eliminiert, war nicht in dissoziative Gefügigkeit verfallen, wie sie es in Bezug auf frühere Operationen beschrieben hatte, und wie es wahrscheinlich auch in den Misshandlungen gewesen war, sondern hat sich mit aller Kraft verweigert. Solch eine Kraft kann nur entstehen, wenn sie das, was im Schmerz emotional enthalten ist, das Vernichtungsgefühl, annehmen kann, wenn sie also fühlen kann, dass sie sich dem als vernichtend Empfundenen nicht unterwerfen möchte, trotz Verstörung.

Nun kam in der Stunde ein kleiner bedeutungsvoller Moment. Sie hatte von Unterleibsschmerzen und vaginalen Blutungen gesprochen, schaute mich dann direkt an und fragte: »Ist Ihnen das zu intim?« Sie hatte mich noch niemals so direkt persönlich angesprochen. Schmerz und

Scham waren in diesem Moment präsent, berührten die Patientin, berührten mich, und es war aussprechbar. Der gefühllose Modus, der all das ausgeschaltet hätte, entstand nicht. Ich war jetzt mitten in einem *weiteren intensiven Gegenwartsmoment* und habe ohne lange nachzudenken geantwortet: »Nein, ich glaube, das ist richtig so, es hilft beim Verstehen.« Was könnte die Abfolge dieser beiden Gegenwartsmomente bis dahin erzählen, die schriftliche Frage, die mündliche Frage? Sequenzen von Gegenwartsmomenten sind Narrative und erzeugen im Analytiker ebenfalls Narrative, ich überlegte: Erzählt sich hier etwas von einer traumatischen Situation der Zerstörung ihrer Weiblichkeit und ihrer Scham dafür? Oder erzählt sich hier auch die Geschichte einer progressiven Hoffnung: Nur wenn ihre Angst vor Zerstörung des Weiblichen wahrgenommen und respektiert wird, nur dann kann sie sich mit Schmerz und Scham zeigen? So ist es oft, es entstehen mehrere Narrative, sie werden zunächst gedacht, noch nicht gesprochen, das Hören geht weiter.

In der nächsten Stunde fiel eine ganz beiläufige Bemerkung: In den Unterleibsschmerzen lebe wohl ihre Mutter fort, in den Nackenschmerzen der Täter. Das System Familie sei offenbar noch in ihr. Das Körpergefühl, der Schmerz, so würde ich sagen, hatte sich jetzt in einen Gedanken und in Sprache transformiert, in eine Deutung. Es war in ihr ein Narrativ entstanden über die Geschichte ihres Körpergefühls. Auch das ist oft so. Die Deutungskompetenz unserer Patientinnen steht unseren Fähigkeiten in nichts nach, im Gegenteil. Nach einigen Momenten der Verblüffung über diesen auch mir ganz neuen Gedanken habe ich geantwortet, der Schmerz beginne offenbar zu sprechen, er erzähle ihr und mir etwas, und das sei gut so. Damit habe ich den Prozess der Retransformation und Mitteilung benannt, die *Inhaltsdeutung* war von der Patientin gekommen.

Im Prozess der Retransformation kann der emotionale Kern des Schmerzes alle Gestalten annehmen, die dem Selbst zur Verfügung stehen: Körpergefühl, Szene, Wort, Traum. Jetzt kam ein Traum.

Sie kam ziemlich aufgewühlt in die nächste Stunde. In ihr sei ein Bedürfnis entstanden nach Innehalten, nach Anhalten, es fühle sich an wie Hinsetzen. Dieses Bedürfnis sei ihr neu, das sei ein Hinhören, kein Weghören. Dann mit einem kurzen, vorsichtigen Zögern: Sie habe *geträumt* in der Nacht vor der Stunde, sie sei im Haus ihrer Mutter, um dort aufzuräumen, dabei sei ihr eine gläserne Figur umgestürzt und zerbrochen. Aus dem Traum sei sie aufgewacht mit starken Bauchschmerzen, unfähig, sich zu bewegen. Ich war hochaufmerksam, offenbar hatte der Schmerz seine Erzählung fortgesetzt und einen Traum gestaltet, sich in einen Traum transformiert, der auch erzählt werden wollte, der erste in dieser Behandlung. Ich spürte die *Suche nach Verbindung*, den Wunsch, mir etwas Wichtiges anzuvertrauen.

Was könnte das sein? Ich hatte mich immer schon gefragt, warum sich diese kraftvolle Persönlichkeit den Schlägen des Täters ohne Gegenwehr überlassen hatte. War das Geschlagen-Werden vielleicht die einzige ihr erlaubte Nähe zum Täter? Zerbricht ihr Mutterbild, wenn sie sich das klar macht? Mit solchen Gedanken erzeugt das *therapeutische Selbst des Analytikers* Bilder, Zusammenhänge, Narrative. Der Analytiker, so könnte man sagen, träumt den Traum der Patientin gleichsam weiter ins Offene hinein.

All das ist eingesperrt im Schmerz und als Emotion lange nicht fühlbar. Indem sie es zu fühlen begann, entstanden nun spontan sehr emotionale Momente in der Stunde, und zwischen den Stunden schrieb die Patientin intensive Texte über ihren Schmerz und über ihren Körper, von denen ich einige auch zu lesen bekam.

In einem schrieb sie: »Es gibt das Winzige im Bauch, was mit der Kraft einer Nuklearwaffe alles außer Gefecht setzen und zusammenschrumpfen lassen kann. Mein Körper will es umklammern, schützen, zusammenhalten. Ich will es befreien, glaube ich.«

Bestehen nun solche Sequenzen von Gegenwartsmomenten aus sehr kleinen Schritten oder sogar aus *zu kleinen Schritten*, unterfordert sich die Patientin, unterfordere ich die Patientin? Mein Standpunkt: Ich empfinde die psychoanalytische Arbeit zwar als *vielschrittig*, aber nicht als *kleinschrittig*. Es braucht beim chronischen traumatischen Schmerz viele solcher Sequenzen, das Trauma-Material bedarf der Entgiftung in kleinen Portionen.

Transformation und Retransformation

Ich möchte nun die Aufmerksamkeit darauf richten, wie man sich die *Transformation von Emotion in Schmerz* und die *Retransformation von Schmerz in Emotionen, Träume, Sprache* vorstellen kann und was wir darüber wissen.

Das Selbst des Menschen ist nach aktueller Auffassung geschichtet, und zwischen den einzelnen Schichten finden ständig Übergänge statt, Transformationen. Traumatisches emotionales Material kann von höheren in ursprünglichere Schichten des Selbst verlagert werden und umgekehrt, sie werden dadurch zum Container, zum Notcontainer, und zwar dann, wenn es keinen anderen Weg mehr gibt. Der unerträgliche Affekt wird aus dem Fühlen und Denken ausgestoßen und in körperlichen Schmerz hineingeschoben, hineingezwungen. Freud (1920g) hat das genau beschrieben: Wenn der Reizschutz durch traumatisch starke Erregung durchbrochen wird, muss der Schmerz die Erregung aufnehmen. Der Schmerz ist allerdings ein viel zu enges Gefäß für die explosiven, traumatischen Affekte, er wird dadurch zu einer körperbezogenen Empfindung, die quälend unter Druck steht, zu platzen droht.

Der Schmerz, die im Schmerz enthaltenen Emotionen, die betroffenen Körperbereiche und die betroffenen Bereiche des Körperselbst werden durch diese gewaltsame Verschiebung aber auch zu einem Fremdkörper, sie gehören nicht mehr zum Selbst. Damit geht zu wichtigen Teilen des eigenen Selbst die Verbindung verloren, es entsteht ein *Riss im Selbst* (Plassmann, 2022).

Es spricht vieles dafür, dass Kindsmisshandler und Kindsmissbraucher genau das erreichen wollen. Sie wollen das Selbst des Kindes verletzen und zerstören. Die Gefügigkeit des gebrochenen Kindes gibt die Befriedigung, nicht die sexuelle Handlung.

Das Transformationsmodell und die Schichtung des Selbst

Das Transformationsmodell

- Emotionen fungieren im Selbst als ein *primäres Repräsentanzsystem*.
- Alle Schichten des Selbst (*Körperselbst*, *sensorisches Selbst [Kernselbst]* und *verbales Selbst*) entwickeln sich aus diesem emotionalen Ursprung.
- Emotionen fungieren als *basales Netzwerk*, welches *Transformationsprozesse* zwischen allen Schichten des Selbst ermöglicht, also die Integration von Körper, Bildern, Sprache.
- Bei *psychosomatischen Erkrankungen* laufen diese Transformationsprozesse in *beide Richtungen*: Sie können *traumatisch starke Emotionen in Krankheit* transformieren und ermöglichen die *Retransformation in der Therapie*.
- Emotionen bilden ein *intersubjektives Netzwerk* aus Gegenwartsmomenten, in denen der emotionale Kern psychosomatischer Symptome wahrnehmbar, zugänglich und *retransformierbar* wird.

Wie entstehen die ganz unterschiedlichen Schichten des Selbst, das Körperselbst, das sensorische Selbst, das sprachliche Selbst? Warum können sie sich gegenseitig vertreten, ineinander transformieren? Und wie arbeiten wir mit solchen Vorgängen im Selbst?

Geht man diesen Fragen nach, dann stößt man auf Gesetzmäßigkeiten, die Freud schon sehr früh vermutet hat, die von psychoanalytischen Autoren weiterentwickelt wurden und die jetzt durch die neurobiologische Forschung Bestätigung bekommen haben.

Der entscheidende Befund, den ich hervorhebe und der uns dem Verständnis näherbringen kann, ist die Neubewertung dessen, was Emotionen sind. Deren zentrale Bedeutung für die Entstehung des Selbst, für die Entstehung von Krankheiten, auch für die Entstehung von psychosomatischem Schmerz und für den therapeutischen Prozess der *Retransformation*, beginnt dadurch klarer zu werden.

Es sind drei Prinzipien, die im Mittelpunkt stehen, wenn man diese Transformationsprozesse, von denen bisher die Rede war, und denen wir im Fallbeispiel begegnet sind, beschreiben möchte:

1. das fundamentale Prinzip der Repräsentanzenbildung als ein Prozess, den das Leben braucht, um sich zu organisieren;
2. der Aufbau des Selbst aus mehreren qualitativ verschiedenen Repräsentanzebenen, die im normalen Zustand ständig ineinander übergehen können, sich gegenseitig vertreten können, unter bestimmten Bedingungen diese Fähigkeit jedoch verlieren. Zu diesen Bedingungen gehört das Entstehen von traumatisch starken unregulierbaren Affekten;
3. die Funktion von Emotionen als primärem Repräsentanzsystem, was allen höheren Repräsentanzsystemen und damit allen Schichten des Selbst zugrunde liegt und sowohl Transformation von Emotion in Krankheit wie auch Retransformation in der Therapie ermöglicht.

Repräsentanzenbildung scheint ein grundsätzliches für Lebensvorgänge notwendiges Prinzip. Nur durch Repräsentanzenbildung werden komplexe Lebensvorgänge steuerbar, und nur durch Repräsentanzenbildung werden sie kommunizierbar (Plassmann, 2010). Der lebendige Organismus bringt alle inneren Lebensvorgänge und alle äußeren Eindrücke in die Form eines Zeichens, einer Repräsentanz. Wir haben nicht die Wirklichkeit, sondern immer nur Repräsentanzen als deren Abbilder (von Uexküll, Geigges & Plassmann, 2010).

Der Grundgedanke hierzu findet sich schon in Freuds berühmter Arbeit *Jenseits des Lustprinzips* (1920g). Freud verwandte ebenso wie aktuelle neurobiologische Autoren, z. B. Solms (2023) oder Friston, den Begriff der *freien Energie*, und Freud vertrat, dass freie Energie gebunden werden muss. In aktuellen Begriffen könnten wir formulieren: Erregung muss durch Repräsentanzenbildung gebunden und reguliert werden, sonst zerstört sie.

Freuds Grundgedanke wird von der aktuellen neurobiologischen Forschung bestätigt. Unterschiede liegen darin, dass Freud das Binden der Erregung, der freien Energie, dem Sekundärprozess, somit dem Bewusstsein und dem Bereich der *Vorstellungen* zuordnete, während neurobiologische Befunde dafür sprechen, dass freie Energie bereits viel früher durch *Emotionen als primärem Repräsentanzsystem* gebunden wird. Freuds Hypothese vom Sekundärprozess, der Bewusstsein und Vorstellungen als Repräsentanz erzeugt, muss nach aktueller Auffassung ergänzt werden durch emotionale Systeme, die bereits im Primärprozess Repräsentanz erzeugen: emotionale Repräsentanz (Plassmann & Charisius-Weiss, 2024).[3]

Emotionale Repräsentanzen bilden nach diesen Befunden die Basis des Selbst und haben die Aufgabe, freie Energie, ungebundene Erregung, zu binden, zu organisieren, sie dadurch für die Lebensvorgänge nutzbar zu machen. Diese basale, primäre Funktion der emotionalen Repräsentation ist nicht im Großhirn und damit im Sekundärprozess angesiedelt, sondern in einem kleinen, aber mächtigen Zentrum im Mittelhirn. Jaak Panksepp, einer der Begründer der neurobiologischen Emotionsforschung (Panksepp, 1998) hat diesen Bereich, in dem primäre emotionale Repräsentanz und damit der Kern des Selbst entsteht, als *Urselbst* bezeichnet (Solms, 2023, S. 132). Hier werden Emotionen zur Grundlage für alle Schichten des Selbst.[4] Im ältesten Teil des Gehirns befindet sich die emotionale Schalt-

---

3 Sowohl das *affektive* wie das *perzeptive Bewusstsein* werden im periaquäduktalen Grau (PAG) integriert und reguliert (Solms, 2023, S. 135). Das *affektive Bewusstsein* entsteht durch Wahrnehmung körperlicher Vorgänge, Umgebung, Handlungen, Gedanken werden vom *perzeptiven Bewusstsein* gefühlt und damit bewertet. Deshalb hat sich nach Auffassung von Solms das affektive Bewusstsein auf das perzeptive Bewusstsein erweitert.

4 Zu diesem Zentrum im Mittelhirn gehört das PAG. Hier treffen alle für die Entstehung von Affekten relevanten Informationen zusammen (ebd., S. 127ff.). Es entsteht ein *affektives Arousal* und damit ein Übergang von *automatisch instinktiven Regulationsprozessen zu affektiver Bewusstheit* und der Fähigkeit zum Entscheiden aufgrund der jeweiligen emotionalen Bewertung. Das PAG ist das Output-Zentrum, von dem die emotionalen Impulse ausgehen. Es wird aktiv, wenn überlebensrelevante Vorgänge wahrgenommen

zentrale. Das dürfte einer der Befunde sein, auf die sich Kernbergs Forderung (2023) stützt, wir müssten umdenken.

Auch die Impulsgeber des Träumens liegen in diesen Zentren des Hirnstamms, in denen primäre emotionale Repräsentanzen entstehen. Den Kern des Traums bilden Gefühle (Solms, 2023).[5]

Wie stellt man sich die Struktur des Selbst darauf aufbauend vor? António Damásio nennt die leibliche Repräsentanz des eigenen Körpers, die sich in der Evolution und auch in der kindlichen Entwicklung des Menschen am frühesten herausbildet, den »Proto-Bereich«. Auch die Repräsentanzen des Leiblichen haben, so Damasio, einen emotionalen Ursprung. *Ich fühle, also bin ich*, ist entsprechend sein Credo.

Als »Kernbereich« wird sowohl in der Neurobiologie wie auch in der psychoanalytischen Säuglingsforschung die Repräsentanz von Interaktionen des Organismus mit der Umgebung bezeichnet, die Sinnesorgane geben hierzu als Repräsentanz erzeugende Systeme den größten Beitrag. Sie nehmen Informationen aus der Umgebung auf und natürlich auch aus dem eigenen Organismus. Es wird angenommen, dass dem Kernselbst eine pulsierende Arbeitsweise eigen ist, es nimmt Verbindung zur Umgebung in kleinen Portionen auf. Freud hat das »Verkostung« genannt (1920g). Dadurch entsteht wahrscheinlich auch das eigentümlich Momenthafte der Gegenwartsmomente.

Das bewusste sprachliche Denken, der *symbolische Bereich*, ist das im Verlauf der Evolution und in der menschlichen Entwicklung zuletzt entstandene System. Auch Worte sind Zeichen, frei definierbare Repräsentanzen für beliebige Gegenstände, und sie ermöglichen die komplexesten Formen von Denken, Entscheiden, Kommunizieren.

Die emotionale Repräsentanz ist aber immer die Basis, der *Ursprung*

werden, und Aktionen notwendig sind, sowohl im Körper *(interozeptiv)* wie auch in der Umgebung (*exterozeptiv*, sensorisch). Die hintere Säule des PAG erzeugt Impulse für Abwehrreaktionen, die vordere Säule erzeugt Impulse für Ruhe und Bindung (ebd., S. 129). Das PAG priorisiert die Situationen affektiv, es »entscheidet, was als erstes zu tun ist« (ebd., S. 131). Dafür werden auch die Informationen der *colliculi superiores* einbezogen, sie liefern einfache propriozeptive Kartierungen des physischen eigenen Körpers und der Umgebung, die dann kortikal verfeinert werden.

5 Bei Schädigungen im *visuellen, somatosensorischen und motorischen Kortex* verarmt der manifeste Traum um die entsprechenden Inhalte, das Träumen erlischt aber nicht. Der Traum wird erzeugt von emotional gespürten und repräsentierten Bedürfnissen im Hirnstamm (ebd., S. 31).

jeder Schicht des Selbst. Die gemeinsame emotionale Basis bildet dann auch die Verbindung, die *Brücke*, zwischen den Schichten des Selbst, sodass Übergänge, Verschiebungen, Transformationen von Gefühl zu Krankheit und eben auch Retransformationen von Krankheit zu Emotion, zu Träumen, zu Sprache möglich werden. Ein Affekt kann innerhalb des Selbst verschoben werden, weil die Repräsentanzsysteme untereinander über die gemeinsame Basis des Emotionalen verbunden sind. So wird ein Vernichtungsgefühl zu einem körperbezogenen Schmerzgefühl transformiert und dann wieder retransformiert zu einem Traum.

Emotionen sind dabei nicht eine passive Brücke, sondern die Schaltzentrale, sie steuern die Transformationsprozesse, sowohl die in die Krankheit hinein, wie auch die aus der Krankheit hinaus. Die Neubewertung des Emotionalen kann also helfen, das Körperliche und das Mentale als die Einheit zu verstehen, die sie ja tatsächlich sind.

Stellt man sich also diese emotionale Basis des Selbst wie eine Art Netzwerk vor, eine Verbindungsmatrix zwischen den Schichten des Selbst, dann entsteht im Gegenwartsmoment eine *intersubjektive Matrix*. Zwei Selbste kommunizieren – und wenn es gut geht, retransformiert sich in diesem intersubjektiven Geschehen ein traumatischer Affekt zu einem normalen Gefühl. Ist das ein kathartischer, heftiger, dramatischer Vorgang? Manchmal schon, meistens nicht. Die Retransformation des Traumatischen ins Normale braucht nach meiner Überzeugung das Langsame, oft auch das Leise, damit sich in vielen kleinen Schritten die Regulationsfähigkeit des traumatischen emotionalen Materials regeneriert.

Am Ende steht das Ziel, dass der Schmerz als Notcontainer nicht mehr benötigt wird. Der Körper darf dann einfach Körper sein. Und darf natürlich auch mal weh tun, das ist normal.

Literatur

Freud, S. (1920g). *Jenseits des Lustprinzips. GW XIII*, S. 1–69.

Damásio, A. (2011). *Selbst ist der Mensch. Körper, Geist und die Entstehung des menschlichen Bewusstseins.* Siedler.

Kernberg, O. (2023). Objektbeziehungstheorie und Übertragungsanalyse. *Forum der Psychoanalyse, 39*, 359–378.

Panksepp, J. (1998). *Afffective Neuroscience. The Foundation of Human and Animal Emotions.* Oxford University Press.

Plassmann, R. (2010). *Die Kunst des Lassens. Psychotherapie mit EMDR für Erwachsene und Kinder.* Psychosozial-Verlag.

Plassmann, R. (2022). Gegenwartsmoment, Transformationsprozess und Deutungstechnik. *Forum der Psychoanalyse, 38,* 159–176.

Plassmann, R. (2023). Vom Gegenwartsmoment zur Gegenwartsgestalt. *Forum der Psychoanalyse, 39,* 333–343.

Plassmann, R. & Charisius-Weiss, V. (2025). Emotionen als primäres Repräsentanzsystem. Theoretische und konzeptuelle Aspekte der frühesten Entstehung des Selbst. *Forum der Psychoanalyse, 40,* 389–401.

Solms, M. (2023). *The Hidden Spring. Warum wir fühlen, was wir sind.* Klett-Cotta.

Stern, D. (2005). *Der Gegenwartsmoment. Veränderungsprozesse in Psychoanalyse, Psychotherapie und Alltag.* Brandes & Apsel.

von Uexküll, T., Geigges, W. & Plassmann, R. (2010). *Integrierte Medizin. Modell und klinische Praxis.* Schattauer.

Der Autor

Reinhard Plassmann, Prof. Dr., ist Facharzt für Neurologie und Psychiatrie, Psychosomatische Medizin und Psychotherapie, Lehranalytiker der DPV, IPA und DGPT, bis 2014 Direktor des psychotherapeutischen Zentrums Bad Mergentheim und Professor an der Universität Kassel, seit 2014 Professor an der Internationalen psychoanalytischen Universität Berlin IPU und in eigener Praxis in Tübingen tätig. Forschungsschwerpunkt ist die Bedeutung von Emotionen für die Entstehung von Krankheiten und für die Behandlungstechnik.

Kontakt: Prof. Dr. Reinhard Plassmann, Gartenstr. 18, 72074 Tübingen;
E-Mail: prof.plassmann@gmx.de

Der Schmerz (in) der Moderne

Vom Übermenschen zum Transhumanismus

Kamyar Nowidi

Schmerz als Teil der *conditio humana*

Schmerz scheint seit jeher zur *conditio humana* zu gehören wie Geburt, Tod und Sterblichkeit. Wunschträume an ein ewiges Leben, an Zeitläufte makellos überdauernder Körper, die sich beständig durch Jungbrunnen revitalisieren, schienen die bildenden Künste sowie die Literatur als kulturell sanktionierte Kompensationsmechanismen seit Menschengedenken zu faszinieren (M. Hagen & R. Hagen, 2023, S. 206). Lucas Cranach der Ältere hat dies im 16. Jahrhundert mit seinem Werk *Der Jungbrunnen* opulent in Szene gesetzt. Dieser Topos hat sich bis in die mediale Popkultur des 21. Jahrhunderts durchgehalten. So suchen seither die *Pirates of the Caribbean* und *Indiana Jones* in Filmen und entsprechenden Computerspielen nach jenem verjüngenden Elixier (Ndalianis, 2004, S. 36). Doch wie bild -oder wortgewaltig auch umgesetzt, kommen fast alle Literaten, Denker und Künstler der vorigen Jahrhunderte zu dem ernüchternden Ergebnis, dass der Mensch aufgrund seiner uneinsichtigen und zwiegespaltenen Natur im verjüngten Zustand nur eben jene Torheiten begeht, die er im Greisenalter bereut. Seit der biblisch tradierten Vertreibung aus dem Paradies scheint der Schmerz mit der menschlichen Existenz aufs Engste verwoben zu sein. In der Übersetzung nach Luther lauten die vielsagenden Verse in der Genesis: »Und zur Frau sprach er: Ich will dir viel Mühsal schaffen, wenn du schwanger wirst; unter Schmerzen sollst du Kinder gebären. Und dein Verlangen soll nach deinem Mann sein, aber er soll dein Herr sein« (1. Mose 3,16). Somit fallen – zumindest nach biblischer Lesart – Schmerz, Lust und asymmetrische Machtverhältnisse mit Beginn der Kreatürlichkeit in eins. Was immer der Mensch gemäß dieser Anthropologie auch sei, gewiss ist er eines: ein Schmerzerfahrener.

In diesem Beitrag wird das Phänomen Schmerz zum Anlass genommen, einen geistesgeschichtlichen Hiatus von der Antike bis in die Moderne zu schlagen. Schmerz ist nicht einfach ein Faktum des Lebens, dass sich zu allen Zeiten gleich verhielte. Schmerz ist ein zutiefst körperliches Phänomen, dass kulturell ausdifferenziert und gesellschaftlich kodiert wird. In diese je unterschiedlichen Kodifizierungen fließen Weltbilder, die großen Narrationen und philosophischen Deutungsmuster mit ein, die alle etwas zum *animal dolens* beizutragen haben: zum leidenden Tier, das der Mensch nun einmal ist. Der Weg führt den Leser vom antiken Verständnis des Schmerzes über Nietzsches Übermenschen zu Konzeptionen des Transhumanismus als einer neuen Form der Anthropologie.

Schmerz als Koordinate der Sinngebung

Die Konzeptualisierung von Schmerz in der Antike war ein vielschichtiges Phänomen, das sowohl auf physischer, psychologischer und spiritueller Ebene behandelt wurde (Flasch, 2013, S. 102). Philosophische sowie religiöse Systeme versuchten seit der sogenannten »Achsenzeit« Koordinatensysteme zu erschaffen, in denen der Schmerz eine irgendwie geartete Deutung und Sinngebung erfuhr. Im Stoizismus war das erklärte Ziel menschlichen Lebens, die Seelenruhe zu erreichen und beunruhigende Affektzustände vom Gemüt fernzuhalten, die sogenannte *ataraxia* (ebd., S. 79). Der Epikureismus favorisierte Glückseligkeit und Aponie, die Abwesenheit körperlicher Schmerzen. Aristoteles anerkannte Schmerz als notwendigen Teil des Lebens, betrachtete jedoch das Erleben von Schmerz und Freude im Kontext seiner Tugendethik. In seinem Verständnis war es durchaus zulässig, den Umgang mit Schmerzen als Ausdruck moralischer Charakterstärke anzusehen (ebd., S. 85). In der antiken Medizin wurde Schmerz natürlicherweise oft als Symptom einer Krankheit angesehen. Die Behandlung zielte darauf ab, das Gleichgewicht der Körpersäfte, im Rahmen der Vier-Säfte-Lehre oder Humoralpathologie, wiederherzustellen (Lange, 1974, S. 34). Der römische Arzt Galen trug erheblich zum antiken Schmerzverständnis bei, indem er die Rolle des Nervensystems in der Schmerzübermittlung erforschte. Er differenzierte bereits zwischen akuten und chronischen Schmerzen und entwickelte diesbezüglich verschiedene Behandlungsmethoden (ebd., S. 35). Obschon es erhebliche Neuerungen innerhalb der Medizin gab, galt Schmerz in weiten Teilen der antiken Welt weiterhin als Heimsuchung, Prüfung oder Strafe Gottes respektive der Götter (Flasch, 2013, S. 42). In der griechischen Tragödie figurierte Schmerz als ein wiederkehrendes Thema, das oft mit Hybris der handelnden Personen gleichgesetzt worden ist.

Schmerz im Horizont christlicher Welterfahrung

Das christliche Verständnis läutete eine neue Ära der Schmerz-Konzeptualisierungen in einer bis heute nicht aufgelösten Ambiguität ein. Einerseits figurierte Schmerz als konkrete Strafe Gottes für mögliche Sünden oder Übertretungen, wie beispielsweise in der Erfahrung der Pest im Mittelalter, andererseits verwies der Schmerz auf den leidenden Schmerzensmann am Kreuz, Christus, der bereits alle Schmerzen dieser Welt an seinem eigenen Leibe ertrug. In einem dritten Aspekt schien Christus alle irdischen Qualen und Schmerzen bereits transzendiert zu haben (ebd., S. 53). Gerade dieser Duktus, Aktuelles als Unvollkommenes zu deklarieren und das Vollkommene in einer Transzendenz anzusiedeln, ist das bestimmende Element christlicher Weltanschauung geblieben, als – wenn man so will – eschatologisches Prinzip, da das Letztendliche und das Endzeitliche, das sogenannte »Eschaton«, dem Menschen unverfügbar bleibt (Hattrup, 1992, S. 27). In diesem Sinne konnte der Apostel Paulus im Korintherbrief verkünden: »Wir sehen jetzt durch einen Spiegel ein dunkles Bild; dann aber von Angesicht zu Angesicht. Jetzt erkenne ich stückweise; dann aber werde ich erkennen, wie ich erkannt bin« (1. Kor. 13,1). Die lateinische Sprache differenzierte zwischen den Verben *sufferre* und *dolere*, zwischen dem Ertragen einerseits und dem Trauern bzw. dem Empfinden von Schmerz andererseits. Im Lateinischen waren grammatikalische Konstruktionen im Sinne von *caput dolet* durchaus gängig, was im Deutschen nur mit »Ich habe Kopfschmerzen« übersetzt werden könnte. Daher kommt der obige Satz im Lateinischen bereits ohne Subjektbegriff aus und benennt lediglich das schmerzende Körperteil. An diesem Beispiel lässt sich eine Tendenz zur grammatikalischen Abstraktion erkennen, die im Laufe der Jahrhunderte zu einer sprachlichen Objektifizierung geführt hat (Rubenbauer, Hofmann & Heine, 1995, S. 87).

Schmerz zwischen Physiologie und kultureller Normierung: Der Beginn des Placebos

Schmerz besitzt *per se* einen physiologischen Aspekt, der aber stets kulturell genormt und kodifiziert wird. Welche Ausdrucksweise von Schmerz ist in einer Gesellschaft legitimiert? Welcher darf ausgedrückt und zur sprachlich-gestischen, expressiven Darstellung kommen? Der Terminus »Placebo« lässt hierbei ideengeschichtlich tief blicken (Uexküll & Langewitz, 2008, S. 314). Der Begriff wurde im späten Mittelalter im Kontext der Bestattungsliturgie verwendet. Im Totenoffizium, einem Teil des katholischen Totenlobgebetes, beginnt Psalm 116 in der Vulgata-Version mit *Placebo Domino in regione viventium*, was mit »Ich werde dem Herrn gefallen im Lande der Lebendigen« übersetzt werden kann. Aus diesem Brauchtum entstand die Metapher *Placebo* für Personen, die bei Totenwachen durch ihre exzessive Trauerbekundung anderen zu gefallen bestrebt waren (ebd., S. 315). In der medizinischen Terminologie wurde »Placebo« im frühen 19. Jahrhundert zu einem geflügelten Begriff, um eine Behandlung zu beschreiben, die mehr auf den psychologischen Effekt des Patienten abzielte als auf die tatsächliche physische Heilung. Ein Placebo ist somit eine scheinbare Behandlung, die keine kausale Wirkweise auf die Krankheit hat, aber einen positiven Effekt auf das Wohlbefinden des Patienten erzeugen kann. Heute wird der Placebo-Begriff in klinischen Studien verwendet, um die Wirkung von Medikamenten oder Therapien zu testen (ebd., S. 316).

Wie bereits dargelegt, figurierte Schmerz seit Beginn des Christentums auf drei Ebenen: als konkrete Strafe Gottes, als Teilhabe am Leiden Christi und als Symbol des zukünftigen Erlösungswerkes. In diesem Sinne ist das ostentativ-öffentliche Leiden von Papst Johannes Paul II. zu verstehen, der sein Schmerz und seine Gebrechlichkeit nicht vor der Öffentlichkeit zu verbergen suchte, sondern als Teil der menschlichen Kreatürlichkeit als Gottesdienst verstand. Mit Beginn der Neuzeit verlor das *Corpus Christianum* allmählich seine Kohäsionskräfte und gab den Weg zur Moderne frei. Es war ironischerweise die mittelalterliche Scholastik selbst, die als Wegbereiterin der Moderne fungierte, indem sie eine Brücke zwischen antiken philosophischen Ideen und einer wissenschaftlichen Herangehensweise ermöglichte. Durch die Betonung der Trias Glaube–Vernunft–kritisches Denken legte die Scholastik den Grundstein für maßgebliche Entwicklungen in Philosophie, Wissenschaft und Bildung in der Moderne.

Schmerz im Diskurs der Medizin des 19. Jahrhunderts

Guillaume-Benjamin Duchenne, der bis heute als Begründer der Elektrotherapie figuriert, beschrieb 1862 in seinem Hauptwerk *Mécanisme de la physionomie humaine* einen physiologischen Konnex zwischen Freude und Schmerz. Mittels elektrischer Stimulation untersuchte er, welche Gesichtsmuskeln bei welchen Gefühlsausdrücken zur Anwendung kommen (Duchenne, 2023 [1862], S. 48). Die muskuläre Verknüpfung von Schmerz und Freude würde sich etwa in »melancholischem Lächeln« wiederfinden (ebd., S. 52). Im weiteren Verlauf des Jahrhunderts bilden derartige Vorstellungen den Ausgangspunkt einer Pathologisierung sexueller Lust. Die grundlegende Nähe von Schmerz und Lust galt zunehmend als pervers. Dabei wurde zwischen Gewalt unterschieden, die auf das Subjekt einwirkt, und solcher, die auf andere Personen gerichtet ist (Krafft-Ebing, 2017 [1886], S. 36). Einen maßgeblichen Beitrag für eine solcherart konzipierte Typologie lieferte 1886 Richard von Krafft-Ebings *Psychopathia sexualis*, die bereits wenige Jahre nach der Erstpublikation in französischer Sprache vorlag und selbst im angelsächsischen Raum eine große Rezeption erfuhr. Krafft-Ebing differenzierte in seiner sexual-psychologischen Abhandlung vier verschiedene Formen der Parästhesie, also der sexuellen Erregung durch inadäquate Reize: Sadismus, Masochismus, Fetischismus und konträre Sexualempfindungen (ebd., S. 43). Sadismus bezeichne das Phänomen sexueller Erregung durch Schmerz anderer Personen, der Masochismus »ist das Gegenstück des Sadismus, insofern er auf der mit Lustgefühlen betonten Vorstellung beruhe, einer schrankenlosen Gewalt unterworfen zu sein« (ebd., S. 46). Krafft-Ebing erläuterte, dass derlei Phänomene zu einem Drang, »Blut zu vergiessen und Blut zu sehen«, anwachsen könne (ebd., S. 48). Zwischen »Sehen und Erfahren« sei infolgedessen nicht mehr zu trennen (ebd., S. 49). Demnach müssten künstlerische Gewaltdarstellungen psychiatrisch neu beurteilt werden, da sie entsprechend erregend auf denjenigen einwirkten, der sie betrachte. Auch auf die verstörende Wirkweise von Sexualität und Schmerz geht Krafft-Ebing in seinem Werk detailliert ein: »Grausame Handlungen stellen die stärkste Einwirkung dar, die ein Mensch neben und ausser dem Koitus auf einen anderen ausüben kann« (ebd., S. 51). Das Zusammenspiel dieser scheinbaren Gegensätze entspricht der bereits von Duchenne postulierten physiologischen Verbindung von Freude und Schmerz. Nach der Jahrhundertwende veröffentlichte Iwan Bloch ein Standardwerk der

Sexualwissenschaft: *Das Sexualleben unserer Zeit in seinen Beziehungen zur modernen Kultur* (1907). Sein Werk stellt deskriptiv einen Querschnitt der zeitgenössischen Sexualität dar. Bloch zufolge besitze die Lust am Schmerz tiefe biologische Wurzeln: »Ihr Kern, die Lust am eigenen Schmerz ist ein elementares Phänomen der Liebesbestätigung« (ebd., S. 211). Der französische Gelehrte Théodule Ribot erklärte bereits 1896, dass das »plaisir de la douleur« einen wesentlichen Teil des Menschseins ausmachen würde (Ribot, 2010 [1896], S. 63). Insbesondere in der Verschränkung von Psychopathologie, Sexualität und Schmerz wird das 19. Jahrhundert ungeahnte neue Spielarten und künstlerische Liaisons eingehen und entwickeln (Nowidi, 2020, S. 186).

Die Moderne als Experimentallabor der Schmerzen

Neue Schmerzdiskurse setzten zunehmend in der zweiten Hälfte des 19. Jahrhunderts ein. Es schien mit einem Male so, als empfinde man Schmerzen um 1880 als weitaus unerträglicher als in früheren Zeiten (Radkau, 1998, S. 18). Dies lag sicherlich an neuen wegweisenden medizinischen Entdeckungen wie der Verfügbarkeit von Chloroform und Äther (ebd., S. 19). 1803 erfolgte die erste klinische Nutzbarmachung von Morphin. 1846 setzte die Inhalationsnarkose neue Maßstäbe in der Anästhesie. Chloroform wurde 1846 eingeführt und Kokain fand ab 1884 als Lokalanästhetikum erste Anwendungen (Soyka, 2001, S. 83). Den Kulminationspunkt dieser wissenschaftlichen Entwicklung bildet das Werk *Wesen und Bedeutung des Schmerzes* des Chirurgen Sauerbruch in Kollaboration mit dem Philosophen Hans Wenke, welches 1936 publiziert worden ist. Aber noch zu Beginn des Ersten Weltkriegs kursierte eine heute kaum mehr vorstellbare frenetische Begeisterung für Krieg, Pein und Schmerzen. Selbst Thomas Mann sprach vom Krieg als »größte Heimsuchung und Prüfung des deutschen Geistes, gleichsam als Rosskur für den korrumpierten Organismus« (Mann, 1974 [1945], S. 532).

Kulturgeschichtlich war die hippokratische Formel immer noch *en vogue*, nach der starke Schmerzen nur dann auftreten würden, wenn diese die sogenannte *materia peccans*, also das pathogene Agens, aus dem erkrankten Körper austrieben (Scarry, 1985, S. 28). Der Erste Weltkrieg wurde als reinigender Aderlass und als Stahlbad kultureller Dekadenz begriffen. Es ist diese Konzeptualisierung von Schmerz, die sich beispielsweise bei Ernst Jünger in seinem Roman *Das abenteuerliche Herz* (2013 [1929]) wiederfindet. Jünger als Repräsentant einer geistesgeschichtlichen Gegenaufklärung diffamierte das moderne Humanitätsstreben des frühen 20. Jahrhunderts als infantilisierend. Jünger zufolge avancierte der Schmerz zum Träger einer neuen, universalen Wahrheit (ebd., S. 218). Er berief sich wie viele weitere Denker und Philosophen seiner Zeit auf jenen Altphilologen aus Basel, der zum geistigen Dynamit des 20. und 21. Jahrhunderts werden sollte: Friedrich Nietzsche. Es war Nietzsche, der Schmerz in all seinen Schattierungen und Nuancen an seinem eigenen Körper registrierte und akribisch untersuchte, um hieraus ab den 1870er Jahren das bestimmende Thema einer neuen Philosophie entstehen zu lassen.

Der Übermensch: Nietzsches Versuch einer neuen Anthropologie

Für den philosophischen »Alleszermalmer« Friedrich Nietzsche ist die Idee der Gesundheit weder biologisch noch medizinisch begründbar, sondern ausschließlich existenzialistisch (Nietzsche, KSA 3, S. 414)[1]. Nietzsche könnte man als einen veritablen Leib-Phänomenologen oder Psychoanalytiker *avant la lettre* beschreiben, der seinen eigenen Körper einer akribischen Untersuchung unterzog. In dieser Hinsicht stellte er womöglich als Erster somato-physische Überlegungen an und kann unter bestimmten Lesarten als Vorläufer eines psycho-somatischen Denkens betrachtet werden. Die »Leibvernunft« stellt hierbei einen wichtigen Begriff seiner Philosophie dar (ebd., S. 418). Für Nietzsche sind Krankheit und Gesundheit ein Problem des Lebens, und dieses verbindet er mit der Konzeptualisierung vom Willen zur Macht. Nietzsches existenziale Interpretation über die Krankheit und den Schmerz wird gerade auf den Nihilismus, als Krankheit seiner Epoche, angewandt und diagnostiziert. Für Nietzsche ist die Gesundheit die »überwundene Krankheit« (ebd., S. 318). Und diese Gesundheit bedeutet die Gesundheit der Zukunft. »Ich bin nun einmal nicht Geist und nicht Körper, sondern etwas drittes. Ich leide immer am Ganzen und im Ganzen. […] Meine Selbst-Überwindung ist im Grunde meine stärkste Kraft« (Nietzsche, KSA 10, S. 29). Nietzsche

1 Sämtliche Nietzsche-Zitate beziehen sich auf die von Mazzino Montinari und Giorgio Colli herausgegebene *Kritische Studienausgabe (KSA)* in 15 Bänden von 1988.

leitet aufgrund dieser Perspektive ein philosophisches Prinzip der Selbstüberwindung her, das als Wille zur Macht konzeptualisiert wird. Diese Deutung überschreitet medizinische und therapeutische Nützlichkeitskategorien.

Für Nietzsche, der sein eigenes Leben mit der Krankheit als die eigentliche Erfahrung der »Umwertung der Werte« ansah, war das große Experiment nicht die vollständige Genesung von Schmerz, sondern die Umwertung der Bedeutung des Schmerzes in seinem eigenen Leben (ebd., S. 38). Für Nietzsche sind Widerstände des Lebens, wie Krankheit, Schmerz und Unlust, notwendige Elemente der Selbstüberwindung. Deshalb ist für Nietzsche der beständige Wille zur Selbstüberwindung gleichbedeutend mit dem »Willen zum Leiden« oder dem »Willen zum Schmerz« (ebd., S. 41). »Ich lehre euch den Übermenschen. Der Mensch ist etwas, das überwunden werden soll. Was habt ihr gethan, ihn zu überwinden?« (Nietzsche, KSA 4, S. 48) Diese Aussage Nietzsches bezeichnet so die Lehre vom Übermenschen, der sich selbst durch die Leidenschaft des Lebens stets bejaht und überwindet, und zugleich den Tadel an einem Menschen, dem es an der Selbstüberwindung und Leidenschaft des Lebens mangelt. »Der Mensch ist Etwas, das überwunden werden muß: das ist die Lehre vom Leben als der großen Selbst-Überwindung« (ebd., S. 51). Darüber sagt Nietzsche: »Die Leidenschaften benutzen wie den Dampf zu Maschinen. Selbst-Überwindung« (Nietzsche, KSA 3, S. 338). Auf diese Weise resultiert für Nietzsche die Selbstüberwindung des Menschen aus der Leidenschaft des Lebens und für das Leben.

Nietzsche und der Schmerz: Philosophie als *Leiden*schaft

Aus dem Gedanken der leidenden Götter, den Nietzsche in der *Geburt der Tragödie* entwickelt, postuliert er eine mögliche Ursache desselben: »Das Dasein unter dem hellen Sonnenscheine solcher Götter wird als das an sich Erstrebenswerthe empfunden, und der eigentliche Schmerz der homerischen Menschen bezieht sich auf das Abscheiden aus ihm« (Nietzsche, KSA 1, S. 33). Die Tragödie war, nach Nietzsches Lesart, jener psychologische Ort, den die Griechen sich unbewusst erschufen, um Schmerz als Teil des Lebens bewusst zu bejahen. Einige Jahre nach der Veröffentlichung der *Geburt der Tragödie* ist eine Umkehr im Denken Nietzsches zu konstatieren: »Ist die Tragödie für den noch möglich, der keine metaphysische Welt glaubt?«, wird Nietzsche den Leser fragen (Nietzsche, KSA 2, S. 163). In *Menschliches, Allzumenschliches,* sechs Jahre nach der Veröffentlichung der *Geburt der Tragödie*, schreibt Nietzsche: »Die moderne Wissenschaft hat als Ziel: so wenig Schmerz wie möglich, so lange leben wie möglich, – also eine Art von ewiger Seligkeit, freilich eine sehr bescheidene im Vergleich mit den Verheissungen der Religionen« (ebd., S. 166). 1875, drei Jahre zuvor, lässt er im Rahmen einer Schopenhauer-Kritik den Schmerz auf andere Weise in Erscheinung treten. Eine Nachlassnotiz lautet:

> »Schopenhauer hält die Lust für das Negative, den Schmerz für das Positive in der Empfindung: eine geistreiche Theorie auf Grund der alleroberflächlichsten Gesichtspunkte. Dagegen sage ich: jede Lust ist eine Reizung, welche bei einer Steigerung des Reizes in Schmerz übergeht; jeder Schmerz ist nur quantitativ von einer Lust verschieden und es giebt einen Grad des Übergangs von Lust in Schmerz Ein Minimalgrad von Reizung und Schmerz wird als Lust percipirt: so liegt auch in jeder Lust das Bedürfniß, der Mangel, das Verlangen nach Reizung; Schmerz – ist nur das Übermaß von Befriedigung dieses Mangels und Bedürfnißes. So sind beide, Lust und Schmerz, positiv, nämlich einen Mangel aufhebend [...] nach Verminderung des Reizes verlangend« (KSA 10, S. 163f.).

In Bezug auf den Pessimismus sei Schmerz nicht Ursprung des pessimistischen Lebens, sondern das Fehlen von Schmerz münde in den Pessimismus als Lebenshaltung:

> »Man hasst jetzt den Schmerz viel mehr, als frühere Menschen, und redet ihm viel übler nach als je, ja, man findet schon das Vorhandensein des Schmerzes als eines Gedankens kaum erträglich und macht dem gesammten Dasein eine Gewissenssache und einen Vorwurf daraus. Das Auftauchen pessimistischer Philosophien ist durchaus nicht das Merkmal grosser, furchtbarer Nothstände; sondern diese Fragezeichen am Werthe alles Lebens werden in Zeiten gemacht, wo die Verfeinerung und Erleichterung des Daseins bereits die unvermeidlichen Mückenstiche der Seele und des Leibes als gar zu blutig und bösartig befindet und in der Armuth an wirklichen Schmerz-Erfahrungen am liebsten schon quälende allgemeine Vorstellungen als das Leid höchster Gattung erscheinen lassen möchte. – Es gäbe schon ein Recept gegen pessimistische Philosophien und die übergrosse Empfindlich-

> keit, welche mir die eigentliche ›Noth der Gegenwart‹ zu sein scheint: – aber vielleicht klingt diesses Recept schon zu grausam und würde selber unter die Anzeichen gerechnet werden, auf Grund deren hin man jetzt urtheilt: ›Das Dasein ist etwas Böses‹. Nun! Das Recept gegen ›die Noth‹ lautet: Noth« (ebd., S. 178f.).

Nietzsche zufolge ist es die Abwesenheit von Not und Schmerz und ihr Ausschluss aus dem Leben, welche sie unerträglich macht. Not kann nicht durch ihren Ausschuss entfernt werden, sie kehrt als Furcht und Verneinung des Lebens zurück.

Wille zur Macht und das Verhältnis zum Bewusstsein

Nach Nietzsche ist die Tätigkeit des Willens zur Macht eine Tätigkeit vor jeder Bewusstwerdung. Das Bewusstsein wird durch den inneren Kampf des Willens zur Macht bestimmt. Das heißt: Nicht das Bewusstsein bringt den Menschen als bewusstes Subjekt im Sinne des Rationalismus nach Descartes hervor, sondern durch den Willen zur Macht wird der Mensch erst zum Subjekt der Bejahung. In diesem Kontext gibt Nietzsche zu bedenken: »Es ist zu zeigen, wie sehr alles Bewußte auf der Oberfläche bleibt: wie Handlung und Bild der Handlung verschieden ist, wie wenig man von dem weiß, was einer Handlung vorhergeht« (Nietzsche, KSA 11, S. 563). Dazu schreibt er hellsichtig:

> »Alles, was in Bewußtsein tritt, ist das letzte Glied einer Kette, ein Abschluß. [...] Das eigentlich verknüpfte Geschehen spielt <sich> ab unterhalb unseres Bewußtseins: die auftretenden Reihen und Nacheinander von Gefühlen Gedanken usw. sind Symptome des eigentlichen Geschehens! – Unter jedem Gedanken steckt ein Affekt. Jeder Gedanke, jedes Gefühl, jeder Wille ist nicht geboren aus Einem bestimmten Triebe, sondern er ist ein Gesamtzustand, eine ganze Oberfläche des ganzen Bewußtseins und resultirt aus der augenblicklichen Macht-Feststellung aller der uns constituirenden Triebe – also des eben herrschenden Triebes sowohl als der ihm gehorchenden oder widerstrebenden« (ebd.).

Nach Nietzsche ist die bewusste Veränderung des Lebens nicht »aus einem bestimmten Triebe« resultierend, sondern sie entsteht aus dem Kampf vielfältiger Triebe. »Aller Sinn ist Wille zur Macht« (ebd., S. 566). Nietzsche zufolge ist Leben das, »was sich immer selber überwinden muss« (ebd., S. 567). »Werden als Sich-selbst-Überwinden: kein Subjekt, sondern ein Thun, Setzen, schöpferisch«, keine »Ursachen und Wirkungen« (ebd., S. 568). Nietzsche bestimmt das Leben als eine Spielform des Willens zur Macht, basierend auf einem Kampf vielfältiger, nicht-gleichwertiger Mächte bzw. Triebe in einer Beziehung zwischen »Gehorchen« und »Befehlen« (ebd.). Seine Konzeption über den Willen zur Macht spiegelt sich in seinem Vergleich mit dem Protoplasma wider. Dieses lasse sich nicht von Hunger antreiben, sondern es strebe allein durch den Willen zur Macht danach, einen Widerstand zu finden, diesen zu überwinden und zu assimilieren, zu zwingen, um seine Macht zu vergrößern. Nietzsche definiert das Leben somit folgendermaßen: »Eine Vielheit von Kräften, verbunden durch einen gemeinsamen Ernährungs-Vorgang, heißen wir ›Leben‹« (ebd., S. 574). Auf diese Weise ist der Kampf des Willens zur Macht das innere Wesen des Organismus und »der Leib ist ein Symbol für das Zusammenspiel des Willens zur Macht« (ebd., S. 575). Inwieweit Nietzsches Wille zur Macht als vorbewusster strukturierender Trieb wirkmächtig erst Bewusstsein hervorruft und damit eine Anschlussfähigkeit an Freuds topisches Modell aufweist, kann an dieser Stelle nicht weiter eingeordnet werden. Aber es bestätigt erneut die These, dass Nietzsche ein bedeutender psychoanalytischer Denker *avant la lettre* gewesen ist, der viele Inhalte der kommenden Psychoanalyse bereits gedanklich in vielfältiger Weise antizipierte.

Der Transhumanismus als Erbe von Nietzsches Übermensch oder Selbstmissverständnis?

Der Begriff »Transhumanismus« steht stellvertretend für sehr heterogene Konzeptualisierungen vom Menschen. Einig sind sich alle Befürworter dieser Richtung darin, mithilfe unterschiedlicher wissenschaftlicher Bemühungen, die natürlichen Grenzen menschlicher Fähigkeiten und Daseinsbedingungen zu erweitern oder in einer nicht allzu fernen Zukunft gänzlich zu überwinden (Bostrom, 2005, S. 7). Der Transhumanismus geht von der Prämisse aus, dass die menschliche Existenzweise defizitär sei: Sie leide unter allerlei Einschränkungen und Mängeln, wie Krankheit, Alter und Tod (ebd., S. 9). Das treibende Agens hinter dem Transhumanismus ist ethischer Natur. »Für den Transhumanismus sind auch Begrifflichkeiten wie ›Ingenieursposthumanismus‹ oder ›naturalistisch gewendeter Posthumanismus‹ in Verwendung« (Coenen, 2009, S. 268). Transhumanistische Überlegungen gehen mit der utilitaristischen Annahme einher, es sei moralisch geboten, eine möglichst niedrige Zahl leidvoller und eine möglichst hohe Anzahl positiver Momente im Leben eines Individuums anzustreben (ebd., S. 269). Für den deutschen Philosophen Stefan Sorgner besitzen der Posthumanismus und der »naturalistisch gewendete Posthumanismus« eine völlig andere Herkunft und einen völlig anderen kulturellen Kontext und damit keine Parallelen zum Transhumanismus. Der Begriff »Posthumanismus«, der in den 1970er Jahren geprägt worden ist, »stellt eine Weiterentwicklung der Postmoderne dar und steht für unterschiedliche Philosophien, die eine Neukonzeptionalisierung des Menschen fordern« (Sorgner, 2016b, S. 191). »Teilgebiete der Forschung bezüglich Künstlicher Intelligenz, Nanotechnologie, Genetik, Informationstechnologie und Robotik, die sich mit Fragen betreffend ›Menschsein‹ und ›biologischen Grenzen beschäftigen‹, können mit ihrer Intention, ein neues – anderes! – Leben schaffen zu wollen, in Beziehung zum Transhumanismus gesetzt werden« (Watson, 2014, S. 126).

In der transhumanistischen Bewegung im deutschsprachigen Raum figuriert Sorgner als Verfechter eines schwachen nietzscheanischen Transhumanismus. Letzterer bezieht sich vornehmlich auf Nietzsches *Also sprach Zarathustra. Ein Buch für Alle und Keinen*, das zwischen 1883 und 1885 publiziert wurde – und hier im Speziellen auf das Konzept des Übermenschen. Der deutsche Philosoph vermeint im Prozess vom nicht-festgestellten Tier über das höhere Tier zum Übermenschen eine Vorstellung vom Menschen zu erkennen, die dem Transhumanismus ähnlich ist:

> »Wie der Transhumanismus, so fasst auch Nietzsche den Menschen als ein ständig selbst transzendierendes Wesen auf, das eine Brücke zwischen Tier und Übermensch darstellt, wobei durchaus einige Parallelen zwischen Nietzsches Übermensch und dem Posthumanen der Transhumanisten festgestellt werden können. Ebenso bestehen durchaus auch Parallelen zwischen Nietzsches höherem Menschen und den Transhumanen der Transhumanisten« (Sorgner, 2016a, S. 145).

Nietzsches *Also sprach Zarathustra* erfährt seine Bedeutsamkeit nicht alleinig durch die Beschreibung eines Übermenschen, sondern durch seine sogenannte »Lehre von der ewigen Wiederkehr«. Mit dieser Konzeption will Nietzsche auf den unabänderlichen Verlauf der Welt als Ganzes verweisen. »Die uneingeschränkte und vorbehaltslose Bejahung der ewigen identischen Wiederkehr aller Dinge, alles Wirklichen, auch des Leidvollsten und Mediokresten, hat ihr Motiv nicht in Lust und Unlust« (Nielsen, 2016, S. 250). Die Konzeption des transhumanen Menschen scheint nicht mit dieser Lehre vereinbar zu sein, da der transhumane Mensch entweder eine Überschreitung biologischer Grenzen oder sogar eine Todesüberwindung propagiert. Der Transhumanismus kennt weder eine identische Wiederkehr noch eine uneingeschränkte Bejahung allen Seins und aller Kreatürlichkeit. Konträr hierzu propagiert er die Vision des *mind-uploadings*. Mit letzterem werden erneut eternalistische Gesamtvorstellungen evoziert, die eher an einen christlichen Gott erinnern lassen. Der ewig lebende transhumane Mensch oder der vom Silicon Valley anvisierte Cyborg der Zukunft, der statt erworbener Fähigkeiten verschiedentliche *technical devices* benutzt, ist mit dem Übermenschen nietzscheanischer Prägung und seiner Wiederkunftslehre schwerlich in eins zu setzen. »Die Erde ist klein geworden, und auf ihr hüpft der letzte Mensch, der Alles klein macht. Sein Geschlecht ist unaustilgbar, wie der Erdfloh; der letzte Mensch lebt am längsten« (Nietzsche, KSA 4, S. 276). Der letzte Mensch wird von Nietzsche bewusst als Antipode zum Übermenschen hin angelegt. Während der Übermensch als Schöpfer seiner selbst figuriert und über tradierte metaphysischen Gewissheiten weit hinauswächst, wird der letzte Mensch als lebensmüde und uninteressiert kontrastiert. Die Orientierung an höheren Zielen und einer höheren Wahrheit hat er gegen die Zufriedenheit mit dem Wertlosen eingetauscht.

Teilhards de Chardins Punkt Omega und die Evolutionstheorie

Selbst im christlichen Denken gab es zuweilen Bestrebungen, Technologieentwicklung und Evolutionstheorie mit dem Schöpfungsgedanken in Einklang zu bringen. Der französische Jesuit und Philosoph Teilhard de Chardin sieht das menschliche Leben und den Kosmos in einem teleologischen Prozess begriffen, der noch nicht zum Abschluss gekommen sei (Burdett, 2011, S. 23). De Chardin versuchte evolutionäres Denken mit christlicher Theologie zu verknüpfen. Ihm zufolge sei es vor allem die technologische

Entwicklung, die die Weiterentwicklung der Menschheit zum sogenannten »Punkt Omega« vorantreibe. Letzterer sei finaler Kulminationspunkt der Menschheit (ebd., S. 25). Technologische Anwendungen allein sicherten die evolutionäre Weiterentwicklung. Dies münde in die sogenannte »Noosphäre«, in der ein geistiges Zusammenwachsen der gesamten Menschheit möglich werde (ebd., S. 27). In der Noosphäre setze sich diese der Evolution innewohnende Vereinheitlichungstendenz fort, um in ein transhumanes Supra-Bewusstsein, den Punkt Omega, zu münden. Solche technologischen Verbesserungen haben für de Chardin allerdings keinen Selbstzweck, sondern werden aus theologisch-teleologischen Gründen eingefordert, da durch sie wesentliche Schritte auf dem Weg zur Verwirklichung des Endziels der Schöpfung realisiert würden.

Nietzsches Übermensch und der transhumane Mensch

Interessanterweise kommt der Übermensch nietzscheanischer Prägung ohne Technologien aus (Schmaus, 2016, S. 215). Vieles in Nietzsches Schriften ließe sich sogar so formulieren, dass technologische Errungenschaften einer Verkleinerung des Menschen und einer Instrumentalisierung gleichkämen (ebd., S. 216). Mittels sogenannter »Enhancement-Techniken« ist es dem Menschen im 21. Jahrhundert möglich geworden, Kontrolle über einzelne Fähigkeiten zu erlangen, die bisher unmöglich schienen. Dies entspräche allerdings keiner Selbsttranszendenz im Sinne des Übermenschen. Vielmehr entwickelt sich der Mensch der Postmoderne dadurch zu einem nihilistischen, letzten Menschen, der bar jeder Wertvorstellung nur noch stumpf seine Grundbedürfnisse befriedigt (ebd., S. 217). Der Mensch wird erst dann zu einem Übermenschen, wenn er ohne Technologien oder Enhancement-Techniken, die als Surrogate einer weiteren Ersatzreligion fungieren, lebensbejahend sein Dasein auf dieser Erde bestreitet und technologischen Neuerungen jedweder Art kritisch zu begegnen versteht. Der Übermensch ist metaphysisch obdachlos, tradierte Glaubensvorstellungen üben keine Wirkung mehr auf ihn aus, er ist dadurch aber weder nihilistisch noch ein Misanthrop geworden. Er erkennt seine Aufgabe in der Gestaltung seiner ihm anvertrauten Welt im Hier und Jetzt an. Somit steht der Übermensch für Vernunft, Gerechtigkeit, Mitleid, Weltbejahung und Wille zur Macht. »Diese Transformation beinhaltet auch die Erkenntnis, dass es Gott und damit Unendlichkeit nicht gibt, dass somit die Weltgestaltung im Diesseits gemäß dem Leitsatz, der Erde treu zu bleiben, aufzufinden sei« (Nielsen, 2016, S. 245).

Nietzsche und das Turiner Pferd: Mitleid an der Kreatur

Das 21. Jahrhundert steht für einen noch nie dagewesenen Konnex von Wissen und Macht. Zeitgleich nehmen Isolierung und Vereinsamung des Menschen in der Postmoderne exponentiell zu (ebd., S. 248). Die meisten Menschen in westlichen Gesellschaften fühlen sich keinem Kollektiv oder keiner die Menschheit überdauernden Idee mehr verpflichtet. Es scheint mehr denn je der Grundsatz *homo homini lupus est* zu gelten. Das menschliche Leben in der Postmoderne wirkt bezüglich einer erfüllenden Sinnstiftung atomar zersprengt, bezüglich des psychischen Wohlbefindens ausgehöhlt und in vielen Fällen psycho-somatisch traumatisierend. Nietzsches Menschenbild führt dabei von der alleinseligmachenden Technikabhängigkeit kapitalistischer Gesellschaften in der westlichen Zivilisation weg, hin zu einem selbstbestimmten Menschen, der sich allerdings zur Gesamtheit des Lebens und der Welt in Verantwortung und in Beziehung zu setzen weiß. Schmerz ist ein zutiefst körperliches Phänomen, dass aber je nach kultureller Prägung unterschiedlich ausgedrückt wird. Wie bisher ersichtlich geworden ist, hängt es stark von den großen Narrativen und Weltdeutungen ab, wie Schmerz im einzelnen Leben verortet wird. Durch das Christentum hatte es einerseits Straf- und Sünden-, andererseits aber auch Erlösungscharakter. Der Schmerz wurde im Laufe der westlichen Zivilisation abstrahiert, es wurde von ihm abgesehen und auf etwas anderes verwiesen. Die Tendenz zur körperfernen Abstraktion oder gar Überwindung des Todes als unmenschlich findet seinen aktuellen Höhepunkt in transhumanistischen Projekten der Gegenwart. Nietzsches Übermensch hingegen macht gerade die Gegenbewegung von der Abstraktion zur gestalthaften Erde, zum Annehmen und Transformieren des Schmerzes deutlich. Es scheint fast, als sei dieser Übermensch in der Lage, einen geglückten Perspektivwechsel in therapeutischer Hinsicht einzunehmen, was dem letzten Menschen nicht mehr gelingt.

Dieser nietzscheanische Übermensch will sicherlich nicht ewig leben im Sinne des *mind-uploading*, sondern seine physischen Begrenzungen stets neu hinterfragen, um an ihnen zu wachsen. Er ist sicherlich kein Cyborg der Zukunft, sondern ein Mensch, der demütig seiner metaphysischen

Obdachlosigkeit eingedenk, Kritiker all jener Bewegungen sein wird, die einen Ismus darstellen und totalitäre Ansprüche entwickeln, da sie wieder einmal die Ganzheit des Menschen unter Kontrolle zu bringen versuchen. Nietzsche war auch jener Denker, der an einem Januarmorgen 1889 in Turin unter Ausbruch kindlicher Tränen kurz vor seinem geistigen Zusammenbruch ein geschundenes Pferd umarmt haben soll. *Pars pro toto.* Umarmung der leidenden Kreatur. Hätte Nietzsche die Möglichkeit gehabt, er hätte sicherlich gemeinsam mit dem indigenen Volk der Lakotas eine Schwitzhütte besucht, um jenes verbindende menschlich-gemeinschaftliche Seil neu zu entdecken, das über dem unmenschlichen, technokratischen Abgrund gespannt ist. Vielleicht hätte er daraufhin sein originäres *Heureka* ausgerufen, zu dem es in seinem eigentlichen Leben tragischerweise nicht mehr gekommen ist. Unter den genannten Aspekten ist es tatsächlich fragwürdig, Nietzsche weiterhin als Ahnherrn des Transhumanismus figurieren zu lassen. »Der Mensch ist ein Seil, geknüpft zwischen Thier und Übermensch, – ein Seil über einem Abgrunde« (Nietzsche, KSA 4, S. 16).

Literatur

Bloch, I. (1907). *Das Sexualleben unserer Zeit in seinen Beziehungen zur modernen Kultur.* Louis-Marcus.

Bostrom, N. (2005). Transhumanist Values. *Journal of Philosophical Research 30*, 3–14.

Burdett, M.S. (2011). Contextualizing a Christian Perspective on Transcendence and Human Enhancement. Francis Bacon, N.F. Fedorov, and Pierre Teilhard de Chardin. In R. Cole-Turner (Hrsg.), *Transhumanism and Transcendence. Christian Hope in an Age of Technological Enhancement* (S. 19–35). Georgetown University Press.

Coenen, C. (2009). Transhumanismus. In E. Bohlken & C. Thies (Hrsg.), *Handbuch Anthropologie. Der Mensch zwischen Natur, Kultur und Technik* (S. 268–276). J.B. Metzler.

Duchenne, G.-B. (2023 [1862]). *Mécanisme de la physionomie humaine. Ou Analyse électrophysiologique de l'expression des passions applicable à la pratique des arts plastiques.* Legare Street Press.

Flasch, K. (2013). *Das philosophische Denken im Mittelalter. Von Augustin bis Machiavelli.* Reclam.

Hagen, M. & Hagen, R. (2023). *Bildbefragungen. 100 Meisterwerke im Detail.* Taschen.

Hattrup, D. (1992). *Eschatologie*. Bonifatius.

Jünger, E. (2013 [1929]). *Das abenteuerliche Herz. Aufzeichnungen bei Tag und Nacht.* Klett-Cotta.

von Krafft-Ebing, R. (2017 [1886]). *Psychopathia sexualis*. Hansebooks.

Lange, F.A. (1974). *Geschichte des Materialismus und Kritik seiner Bedeutung in der Gegenwart.* Hofenberg.

Mann, T. (1974 [1945]). Gedanken im Krieg. In ders., *Gesammelte Werke. Nachträge. Band 13* (S. 527–545). S. Fischer.

Nielsen, C. (2016). Transformation der Zeit – »Wille zur Macht« und Gedächtnis. In H. Heit & S. Thorgeirsdottir (Hrsg.), *Nietzsche als Kritiker und Denker der Transformation* (S. 236–251). De Gruyter.

Nietzsche, F. (1998). *Sämtliche Werke. Kritische Studienausgabe in 15 Bänden.* Herausgegeben von Giorgio Colli und Mazzino Montinari. De Gruyter.

Ndalianis, A. (2004). *Neo-Baroque Aesthetics and Contemporary Entertainment.* MIT Press.

Nowidi, K. (2020). Psychopathologie der Entgrenzung und psychopathologische Ekstase. Kunst im Spannungsfeld von Marquis de Sade und Ignatius de Loyola. In D. Sollberger, E. Boehlke & U. Kobbé (Hrsg.), *Leiden, Pathos, Ausdruck* (S. 186–196). Pabst Science Publishers.

Rubenbauer, H., Hofmann, B. & Heine, R. (1995). *Lateinische Grammatik.* C.C Buchner, Lindauer, Oldenbourg.

Radkau, J. (1998). *Das Zeitalter der Nervosität. Deutschland zwischen Bismarck und Hitler.* Hanser.

Ribot, T. (2010 [1896]). *La psychologie des sentiments.* Kessinger Publishing.

Scarry, E. (1985). *The Body in Pain. The Making and Unmaking of the World.* Oxford University Press.

Schmaus, T. (2016). Nietzsches letzter Mensch als transhumanistische Dystopie. In H. Heit & S. Thorgeirsdottir (Hrsg.), *Nietzsche als Kritiker und Denker der Transformation* (S. 206–211). De Gruyter.

Sorgner, S. L. (2016a). *Transhumanismus. »Die gefährlichste Sache der Welt«!?* Herder.

Sorgner, S. L. (2016b). Transhumanistische Bilder perfekter Körper. In A. Beinsteiner & T. Kohn (Hrsg.), *Körperphantasien. Technisierung – Optimierung – Transhumanismus* (S. 191–200). Innsbruck University Press.

Soyka, D. (2001). Veränderung der Schmerztherapie in Deutschland. *Schmerz, 15,* 81–84.

von Uexküll, T. & Langewitz, W. (2008). Das Placebo-Phänomen. In T. von Uexküll, J. M. Herrmann, R. H. Adler, K. Köhle, W. Langewitz & W. Wesiack (Hrsg.), *Psychosomatische Medizin. Modelle ärztlichen Denkens und Handelns* (S. 311–343). Urban & Fischer.

Watson, R. (2014). *50 Schlüsselideen der Zukunft.* Springer.

Der Autor

Kamyar Nowidi, Dr. med., M. A., ist Facharzt für Psychiatrie und Psychotherapie, Literaturwissenschaftler (LMU München), Lehranalytiker und Supervisor (DGPT, DGAP). Er ist u. a. in eigener ärztlich-psychotherapeutischer Praxis, als Dozent an verschiedentlichen psychodynamischen Instituten sowie als Referent über Themen der klinischen Psychopathologie, psychiatrischen Krankheitsbilder, Ideengeschichte und Psychoanalyse sowie Philosophie tätig.

Kontakt per E-Mail: info@dr-nowidi-psychotherapie.de

II
Der Schmerz in psychoanalytischen Behandlungen besonders komplex erkrankter Patient:innen

Wortloser Schmerz und die Gefahr des Verstehens

Sylvia Schulze

»Auch vom Schmerz wissen wir sehr wenig«, schrieb Freud (1926d [1925], S. 202). Dennoch schien ihm die Allgegenwärtigkeit von psychischem Schmerz deutlich gewesen zu sein, als er ausführte, dass sowohl physischer als auch psychischer Schmerz mit Objektverlust phantasiert und gleichgesetzt wird. Im Moment tiefen Schmerzes fühlen wir uns vollkommen verlassen vom Objekt. Gleichsam gilt: Nichts verursacht uns mehr Schmerz, als sich vollkommen verlassen von einem bedeutsamen Objekt zu sehen.

Viel treffender formulierte Pontalis (1998 [1977], S. 230f.):

> »Da, wo es Schmerz gibt, ist das abwesende, verlorene Objekt gegenwärtig; das gegenwärtige, aktuelle Objekt ist abwesend. Infolgedessen erweist sich der Trennungsschmerz als sekundär gegenüber dem nackten, absoluten Schmerz. Der psychische Schauplatz mag den Eindruck erwecken, als sei er bevölkert, aber es ist eine Bevölkerung von Schatten, von Statisten, von Phantomen; psychische Realität ist anderswo, weniger verdrängt als eingekapselt.«

Es ist vermutlich diese Einkapselung, die es den meisten Patient:innen schwer macht, über Schmerz – jenseits von körperlichem Schmerz – zu sprechen. Der Schmerz, mit dem ich mich hier beschäftigen möchte, ist noch wortlos, verborgen hinter Schilderungen von Verzweiflung, Angst, Einsamkeit oder Orientierungslosigkeit.

Im Behandlungsraum fühlt sich das nicht selten so an, als wenn etwas anwesend ist, für das es noch keine Worte gibt. Gerade Einkapselung und Wortlosigkeit deuten auf die unsagbare Angst hin, das Trauma der Abwesenheit wieder zu erleben, für das es noch nie Worte gab.

Gurevich (2012, S. 1077) hat dies so beschrieben:

> »Das psychische Trauma der Abwesenheit verwandelt sich in ›etwas‹, während die Abwesenheit selbst als ›nichts‹ gespeichert wird, ein Nichts, das tatsächlich agiert, als wäre es ›etwas‹, mit einem profunden und tiefgehenden Eingriff in das verletzliche Selbst – oder, in Faimbergs Worten: ›etwas Abwesendes, welches gegenwärtig ist und angreift‹ (Faimberg 2005, S. 122).«

»Facing the Pain« – »dem Schmerz begegnen«, war das Tagungsthema des IPA-Kongresses 2013 in Prag. Auf dem Tagungsposter, welches an das berühmte Bild *Der Schrei* von Edvard Munch angelehnt war, waren zwei Hände und Augen zu sehen. Während ein Auge von den Fingern verborgen wird, wagt das andere Auge, zaghaft durch die Finger hindurchzuschauen.

Wir alle kennen das berühmte Gemälde Munchs, auf dem sich der Protagonist verängstigt und schmerzerfüllt die Ohren zuhält. Jede psychoanalytische Behandlung fügt auch Schmerz zu und bringt diesen zum Vorschein, wodurch wir Analytiker:innen zu denjenigen werden können, vor denen sich verzweifelt die Ohren zugehalten werden muss – insbesondere dann, wenn unsere Versuche, zu verstehen und Worte für Schmerz zu finden, als unerträgliches Eindringen erlebt werden. Dabei kann die Analytiker:in zu einer Person werden, die sich der Wahrheitssuche im Analysieren auf arrogante Weise verschrieben hat – koste es, was es wolle (Bion, 2013 [1957]).

Verstehen kann deshalb zu einem *catastrophic understanding* – im Gegensatz zum *catastrophic change* (Bion, 1990 [1962]) – werden, weil die verbalen Verstehensversuche der Analytiker:in die Abwesenheit für die Patient:in wiederholen (Schulze, 2024). Auf diese Weise greift Abwesenheit an. Doch es sind nicht nur die Patient:innen, die sich mitunter voller Angst die Ohren zuhalten, auch Psychoanalytiker:innen vermeiden immer wieder, mit der schmerzhaften Abwesenheit des Objekts wirklich in Kontakt zu kommen und zu diesem Objekt zu werden.

Können wir also Ohren und Augen öffnen, so wie wir es von unseren Patient:innen erwarten? Ich möchte mithin das analytische Paar und dessen Kommunikation in den Blick nehmen und noch grundsätzlicher fragen: Wie können wir überhaupt mit Menschen über den psychischen Schmerz der Abwesenheit kommunizieren, gerade wenn der Kontakt mit diesem Schmerz um jeden Preis vermieden werden muss? Wie können wir Schmerz adressieren, der als Nicht im Inneren existiert?

Ich möchte hier über zwei Analysen nachdenken, denen gemeinsam war, dass der Kontakt zur Analytikerin und die entstehende analytische Beziehung so schmerzhaft erlebt wurde, dass er kaum zu tolerieren war.

Frau A[1] konnte schon im ersten Vorgespräch von ihren schweren Verzweiflungszuständen, der zurückliegenden Anorexie, frühen Suizidversuchen und ihrem Kampf mit Alkohol berichten.

Sie beeindruckte mich mit ihrer Offenheit, ihrem offensichtlichen Mut, sich als Managerin in einer Männerwelt durchzuschlagen, und ihrem Wunsch, eine Psychoanalyse zu versuchen.

Auch erfuhr ich von einer schwachen, sehr depressiven Mutter, die sich ins Bett zurückgezogen hatte und sie und den Bruder ganz dem alkoholkranken Vater überließ, dessen sexualisierte Grenzüberschreitungen sie früh in eine überlegene, arrogante Position flüchten ließ. Diese war im Behandlungsraum deutlich zu spüren; zum ersten Gespräch schritt die Patientin wie eine Königin vor mir her, beeindruckte mich mit ihrem Aussehen, den High Heels und ihrem feinsinnigen Umgang mit Sprache. Wenn sie sprach und mir schreckliche, zum Teil grausame Geschehnisse aus ihrer Lebensgeschichte erzählte, fiel mir auf, wie sie mich ansah: Sie belauerte mich geradezu mit einer Art kühlem Röntgenblick, und ich fürchtete sofort, ihr nicht gewachsen sein zu können. Gleichzeitig hörte ich von einer Mutter, die ihre psychotischen Ängste auf massive Weise in Frau A projiziert hatte, sodass die Patientin und ihr Bruder teilweise das Haus nicht zum Spielen verlassen durften. Die Fenster beispielsweise wurden mit Schutzfolien abgeklebt, um Vergiftungen durch eine toxische Umwelt zu verhindern. Frau A begegnete schon früh beiden Eltern mit einem Gefühl starker Verachtung, was ihr half, Distanz zum familiären Geschehen zu entwickeln.

In der Analyse, die wir unkompliziert vereinbaren konnten, konnte sie mir rasch sehr beschämende Dinge mitteilen. So hatte sie in einer prekären Lebenssituation als Domina gearbeitet, dies durchaus genossen, insbesondere ihre Macht über Männer, die sie nicht berühren durften. Gleichzeitig hatte sie sich für ihre Verachtung, die sie den Männern gegenüber empfand, geschämt.

Während ich mich zu Frau A hingezogen fühlte und die Stunden mit ihr als dicht und interessant empfand, beklagte sie sich immer wieder, wie schwer die Analyse sei und dass sie meinen hohen Ansprüchen nicht ge-

1 Eine ausführlichere Falldarstellung dieser Behandlung findet sich bei Schulze (2024).

nügen könnte. Gleichzeitig brachte sie eine Fülle von Material und viele Träume in die Analyse. In ihren ersten Träumen in der Behandlung träumte sie in Variationen von kleinen hilflosen Tieren, die sie verzweifelt zu retten versuchte.

Gleichzeitig kämpfte sie dagegen an, in Krisensituationen zu trinken, und bemühte sich um mehr Kontakte zu anderen Menschen. Trotz meines Gefühls der Nähe, blieb sie dabei, wie unerreichbar und überheblich ich sei. Die frischen Blumen in meinem Zimmer bezeichnete sie als meine »Domina-Blumen«, die ihr ihre Minderwertigkeit vor Augen führen sollten.

Nach der ersten Weihnachtspause kam sie in einem schlimmen Zustand wieder. Sie war wütend, wie mächtig ich geworden war, da es schwer ohne die Analyse gewesen sei. Nie habe sie gewollt, dass es so weit kommen würde. So hatte sie zwar die Feiertage mit ihrer besten Freundin und deren Familie verbracht, danach aber zu essen aufgehört. Obwohl ich mich bemühte, nicht alarmiert zu sein, blieb ihr nicht verborgen, dass ich wollte, dass sie wieder aß.

Prompt warf sie mir vor, wie ihre Mutter, nur Falsches in sie hineinstopfen zu wollen, damit ich beruhigt sei.

Annie Reiner (2023) hat Bions »Nicht-Ding« als die Anwesenheit der Abwesenheit beschrieben, mithin die Fähigkeit, keine Mutter, keine Brust bzw. keine Analytiker:in denken zu können. Frau A spürte das Nicht und konnte es sogar mit der Analysepause in Verbindung bringen. Mit dem Hungern setzte sie ihr Nicht dagegen, ein Nicht, dem sie nicht ausgeliefert war und welches sie kontrollierte. So konnte sie den Schmerz meiner Abwesenheit auf ihre Weise bewältigen. Wenn sie spürte, dass ich wünschte, sie würde essen, warf sie mir wütend vor, nicht zu verstehen, dass das Verlangen und die Sehnsucht nach einem Objekt einer Katastrophe gleichkamen, deren Auslöser ich war, die von ihr verlangte, dies zu fühlen. Mein Wunsch, sie möge essen, ging mithin an ihrer inneren Katastrophe vorbei und war Ausdruck meiner unbewussten Weigerung, ihren Schrei zu hören. Insofern waren meine Deutungsversuche des Übertragungsgeschehens für sie eine Wiederholung des Nicht-Verstehens, weil sie außer Acht ließen, dass ihr Hungern auch ein unbewusster Versuch war, mir ihren Schmerz zu zeigen, als sie ausgezehrt nach der Pause in die Analyse zurückkam.

Ihre Träume wurden nun überwältigender und grausamer, in denen sie wiederholt gegen Überflutungen kämpfte: Räume oder ganze Ortschaften wurden mit Alkohol und Urin überschwemmt und kleine Kätzchen von gesichtslosen Männern sexuell missbraucht.

Dennoch entspann sich nach meinem Gefühl eine zarte Beziehung zwischen Frau A und mir. Frau A empfand es als erleichternd, über ihre Träume mit mir zu sprechen, manchmal sagte sie, dass sie die Blumen und das Licht in meinem Zimmer schön fände.

Sie entwickelte wieder einen Wunsch nach einer Partnerschaft und verabredete sich mit Männern. Am Ende des ersten Analysejahres träumte sie, sie sei zu mir zur Stunde gekommen, ich sei klein und weniger attraktiv gewesen. Sie habe gesessen, und ich hätte sie mit etwas konfrontiert, weshalb sie ging, worauf ich ihr hinterherlief und sagte: »Dann ist die Analyse beendet, die Stunden sind sowieso bald ausgeschöpft.« Die Patientin sei daraufhin zurückgekommen und sagte: »Sie müssen mit mir weiterarbeiten. Sie haben diese neuen Gefühle in mir hervorgeholt.«

So konnte sie sich auf die Verlängerung nach den ersten 160 Stunden einlassen, und ich wähnte mich in einer stabilen analytischen Beziehung mit der Patientin und ging innerlich davon aus, noch mehrere Jahre mit ihr weiterarbeiten zu können. Die Sicherheit, in der ich mich mit der Patientin wähnte, scheint bereits Teil meiner illusionären Arroganz (Bion, 2013 [1957]) gewesen zu sein, in der ich die Katastrophe der Abwesenheit von Frau A nicht erfassen konnte. Denn Frau A gab mir wiederholt zu verstehen, dass ich als Analytikerin das Problem für sie war, was »neue Gefühle« aus ihr hervorholte, klagte sie doch wiederholt, die ganze Analyse sei viel zu schwer für sie.

In ihren Träumen lief sie nun buchstäblich aus: Aus allen Löchern bzw. Körperöffnungen drangen Urin und Kot. Sie ekelte sich vor ihren Träumen, in denen sie nackt und hilflos vor anderen urinieren und koten musste. Das Nicht-Essen begleitete uns weiterhin und wurde zum Dauerthema. Kurz nach Bewilligung der Verlängerung bat sie mich zum ersten Mal darum, eine längere Analysepause einlegen zu dürfen. Sie müsse sich einfach von der Analyse erholen und könne nicht mehr.

Es machte sie wütend, zu hören, dass ich sie gerade dann, wenn es ihr so schlecht ging, sehen wollte und an unseren Stunden festhielt. Was ich nicht hören konnte, war, dass mein Beziehungsangebot für sie die Katastrophe war, auf die sie wiederum mit Verachtung reagierte. Daher befürchtete und empfand sie beständig, dass ich sie verachte und sie nicht gut genug für mich und meine Ansprüche war.

Als der Kollege, mit dem sie sich bei ihrer Arbeit am besten verstand, kündigte, weil er eine neue Stelle gefunden hatte, geriet sie in eine schwere Krise. Es war spürbar, wie sehr sie der Verlust schmerzte und sie außerdem mit ihrer Selbstverachtung in Kontakt brachte, da sie glaubte, sich wegen der Lücken in ihrem Lebenslauf nicht wegbewerben zu können. Ihr Arbeitsplatz war für sie zu einem Nicht-Ort geworden, an dem sie auf keinen Fall bleiben konnte – verdorben durch den Schmerz, für den sie keine Worte fand. Über viele Wochen versuchte sie, Pläne zu schmieden, was sie gegen diesen Ort tun könnte. So plante sie, ihren Chef mit geheimen Aufnahmen des Machtmissbrauchs überführen zu können und dann beim Vorstand des Unternehmens anzuzeigen. Auch hier war sie entsetzt, dass ich ihren Enthusiasmus nicht teilte und mich besorgt zeigte, dass sie damit ihre Existenz massiv gefährden würde.

Ich deutete ihr diese Rachephantasien als Angriffe auf ihr Selbst und auf eine grenzenlose Welt ohne Regeln und Schutz. Die Patientin konnte zwar ihre Abhörpläne aufgeben, fühlte sich aber nicht beschützt durch mich und die Analyse. Im Gegenteil: Ich hatte sie nicht unterstützt, worüber sie bestürzt war. Deshalb wolle sie mit mir über den Ausstieg aus der Analyse sprechen, die einfach untragbar für sie sei. In der letzten Stunde, zu der sie kam, konnte sie mir sagen, dass ich bis zum Schluss etwas gewollt habe, was unmöglich für sie sei.

So brach Frau A ihre Analyse nach zweieinhalb Jahren vor der zweiten Weihnachtspause ab.

Auch Herrn B brachte die analytische Beziehung mit dem noch unsagbaren Schmerz der Abwesenheit in Kontakt, es sollte allerdings viele Jahre dauern, bis er Worte dafür fand und ich das Ausmaß seines Schmerzes begreifen konnte. Er kam nach einem Suizidversuch zu mir.

Das Gefühl, nicht in diese Welt zu gehören, keine Identität und keinen Ort für sich zu haben, kannte er seit vielen Jahren. Er empfand seinen Körper als lästig, der ihm Schmerzen bereitete, die er allerdings nicht behandeln lassen konnte, weil es ihm unerträglich war, sich von anderen Menschen berühren zu lassen. Er beschrieb sich als asexuell, und es war für ihn ebenfalls unvorstellbar, sich selbst zu berühren.

Herr B war ein kleiner, zart wirkender Mann, auf eine Art geschlechts- und alterslos, seine Kleidung war unauffällig und immer sehr gepflegt. Als er mir erzählen konnte, wie er aufgewachsen war, verstand ich, dass es bis heute zu sehr wichtig für ihn ist, sich äußerlich von seiner Herkunft abzugrenzen.

Er ist das erste Kind einer schwer alkoholkranken Mutter, die in seinen ersten Lebensjahren kaum anwesend war. So wusste er nicht, wo er nach seiner Geburt genau und wo seine Mutter gewesen war. Später sei er wohl immer mal wieder bei verschiedenen Verwandten untergekommen, die allerdings alle mit Alkohol oder Drogen Probleme hatten. Nach ihm bekam seine Mutter weitere Kinder, und im Grunde ist es Herr B gewesen, der all seine jüngeren Geschwister aufgezogen hat. Es gab wechselnde Wohnungen, die er immer wieder kalt, voller Müll und ohne Nahrung erinnerte; seine Mutter habe geschlafen, wenn sie da gewesen wäre. Er sei morgens aufgestanden und habe sich um die Geschwister gekümmert, Windeln gewechselt, Nahrung gesucht.

In den ersten Lebensjahren war das Leben noch leichter, weil sie in dem Heimatort der Mutter lebten. Da gab es Nachbarn, die ihn und seine Geschwister immer wieder mit Essen versorgten. Und er besuchte den Kindergarten, einen sauberen Ort, wo es regelmäßig Nahrung und Erzieherinnen gab, die immerhin da waren.

Als die Mutter mit ihm und seinen Geschwistern in eine andere Stadt wegen eines Mannes zog, wurde die Situation noch schwieriger. Verschiedene Männer kamen und gingen, und fast alle versuchen, sich ihm sexuell zu nähern. In dem neuen Kindergarten, in den er seine Geschwister brachte und abholte, wurde er ausgeschimpft, weil seine Geschwister ungewaschen und mit schmutziger Kleidung kamen. Und er erinnerte Morgen im Winter, wo es so kalt in der Wohnung war, dass er gemeinsam mit seinen Geschwistern loszog, um sich aufzuwärmen und Nahrung zu stehlen. Schließlich wurden sie vom Jugendamt in ein Kinderheim gebracht. Da gab es starre Regeln, und die Geschwister wurden getrennt und auf verschiedenen Etagen untergebracht. Abends ging Herr B zu seinem kleinsten Bruder nach oben, der erst zwei Jahre alt war. Er versuchte ihn weiterhin regelmäßig ins Bett zu bringen.

An den Wochenenden bekamen eine ganze Reihe von Kindern Besuch von ihren Eltern. Auch Herr B und seine Geschwister warteten über viele Wochen, ob die Mutter jemals zu Besuch kommen würde. Sie kam aber nie. Als das Kinderheim plötzlich schließen musste, wurden die Geschwister aufgeteilt und Herr B, mittlerweile ein Jugendlicher, kam in eine Wohngruppe.

Diese katastrophale Trennungserfahrung war das Einzige, was Herr B mir zu Beginn der Analyse mit zumindest minimal spürbarer emotionaler Beteiligung erzählen konnte. Er beendete die Schule, studierte und hatte immer Kontakt zu seinen Geschwistern.

Als er die Analyse bei mir begann, konnte er nicht arbeiten, weil er engeren Kontakt mit anderen Menschen in den Arbeitsstellen nicht ertrug. Er hatte aber einige Freundschaften, die vor allem darüber funktionierten, dass er diesen Menschen half. In den Vorgesprächen hatte mir Herr B nur Weniges aus seiner Lebensgeschichte erzählt, er gab mir grobe Daten, nahm kaum Blickkontakt auf und lächelte nie.

Das, was ich aber bereits in den Vorgesprächen erfuhr, erschütterte mich. Hoffnung gab mir, dass er es immer wieder geschafft hatte, ein gutes Objekt, eine Erzieherin im Kinderheim oder später eine Lehrerin zu finden, die ihn gefördert hatten.

Wir vereinbarten eine dreistündige Analyse im Sitzen. Als die Analyse begann, erzählte Herr B in den ersten Stunden noch einige Details aus seiner Lebensgeschichte. Dann verstummte er. Wenn er sprach, sagte er meist ein oder zwei Sätze in der ersten halben Stunde, von da an schwieg er konstant. Er könne einfach nichts sagen, war das, was er mir zu seinem Schweigen mitteilen konnte. Ich fühlte mich über viele Monate rat- und hilflos. Ich beobachtete, dass es Herrn B nur selten möglich war, mich anzuschauen. Also veränderte ich im fünften Monat der Analyse unsere Sitzposition. Ich rückte seinen Sessel quer zu mir, sodass er zwar weiter vor mir saß, nun räumlich näher, aber nicht mehr in meine Richtung blickte. Wenn er mit mir Blickkontakt aufnehmen wollte, musste er nun seinen Kopf zu mir drehen.

Als Herr B in dieser Stunde das Behandlungszimmer betrat, kommentierte er die veränderte Position seines Sessels nicht. Erst Jahre später konnte er mir sagen, wie wichtig dieser Schritt von mir für ihn gewesen war, und dass er immer wieder fürchtete, ich würde eines Tages den Sessel zurückstellen. In der nächsten Stunde brachte er aber seinen ersten Traum mit: Er war mit einer Reisegruppe unterwegs, stieg dann aus dem Reisebus aus; das Dorf, was er besuchen wollte, war vollkommen verlassen. Es gab keinerlei Spuren von Menschen und von Leben. Dann kam er zu einem verlassenen Fabrikgebäude, in welchem alle Böden zwischen den Etagen fehlten. Es tauchte eine Frau auf, offenbar eine Obdachlose, die ihn mit etwas Flüssigem bewarf und versuchte, ihn anzuzünden.

Herr B fand seinen Traum banal und konnte zu diesem Zeitpunkt nichts mit ihm anfangen.

Das Schweigen ging weiter, und ich meinte zu verstehen, wieso alles, was von mir kam, so gefährlich für ihn war. Jedes Gefühl, das ich zu benennen versuchte, alles konnte ihn offenbar anzünden und letzten Endes verbrennen – ein unvorstellbarer Schmerz. Ich verstand also, dass es der

Kontakt mit mir war, der ihm diesen Schmerz bereitete. In mir wuchs der Zweifel, ob diese Analyse jemals hilfreich oder im Gegenteil sogar schädlich für meinen Patienten sein könnte. Als ein jüngerer Bruder des Patienten psychisch schwer dekompensierte, wurde Herr B wieder suizidal. In manchen Stunden durfte ich ein Gefühl ansprechen, danach schwieg er allerdings nicht selten in der folgenden Stunde gänzlich. Mehrmals verließ er während seiner Stunde die Praxis und entschuldigte sich dann später auf meinem Anrufbeantworter. Vor und nach Analysepausen verstummte Herr B völlig; insbesondere in den Stunden vor einer anstehenden Pause konnte er gar nicht sprechen. Ich wusste aber, dass die Pausen schrecklich für ihn waren, und dass er in dieser Zeit exzessiv meinen Anrufbeantworter abhörte und auch immer wieder in die Nähe meiner Praxis fuhr.

Als die Verlängerung nach den ersten 160 Stunden anstand, fragte ich mich, ob ich ihm die Analyse weiter zumuten dürfte. Ich konnte mir weder vorstellen, die Analyse zu beenden, noch so weiterzumachen, zumal er mir nicht zusicherte, sich nicht das Leben zu nehmen.

Auch er war sich unsicher, ob er die Analyse fortsetzen konnte. So schlug ich ihm vor, die Analyse niederfrequent mit einer Stunde in der Woche zu versuchen.

Offenbar erleichtert brachte er mir dann in einer der nächsten Stunden einen Beutel mit seinem Medikamentenvorrat mit, der ihm stets als Sicherheit gedient hatte, sich das Leben nehmen zu können. Er bat mich, diesen aufzubewahren, bis er selbst in der Lage sei, die Medikamente zu vernichten. Drei Jahre später sagte er spontan in einer Stunde, er könnte die Medikamente nun zu sich nehmen und bei der nächstgelegenen Apotheke abgeben. Es schien, als hätten wir unser Setting gefunden, denn es gab nun Stunden, in denen Herr B mehr sprechen konnte. Es war ein permanentes Ringen um seine Suizidwünsche, den Rückzug und die behutsame Entdeckung, dass es Gefühle in ihm gab. Allerdings gab es weiterhin Stunden, in denen er fast vollkommen schwieg. Ich erlebte das Schweigen allerdings anders, auf eine Art produktiver; es fiel mir leicht, innerlich bei ihm zu bleiben, und ich schätzte, wie viel Zeit ich hatte, meine Deutungen zu überlegen.

Herr B war nun in der Lage, sich eine neue Arbeit zu suchen. Er fand eine Nische für sich und ist bis heute ein geschätztes Mitglied in seinem Team, welches seine Eigenarten und Wünsche nach Zurückgezogenheit akzeptiert. Sehr vorsichtig entdeckte Herr B Gefühle in sich. Als erstes konnte er mir sagen, dass es schlimm für ihn ist, Familien mit einem Kinderwagen zu sehen, da er sich dann wünsche, das Kind dieser Familie zu sein. Dass ich seinen Medikamentenvorrat aufbewahrte, erinnerte ihn daran, wie er früher im Kinderheim extra »vergaß«, sich mit Sonnencreme einzucremen, damit seine Lieblingserzieherin dies tat. Er fürchtete aber nach wie vor, seine Gefühle würden noch unerträglicher werden, wenn ich Worte für sie fände.

Als die Kassenfinanzierung mit 330 Stunden im sechsten Analysejahr auslief, kam es erneut zu einer schweren suizidalen Krise. Er sagte: »Wenn ich hier bin, setzen Sie meine Teile zusammen, und wenn ich nicht mehr hier bin, fallen sie wieder auseinander.« Abschiede hatte er bisher immer gewaltsam erlebt, und so kam ihm auch der jetzt anstehende Abschied in der Therapie vor. Es dauerte viele Stunden, bis er mich schließlich zu fragen in der Lage war, ob er seine Therapie selbst finanzieren und weiter kommen konnte. Nach diesem für ihn wichtigen Schritt begann er in der Folge viel mehr sprechen, auch seine Kontakte schienen sich fast unmerklich zu stabilisieren, in denen seine Freund:innen bisher immer viel mehr Kontakt mit ihm wollten als er. Herr B erzählte mir nun von seinen Heimerfahrungen und den Geschwistern. Die Schuldgefühle, seinen kranken Bruder nicht retten zu können, waren häufig überwältigend, und Herr B konnte nun beschreiben, wie er sich abschaltete, wenn Gefühle zu stark wurden.

Dennoch wuchs in ihm langsam der Wunsch, nicht mehr so unberührbar sein zu wollen. Irgendwann wolle er die Therapie beenden, formulierte er, aber diesmal solle es nicht wie im Kinderheim sein, er wolle entscheiden. Ich bemerkte schließlich, dass das Schweigen ganz langsam immer weniger geworden war. Es spielte jetzt vor allem noch vor meinen Urlaubspausen eine Rolle; diese waren nach wie vor fast unerträglich für meinen Patienten.

Viel wichtiger jedoch war, dass er nun ebenfalls verstehen wollte, wieso er so viele Jahre mit mir nicht sprechen konnte. Im achten Jahr der niederfrequenten Analyse sagte er, er wisse nun, wieso es mit dem Sprechen nicht gegangen sei, als er noch dreimal in der Woche zu mir kam.

Sich dreimal in der Woche von mir zu trennen, habe er einfach nicht ertragen können, das sei zu schmerzhaft gewesen. Und deshalb sei es auch immer am Ende der Stunde so schwer. Jede Stunde aufs Neue sei die Trennung schrecklich.

Nach wie vor tauchten aber immer wieder Suizidgedanken auf, wenn es schmerzhafte Erkenntnisse in der Analyse gab. Das Nachdenken über ein mögliches Therapieende war und ist heikel. Im neunten Jahr der Analyse sagte er mir dazu Folgendes: »Ich glaube, die ganze Therapie geht darum, mit Ihnen eine Beziehung herzustellen und irgendwann dann eine Trennung mit Ihnen, die sich in Ordnung anfühlt.«

In den letzten beiden Jahren hat sein Wunsch, sich zu verstehen und nicht abschalten zu müssen, nochmals stark zugenommen. Er möchte sich nun auch verstehen, wenn ich nicht konkret anwesend bin. Vor der diesjährigen Sommerpause, wir befinden uns nun im 13. Analysejahr, konnte Herr B erstmals bis zu dem Moment der Trennung am Ende der letzten Stunde vor der Urlaubspause sprechen. Er ist auf dem Weg, zu verstehen, dass er, wenn es ihm gelingt, mit seinem Schmerz in Verbindung zu bleiben, nicht suizidal werden muss.

Diskussion

Bion (2009 [1970], S. 17) hat Patient:innen beschrieben, die derart »schmerz- und frustrationsintolerant sind, dass sie den Schmerz zwar spüren, ihn aber nicht er-leiden« können, was auf die von mir beschriebenen Analysen zutrifft. Die Abwesenheit, die Frau A erlebte, wurde dadurch verschlimmert, dass die psychosenahe Mutter exzessiv Verrücktes in sie projizierte. In der Folge musste sich Frau A vor dem Objekt in Sicherheit bringen; also verschloss sie sich meinen Deutungsversuchen, besonders dann, wenn ich diese Übertragungssituation interpretierte. Diese Übertragungsdeutungen waren mithin nicht hilfreich. Denn damit wiederholte ich für sie das gewaltsame Eindringen (Durban, 2021; Skogstad, 2014), welches sie wahrscheinlich als arrogantes Festhalten an meiner analytischen Technik empfand. So gab es zwar mit Frau A immer wieder berührende Momente, die aber katastrophal wurden, wenn ich sie in Worte zu fassen versuchte. In diesen Momenten wurde mein Verstehen für Frau A zu einem katastrophischen Verstehen, weil es nicht beinhaltete, dass sie meine Worte nur als eindringend und zerstörerisch empfinden konnte. Ich verstand nicht, dass ich in dieser Analyse – zumindest über lange Zeit – nicht hätte verbal deuten dürfen. Die Alternative wäre gewesen, zunächst ausschließlich hinzunehmen und zu ertragen, das invasive, nicht-verstehende Objekt zu sein. Nur so wäre der Schmerz auch bei mir gewesen. Frau A war offenbar mit mir in einer negativen Paarbildung gefangen (Bion, 1967 [1961]), welche ich zunächst als konstruktive analytische Beziehung missverstand. Als sie bemerkte, dass ich anders dachte, mithin eine Andere war, wie beim

Thema Nicht-Essen, und als es um das Abhören ihres Chefs ging, zerbrach für sie auf schmerzliche Weise diese phantasierte Paarbildung. Da sie diese erneute Abwesenheit nicht ertragen konnte, musste sie die Analyse abbrechen.

Herr B dagegen lehrte mich von Anfang an, die Abwesenheit fühlen zu müssen. Die Abwesenheit, die er als Kind erlitt, war so total, dass sie sich in jeder Analysestunde im Schweigen reinszenierte. Über viele Jahre konnte ich so zumindest einen Bruchteil des Schmerzes fühlen, der eingekapselt in Herrn B vorhanden war und sich nur in ständigen Suizidphantasien zeigen konnte. Es war und ist in dieser Analyse zentral, den Schmerz des Nichts zu fühlen, was für mich hieß, das Schweigen nicht zu unterbrechen, und meine Zweifel, ob diese Analyse hilfreich sein kann, zu ertragen. Dies hieß für mich auch, meine Technik zu modifizieren und an Herrn Bs Denk- und Fühlraum anzupassen. Insofern bemühte ich mich, ihn nicht zum Reden bringen zu wollen, was auch beinhaltete, dass ich versuchte, nicht mehr zu sprechen als Herr B.

Die unsagbare Angst, den Schmerz des Nichts in der Analyse zu fühlen, hat Green (2002) als zentrale phobische Position beschrieben; die von ihm beschriebene Patientengruppe vermeidet jegliches Assoziieren aus der Angst heraus, in Kontakt mit dem Unsagbaren zu kommen.

Während seine behandlungstechnischen Implikationen noch sehr an eine Ein-Personen-Psychologie erinnern, fordert Gurevich (2012), eine Sprache der Abwesenheit zu finden, welche die Analytiker:in in die Abwesenheit mit einbezieht. Ich halte dies für unerlässlich.

Eine Sprache der Abwesenheit kann auch das Erleiden des gemeinsamen Schweigens sein, welche die Abwesenheit lebendig und fühlbar werden lässt. Darüber hinaus möchte ich betonen, wie wichtig der Aspekt der Zeit und des sich Zeitnehmens insbesondere mit schmerzintoleranten Patient:innen ist. Birksted-Breen (2013) beschrieb die Bedeutung der Zeit in der Analyse gerade für Patient:innen, die eine ausgesprochene Intoleranz für die affektive Nähe in der analytischen Beziehung haben.

Wenn wir in eine verstörende Welt gehen, in der es noch keine Worte gibt, ist Zeit ein zentraler Faktor, der ermöglicht, die Veränderungen im Schweigen wahrnehmen zu können.

Es geht es mithin darum, mit unseren Patient:innen gemeinsam die Abwesenheit zu erfahren, bevor die Übertragungsbeziehung, Bewältigungsmechanismen oder Wünsche und Sehnsüchte angesprochen werden können.

Ich habe zu zeigen versucht, wie wichtig es ist, dass wir den Schrei unserer Patient:innen hören können. Dies ist existenziell, weil diese Patient:innen als Babys frühe Objekte hatten, die den Schrei ihres Babys nicht aufnehmen konnten. Trifft das Baby auf keine Resonanz, kann Schmerz als Ergebnis dieser traumatischen Erfahrung so überwältigend werden, dass er für eine psychische Bearbeitung unter Umständen unzugänglich bleibt (Angeloch, 2024). In der Behandlung mit Herrn B habe ich beschrieben, wie zentral es ist, einen Rahmen zu schaffen, in dem unsere Patient:innen schreien können und wir Analytiker:innen in der Lage sind, den Schrei aufzunehmen. So kann die Herstellung eines Settings, in dem Herr B und ich miteinander kommunizieren konnten, als eine zentrale Deutung in dieser Analyse verstanden werden. Damit meine ich sowohl die veränderte Position seines Sessels als auch die Reduktion der Frequenz. So ging es nicht nur darum, einen Rahmen herzustellen, innerhalb dessen Herr B mit mir sprechen konnte, sondern der Rahmen half auch mir, Herrn Bs Schmerz wirklich fühlen zu können. Nur innerhalb dieses Rahmens konnten Herr B und ich untersuchen, wie viel Abwesenheit er zu fühlen in der Lage ist. So wurde der Rahmen ebenso zum Objekt der Analyse (Bleger, 1993 [1967]), und er sollte immer wieder gedeutet werden, da er und seine manchmal feinen Verschiebungen ebenso sprechen.

Die mehrfachen Veränderungen des Rahmens waren in der Analyse mit Herrn B die zentralen nonverbalen Gesten, die den Container erschufen und repräsentierten. Ich vermute, dass dieserart nonverbalen Gesten in der Arbeit mit wortlosem Schmerz wirksamer sind als Worte.

Sich so weit zurücknehmen und nur als Raum und bestenfalls Container da zu sein, war mir bei Frau A noch nicht möglich. Wir brauchen aber Zeit, um in die Welt des Namenlosen zu kommen, und sollten uns hüten, Patient:innen zu forcieren, frühzeitig in die Welt der Wörter gehen zu müssen.

Literatur

Angeloch, D. (2024). Schmerz Denken. Über die Herkunft des Denkens aus dem Schmerz. *Jahrbuch der Psychoanalyse, 88,* 13–36.

Bion, W.R. (1961 [1967]). *Erfahrungen in Gruppen.* Klett-Cotta.

Bion, W.R. (1990 [1962]). *Lernen durch Erfahrung.* Suhrkamp.

Bion, W.R. (2009 [1970]). *Aufmerksamkeit und Deutung.* edition diskord.

Bion, W.R. (2013 [1957]). Über Arroganz. In ders., *Frühe Vorträge und Schriften* (S. 98–104). edition diskord.

Birksted-Breen, D. (2013). Sich Zeit nehmen. Das Tempo in der Psychoanalyse. In A. Mauss-Hanke (Hrsg.), *Weiblichkeit und Schöpferisches* (Internationale Psychoanalyse. Band 8) (S. 25–47). Psychosozial-Verlag.

Bleger, J. (1993 [1967]). Die Psychoanalyse des psychoanalytischen Rahmens. *Forum der Psychoanalyse, 9,* 268–280.

Durban, J. (2021). The Pipe Child and the Cork Child: Infantile Vulnerability and Malignant Symbiosis. *Psychoanalytic Perspektives, 18*(1), 43–67.

Freud, S. (1926d [1925]). *Hemmung, Symptom und Angst. GW XIV,* S. 111–205.

Green, A. (2002). Die zentrale phobische Position. *Psyche – Z Psychoanal, 56*(5), 409–441.

Gurevich, H. (2012). Die Sprache der Abwesenheit. *Psyche – Z Psychoanal, 66*(11), 1074–1101.

Pontalis, J.-B. (1998 [1977]). *Zwischen Traum und Schmerz.* S. Fischer.

Reiner, A. (2023). *W. R. Bion's Theory of Mind. A Contemporary Introduction.* Routledge.

Schulze, S. (2024). Catastrophic Understanding? Arroganz, Illusion und negative Paarbildung. *texte – psychoanalyse. ästhetik. kulturkritik, 44*(2), 61–76.

Skogstad, W. (2014). Undurchdringlich und eindringend. Das undurchlässige Objekt in Übertragung und Gegenübertragung. In A. Mauss-Hanke (Hrsg.), *Moderne Pathologien* (Internationale Psychoanalyse. Band 9) (S. 201–222). Psychosozial-Verlag.

Die Autorin

Sylvia Schulze, Dipl.-Psych., ist Psychoanalytikerin in eigener Praxis in Berlin, Lehranalytikerin (DPG, IPA, DGPT) und Dozentin am Psychoanalytischen Institut Berlin. Sie veröffentlicht zu den Themen Neid, Verachtung, Generativität, Rassismus und behandlungstechnischen Fragen und ist Preisträgerin des Elisabeth Young-Brühl Prejudice Award der IPA 2019.

Kontakt per E-Mail: sylvia-schulze@t-online.de

Der Schmerz als »alter Freund« und treuer Begleiter

Mathias Hirsch

Ich möchte das Phänomen »psychogener Schmerz« in Objektbeziehungsdimensionen untersuchen und in einen größeren Zusammenhang mit traumainduzierten Körperstörungen stellen.

Natürlich möchte der Schmerzpatient[1] seine Schmerzen verlieren. Wie alle psychogenen Symptome aber dürften sie ein kleineres Übel sein im Vergleich zu einem größeren, wenn auch unbekannten, unbewussten. Bei vielen Schmerzpatienten kann man beobachten, dass durch den Schmerz der Körper spürbar wird, er existiert durch den Schmerz, er ist präsent und wird dadurch sozusagen zum Begleiter; und dementsprechend ertappt man besonders in länger dauernden Therapien die Patienten schon einmal dabei, dass sie ihren Schmerz gar nicht loswerden, dass sie ihn behalten, von ihm nicht allein gelassen werden möchten. Versteht man den eigenen Körper als Objekt (Hirsch, 1998 [1989]), ist es eigentlich der *schmerzende* Körper, der zum Begleiter wird, da er durch den Schmerz ein Existenzgefühl gewährleistet. Der Gedanke liegt nahe, dass der Körper dann an die Stelle eines Objekts, eines Liebesobjekts, letztlich an die Stelle der Primärobjekte treten kann, die es allerdings nicht immer gut gemeint haben mit dem Kind von damals – der Schmerz ist ja nun auch kein besonders positives Gefühl. Wenn ich etwas vom psychogenen Schmerz verstanden habe, dann dies, dass er eine Verbindung zu einem ambivalent geliebten und gehassten Objekt darstellt, namentlich eine Verbindung zwischen Opfer und Täter. Auf der psychischen Ebene verbindet Identifikation das Opfer mit dem Täter, Identifikation mit dem Aggressor (Ferenczi, 1964 [1933]), und schon George Engel (1959), der als Erster die Persönlichkeit des Schmerzpatienten untersuchte, sprach vom Schmerzsymptom

1 Im Folgenden wird im Beitrag im Sinne der besseren Lesbarkeit das generische Maskulinum verwendet – gemeint sind dabei stets alle Geschlechter.

als Ausdruck einer unbewussten Identifikation mit einem Objekt. Das größere Übel wäre ein drohender Objektverlust; die Angst vor der damit verbundenen Vernichtung muss massiv abgewehrt werden. Man kann den Schmerz als solchen wie ein Mutter-Objekt verstehen (Hirsch, 1989), als ob der Ganzkörperschmerz wie eine umschließende Hülle fungiere, oder als Übergangsphänomen (Hirsch, 1985). Inzwischen denke ich, dass er wie eine Verbindung zum Primärobjekt wirkt, ein *linking object* (Volkan, 1972). Eine Patientin brachte sich nach einer Trennung aus einer sadomasochistischen Beziehung tiefe Schnitte bei und sagte: »Wenn niemand da ist, der mir weh tut, muss ich es eben selbst machen.«

Eine andere Patientin litt unter chronischen Nackenschmerzen, verbunden mit der festen Überzeugung, einen Hirntumor zu haben. Nach endloser medizinischer Diagnostik und Therapieversuchen wurde ihr eine Psychotherapie empfohlen. Es stellte sich bald heraus, dass der Schmerz ein Äquivalent für die Beziehung zum Vater darstellte, der sich durch Erhängen suizidiert hatte, als die Patientin etwas sechs Jahre alt war. Das hatte sie aber erst mit 18 Jahren erfahren; bis dahin sagte die Mutter, der Vater sei von der Leiter gefallen. Wie in einem offenen Buch war zu erkennen, dass die Nackenschmerzen dem Knoten des Seils entsprachen, und die Idee, einen Hirntumor zu haben, aus der Vorstellung kam, der depressive Vater sei im Kopf krankgewesen, was man dem Kind damals gesagt hatte, und er hatte ja auch Medikamente dagegen bekommen. Trotz oder gerade wegen dieser deutlichen Zusammenhänge war die Therapie nicht erfolgreich; die Patientin fühlte sich in der psychiatrischen Klinik *als Kranke* noch am ehesten verstanden.

Im Falle familiärer Gewalt, seien es nun sexueller Missbrauch, körperliche Misshandlung oder (emotionale) Vernachlässigung, auch unbetrauerte Verluste, geraten das Kind und der erwachsene Patient später in ein Dilemma: Es wäre zu einfach, wenn der Täter in seiner Vorstellung ausschließlich negativ repräsentiert wäre. Das Kind hätte nicht überlebt, wenn Vater und Mutter ausschließlich feindlich und gewalttätig gewesen wären, es gibt immer auch positive Anteile, und durch Idealisierung wird entgegen der offensichtlich traumatisierenden Realität ein Bild von genügend guten Eltern erschaffen. Durch Identifikation mit dem Aggressor (Ferenczi, 1964 [1933]) entstehen abhängige Beziehungen des Opfers zum Täter; paradoxerweise sieht in seiner kindlichen Abhängigkeit das Folteropfer im Folterer den einzig möglichen Retter, da sonst kein Mächtiger zur Verfügung steht (Eissler, 1968). Kein noch so gewalttätig behandeltes

Kind kann auf die Eltern verzichten, es würde nicht freiwillig die Familie verlassen können und es auch nicht wollen (vielleicht von extremen Ausnahmen abgesehen; in diesen Fällen könnte man das Kind bereits als »suizidal« bezeichnen, dem nichts mehr an den Bindungen zu den Eltern und deshalb auch am eigenen Leben liege). Der Sozialarbeiter, der das Kind gut gemeint aus der Missbrauchsfamilie herausholen wollte, bekäme von ihm sozusagen einen Tritt gegen das Schienbein.

Versteht man den schmerzenden Körper als Nachfolger des traumatisierenden Primärobjekts, liegt es auf der Hand, dass die Schmerzpatientin (auch die Selbstbeschädigungspatientin) an ihrem schmerzenden oder blutenden Körper festhält, da sie das Gefühl hat, sonst ganz allein zu sein. Wie so oft haben Dichter und Schriftsteller menschliche Paradoxa schon längst beschrieben, bevor Psychologie und Psychoanalyse sie in ihre Systeme eingeordnet haben. Lorenzo da Ponte, der Librettist der Oper *Così fan tutte* von Mozart legt der Heldin Dorabella, die von ihrem Geliebten getrennt ist, diese Worte in den Mund: »Seelenqualen, Schmerzen, ihr sollt mich nicht verlassen …« Wilhelm Müller, der Dichter der *Winterreise*, die Schubert so genial vertont hat, sagt von dem unglücklich verliebten Wanderer: »Wenn meine Schmerzen schweigen, wer sagt mir dann von ihr«, von der Geliebten nämlich; nähme man ihm die Schmerzen, würde er sie ganz verlieren. Der Schmerz fungiert also wie eine Verbindung, ein *linking object* (Volkan), zum ursprünglichen Objekt. Die Heldin Elena in den Büchern der Erfolgsautorin Elena Ferrante (2018 [2014], S. 280) ist die ungeliebte Tochter einer körperbehinderten, nämlich hinkenden Mutter. Nach deren Tod spricht sie mit einer Freundin: »›Ich habe nur ein paar Schmerzen.‹ – ›Dir tun sogar Schmerzen noch gut. Du brauchtest bloß ein klein wenig zu hinken, und schon ruht deine Mutter sanft in dir. […] Ist es nicht so?‹ – ›Nein.‹« (ebd., S. 477)

Es gibt viele Beispiele in der belletristischen Literatur, die den Schmerz positiv beschreiben, etwa bei Anne Raabe, »Der Schmerz gab mir eine seltsame Art von Sicherheit« (Raabe, 2023, S. 52), oder der brasilianischen Autorin Vanessa da Mata (2015 [2013], S. 288), »Sie kommen mir vor wie jemand, der diese Schmerzen braucht«. In Daniel Kehlmanns Roman *Tyll* (2017, S. 206) erscheint der Abt eines Klosters, der sich mit einem Büßerhemd schlimme Schmerzen zufügte: »Es habe Augenblicke gegeben, da der Schmerz so wild geworden sei […], dass er gemeint habe, er verliere den Verstand. […] Ab dem vierten Jahr habe sich der ständige Schmerz in einen Freund verwandelt.« Kehlmann wird wohl kein eifriger Leser psychosomatischer Fachliteratur sein, also muss man denken, Schriftsteller und Fachleute hatten, unabhängig voneinander, dieselbe Idee: George Engel (1959) spricht vom Schmerz als »Tröster und alter Freund« und gibt ihm so einen Objektcharakter, die *memory traces* Engels, nämlich die Körpererinnerung an die Prügel von damals, verabreicht von einem geliebten Objekt, weisen auch darauf hin. Ein Patient Arthur Valensteins (1973, S. 388; Übersetzung M. H.) bemerkt: »Ohne Schmerz hätte ich nichts« – er wäre also ganz allein.

Freud hat psychogenen Schmerz zu den Konversionssymptomen gerechnet, er sieht »eine sozusagen symbolische Beziehung zwischen der Veranlassung und dem pathologischen Phänomen, [...] wenn etwa zu seelischem Schmerz sich eine Neuralgie gesellt« (1895d, S. 83f.). Die Hysterie tritt symbolisch für etwas Psychisches ein, der gelähmte Arm stellt eine symbolische Verbindung zum ödipalen Vater dar *und* ist eine Abwehr: »Komm' mir nicht zu nahe, bleib' mir vom Leibe!« Später sieht Freud psychischen Schmerz unter dem Blickwinkel des Narzissmus als Reaktion auf unbewältigte Trennung: »Der Schmerz ist also die eigentliche Reaktion auf den Objektverlust« (Freud, 1926d [1925], S. 203). Der Körperschmerz tritt an die Stelle des Trennungsschmerzes, er ist Ausdruck des Verlusts, aber er symbolisiert auch die ständige, und zwar schmerzhafte Anwesenheit des traumatisierenden Objekts. Der Trennungsschmerz ist aber kein Schmerz im Sinne einer schmerzlichen Trauer, er ist eher eine Abwehr des Trauerprozesses, ein Zeichen der ungelösten Ambivalenz dem Objekt gegenüber und der Identifikation mit ihm. Insofern ist er ein Festhalten am Objekt, genau wie die Melancholie, die Freud (1916–1917g [1915]) der Trauer gegenübergestellt hat.

Die Funktion des Schmerzes als Abgrenzung ist weniger leicht zu beschreiben als die Objektersatzfunktion, um die es bisher ging. Erstmals begegnete sie mir in der Therapie einer Patientin, Frau D., die ihre Schmerzen verwendete, um den Ehemann auf Abstand zu halten, wenn er sich ihr, besonders in sexueller Hinsicht, nähern wollte. Sie zog sich zusammen mit dem Schmerz auf sich selbst zurück, wie sie es ausdrückte. Und eine weitere Grenzfunktion kann der Schmerz bekommen: Er verschafft der Patientin ein Existenzgefühl, der Schmerz macht den Körper präsent, die durch den Schmerz markierte Körper-Grenze ersetzt die zu schwache Ich-Grenze, so wird das Schlimmste verhindert: das Auseinanderfallen, die psychotische Desintegration in extreme, Angst machende Dissoziationszustände. Dieselbe Funktion finden wir beim Selbstbeschädigungsagieren jugendlicher Borderline-Patientinnen.

Man kann psychogenen Schmerz als Form der Dissoziation verstehen; der schmerzende Körper wird vom Gesamtselbst abgetrennt, er dissoziiert also und übernimmt dadurch Aufgaben, nämlich Affekte und Phantasien zu regulieren, die sonst die Psyche erledigen soll, was aber als zu bedrohlich oder gar vernichtend erlebt würde. Zu diesen dissoziativen Zuständen, die den Körper abspalten, gehören auch Konversion, die alte Hysterie also, und Somatisierung. Hoffmann, Eckhardt-Henn und Scheidt (2004, S. 127) meinen, dass diesem gesamten »Bündel der über die Dissoziation integrierbaren *Störungsbilder* (Konversionssymptome, dissoziative Symptome bis zur dissoziativen Identitätsstörung)« eine Trauma-Ätiologie zugrunde liegt. »Die unterschiedlichen Störungsbilder [...] stellen dabei so etwas wie eine *phänomenologisch differente Endstrecke* unterschiedlicher, über eine gemeinsame Ätiologie entstandener nosologischer Untereinheiten dar.« Ich würde noch die Selbstbeschädigung hinzufügen, dabei handelt aber sozusagen das Ich, während bei allen Formen der Somatisierung der Körper handelt. Der »rätselhafte Sprung« vom Seelischen zum Körperlichen, den Freud (1916–1917a [1915–1917], S. 265, 1926d [1925], S. 141) als Frage aufwarf, wird wieder aktuell, wenn man sich mit den Manifestationen oder – Ferenczis Ausdruck – »Materialisationen« des Psychischen am und durch den Körper beschäftigt. Folgt man Ferenczi (1964 [1919]), der von einer anfänglichen Körper-Psyche-Einheit ausgeht, die er »Protopsyche« nennt, in dem Psyche und Körper eins sind, ungetrennt psychosomatisch in einer Zeit vor jeder Differenzierung von Selbst, Körper und äußeren Objekten, dann ist es vielleicht kein Sprung, sondern ein Wechsel der Ausdrucksformen; Affekt und Körpersymptom fielen in einer symbolischen Gleichung zusammen. Auch Felix Deutsch ging global von einer psychosomatischen Einheit aus, nichts sei parallel, alles eins, nur der Blickwinkel sei verschieden. Es wird auf einer Regression beruhen, dass der Körper *denkt*, wie Ferenczi (1988/1985 [1932], S. 43) sagt: »Denken mit dem Körper ist gleich Hysterie.« Auch Joyce McDougall (1985 [1978], S. 336) und Bion (zit. n. Meltzer, 1988 [1984], S. 79) glauben, dass er nicht lügt, der Dichter Botho Strauß (1996, S. 12) ist derselben Meinung: »Der Leib lügt nicht«; also sagt er, wenn er schon spricht, was wir seit Freud wissen, auch die Wahrheit (1895d, S. 197f.). Wie entstehen die endlosen heftigen Schmerzen an den Körperstellen, an dem einst der sexuelle Missbrauch stattfand, die die Gynäkologen »Pelipathie« oder »Pelvipathie« nennen? Ich denke, der Körper soll denken und handeln, wenn das Ich vom *Denken* überwältigt würde. Und das hat auch Freud (1910a [1909], S. 13) in der

Vorlesung, in der die berühmten Reminiszenzen der hysterisch Kranken erwähnt werden, beschrieben: »Fürs erste ist hervorzuheben, daß die Kranke [...] fast in allen pathogenen Situationen eine starke Erregung zu unterdrücken hatte, anstatt ihr durch die entsprechenden Affektzeichen, Worte und Handlungen, Ablauf zu ermöglichen.«

Frau D. sagt, sie habe schon ganz früh ein seltsames Verhältnis zu Schmerzen festgestellt. Mit fünf Jahren schlug sie sich den Kopf an der Wand blutig, wenn sie allein war. Als Kleinkind spielte sie einmal mit einem Hund, der zuschnappte und sie empfindlich am Knie verletzte; sie wurde nicht zum Arzt gebracht, die Wunde entzündete sich. Aber sie hat bei solchen Gelegenheiten nie gejammert, »da war das schon so, dass ich zu den Schmerzen eine komische Einstellung hatte«. Vom Kleinkindalter an wollte sie sich nie trösten lassen (keinen Körperkontakt zulassen), wenn sie z.B. hingefallen war. Wenn die Mutter nervös war, hat sie häufig zugeschlagen. Eines Tages fand Frau D. Gefallen daran, geschlagen zu werden. Als Kind hat sie schon immer gewünscht, Schmerzen zu haben, sie hat die Schmerzen verlängert, »ich habe die Schmerzen dafür gebraucht, dass ich mich überhaupt spüre! Bei uns zu Hause gab's keine Gefühle, Schmerz war wohl das einzige, was ich gefühlt habe«. Nach anderthalb Jahren Therapie sind die Schmerzen vorübergehend verschwunden, sie melden sich aber vor den (Weihnachts-)Ferien wieder, das hänge vielleicht mit den Therapieferien zusammen. In der letzten Sommerpause hat sie mit einem Kamm ein Bein blutig geschürft, »ich musste Blut sehen«. Sie möchte das Bein am liebsten abschneiden.

Ist Masochismus nicht mit Schmerz verbunden? Mit körperlichem und mit psychischem? Mit Robert Stoller (1979 [1975]) nehmen wir schon lange an, dass sexuelle Perversion eine Reinszenierung einer traumatischen Erfahrung ist, wobei der aktuelle Partner der Nachfolger des ursprünglichen Täters ist, des traumatisierenden Objekts. Auch der masochistische Spieler im sadomasochistischen Spiel muss das Skript, die Szene, bestimmen, auch wenn er Schmerz erleidet: Er will es oder muss es. Wie es Bernhard Berliner (1947, S. 459; Übersetzung M.H.) bereits gesehen hat:

> »Es handelt sich um eine Störung der zwischenmenschlichen Beziehungen, bei der der Masochist eine Person liebt, die ihm Hass und Misshandlungen zufügt. Es handelt sich nicht um eine Vorliebe für Schmerzen, sondern um eine Liebe zu dem Objekt, das die Schmerzen zufügt [...]. Aggressive Tendenzen sind Ausdruck der Identifikation mit dem Liebesobjekt« –

also Identifikation mit dem Aggressor (Ferenczi, 1964 [1933]), und er hat ein Vorbild in einer realen Person der Vergangenheit. Also kann man sagen – und ich würde es für den psychogenen Schmerz überhaupt sagen –, der Schmerz ist die somatisierte Form der Identifikation mit dem Aggressor. Berliner versteht Masochismus als Ergebnis früher Erfahrung, in der Liebe und Schmerz verbunden waren, als Objektbeziehung. Auch hier handelt das Subjekt.

Für frühe, traumatisierende Mangelerfahrungen haben Fonagy und Target folgenden Objektbezug hergestellt: »Wenn Objekte nicht angemessen als denkende und fühlende Wesen repräsentiert werden, dann können sie durch Körpererfahrungen gewissermaßen kontrolliert, auf Distanz gehalten oder es kann Nähe zu ihnen hergestellt werden« (1995, S. 296). Das bedeutet, dass derart vernachlässigte Kinder Wege suchen müssen, um unintegrierbare, nicht-symbolisierte psychische Sensationen einem pathologischen Containment zuzuführen, und dass sie dazu zu allererst ihren Körper verwenden. Man denke an das »Kopfschlagen« deprivierter Kleinkinder, die sich so ein Existenzgefühl verschaffen, als ob sie ein mütterliches Objekt in den Schlaf wiegte.

Psychogener Schmerz folgt einer ähnlichen Dynamik wie Somatisierungen an der Grenze zwischen Psychosomatik und Konversion. Wenn es um Erkrankungen der Haut, des Kontaktorgans also, geht, denken wir nicht nur an den Ersatz des Objekts durch den Körper, sondern auch an den Kontakt mit ihm, an die Verbindung mit dem mütterlichen Objekt. Oft wird beim Selbstbeschädigungsagieren dem warm über die Haut rinnenden Blut, dem Lebenssaft, beruhigende Funktion zugeschrieben, dies gar mit einem *security blanket*, einem übergangsobjektartigen Schlaftuch also, verglichen (Kafka, 1969), denn das Blut nimmt ja Kontakt mit der Haut des Patienten auf. Schlagartig hört der bedrohliche, einer psychosenahen Angst entsprechende Zustand auf, als ob die Mutter einen schreienden Säugling aufnimmt und an ihren Körper hält, kurz vor dem »Verücktwerden« des Babies, wie Winnicott (1979 [1971], S. 113) es genannt hat.

Gleichzeitig wird aber das Objekt auf Abstand gehalten, abgegrenzt. Es ist immer wieder die Ambivalenz dem Objekt gegenüber im Symptom enthalten und wird ausagiert: Eine Patientin, die als Kind jahrelang von ihrem Vater sexuell missbraucht worden war, entwickelte ein Ekzem an der Innenfläche der rechten Hand. Damals hatte der Vater das Sperma auf ihrer Hand verrieben und gesagt, das würde ihr guttun. Später genoss sie es, über die betreffende Hautstelle lauwarmes Wasser fließen zu lassen, wodurch angenehme Gefühle entstanden. Die Patientin stellte in ihrer Phantasie also mit dem Hautsymptom und dem guten Gefühl deutlich eine Verbindung zu den positiven Anteilen der Beziehung zum Vater her, jetzt ist sie aber nicht das Opfer, sondern handelt selbst.

Im Jahre 1913 stellte Paul Federn in Freuds Mittwochs-Gesellschaft am 5. Februar einen Fall von Asthma bronchiale vor und beschrieb das Symptom als Schrei nach der Mutter: »Das Asthma war zum ersten Mal nach einer Trennung von der Mutter aufgetreten [...]. Im Unbewussten war es noch immer die Mutter, nach der der Kranke wie in der Kindheit bis zur Atemlosigkeit schrie« (Federn, 1913, S. 304f.). Wie das Ekzem, dessen Erscheinen und Verschwinden oft von auslösenden Situationen, z. B. Trennung, aber auch starker Bindung und Nähe ableitbar ist, ist auch die Symptomatik des Asthmas wechselhaft je nach bestimmten Bedingungen, deren Bedeutung man oft in der Therapie nachvollziehen kann. Wegen ihres relativen Symbolgehalts stehen diese psychosomatischen Reaktionen der Hysterie sehr nahe; auch Asthma ist eine Krankheit, deren Symptomatik in psychodynamisch relevanten Zusammenhängen plötzlich auftaucht und verschwindet, sodass man sie in manchen Fällen in die Nähe der Konversion rücken möchte. Die Beobachtung der Ambivalenz – die Anwesenheit des Objekts wird dringend benötigt, stellt aber eine Gefahr dar – finden wir für das Asthma bereits in der frühen Psychoanalyse. Felix Deutsch (1933, S. 142) erkannte nämlich, dass der Asthmaanfall nicht nur ein »Schrei nach der Mutter«, sondern auch eine Zurückweisung der Mutter ist: Es »genügte schon [...] die drohende Annäherung an das verpönte Liebesobjekt [...], um den Atemkrampf hervorzurufen«. Schließlich handelt es sich ja beim Asthma um einen *erstickten* Schrei, denn die Luft ist ja gerade gehindert, herauszuströmen, möchte ich ergänzen.

Ein seit seinem Auszug aus dem Elternhaus schwer an Colitis ulcerosa erkrankter junger Mann sagte einmal, weil er immer, wenn er starke Darmsymptome hatte, seiner Mutter sein Leid klagte: »Der Darm ist meine Verbindung zur Mutter.« Als er einmal eine längere Fahrradtour mit einem Mädchen unternahm, quälten ihn die Durchfälle derart, dass der Arme besonders abends stundenlang mit seiner Darmentleerung beschäftigt war. Das Mädchen ging dann schon müde ins Zelt, und wenn der Darm sich einigermaßen beruhigt hatte, sodass der junge Mann ans Schlafengehen denken konnte, war das Mädchen längst eingeschlafen, und es konnte nichts mehr »passieren«.

Wir sehen wieder, wie bei allen Körperstörungen, dass auch hier das

Symptom, das letztlich die ambivalente Haltung des Patienten dem Objekt gegenüber ausdrückt, doppelt determiniert ist – nicht einfach der »Schrei nach der Mutter«, vielmehr muss gleichzeitig die große Mutter-Bedürftigkeit abgewehrt werden. Käme die »Mutter« zu nahe, entstünde die Gefahr des Vereinnahmt-Werdens. Und ebenso ist der psychogene Schmerz mehrfach determiniert: Er repräsentiert das traumatisierende oder verlorene Objekt, wehrt es gleichzeitig ab und enthält die Aggression, die dem gewalttätigen und geliebten Objekt gegenüber nie empfinden werden konnte.

Literatur

Berliner, B. (1947). On some Psychodynamics of Masochism. *The Psychoanalytic Quarterly, 16*, 459–471.

Deutsch, F. (1933). Biologie und Psychologie der Krankheitsgenese. *Internationale Zeitschrift für Psychoanalyse, 19*(1/2), 130–146.

Eissler, K.R. (1968). Weitere Bemerkungen zum Problem der KZ-Psychologie. *Psyche – Z Psychoanal, 22*(6), 425–463.

Engel, G.L. (1959). Psychogenic Pain and the Pain Prone Patient. *The American Journal of Medicine, 26*(6), 899–918.

Federn, P. (1913). Beispiel von Libido-Verschiebung während der Kur. *Internationale Zeitschrift für Psychoanalyse, 1*, 303–306.

Ferenczi, S. (1964 [1919]). Hysterische Materialisationsphänomene – Gedanken zur Auffassung der hysterischen Konversion und Symbolik. In ders., *Bausteine zur Psychoanalyse. Band 3: Arbeiten aus den Jahren 1908–1933* (2. Aufl., S. 129–147). Huber.

Ferenczi, S. (1964 [1933]). Sprachverwirrung zwischen den Erwachsenen und dem Kind (Die Sprache der Zärtlichkeit und der Leidenschaft). In ders., *Bausteine zur Psychoanalyse. Band 3: Arbeiten aus den Jahren 1908–1933* (2. Aufl., S. 511–525). Huber.

Ferenczi, S. (1988/1985 [1932]). *Ohne Sympathie keine Heilung. Das klinische Tagebuch von 1932.* S. Fischer.

Ferrante, E. (2018 [2014]). *Die Geschichte des verlorenen Kindes.* Suhrkamp.

Fonagy, P. & Target, M. (1995). Zum Verständnis von Gewalt. Über die Verwendung des Körpers und die Rolle des Vaters. *Kinderanalyse, 10*(3), 280–307.

Freud, S. (1895d). *Studien über Hysterie. GW I*, S. 75–312.

Freud, S. (1910a [1909]). *Über Psychoanalyse. GW VIII*, S. 1–60.

Freud, S. (1916–1917a [1915–1917]). *Vorlesungen zur Einführung in die Psychoanalyse. GW XI.*

Freud, S. (1916–1917g [1915]). Trauer und Melancholie. *GW X*, S. 428–446.

Freud, S. (1926d [1925]). *Hemmung, Symptom und Angst. GW XIV*, S. 111–205.

Hirsch, M. (1985). Psychogener Schmerz als Übergangsphänomen. *Praxis der Psychotherapie und Psychosomatik, 30*(5), 261–267.

Hirsch, M. (1989). Psychogener Schmerz als Repräsentant des Mutter-Objekts. *Psychotherapie – Psychosomatik – Medizinische Psychologie, 39*, 202–208.

Hirsch, M. (1998 [1989]). Der eigene Körper als Objekt. In ders. (Hrsg.), *Der eigene Körper*

als Objekt. Zur Psychodynamik selbstdestruktiven Körperagierens (S. 1–8). Psychosozial-Verlag.
Hoffmann, S.O., Eckhardt-Henn, A. & Scheidt, C.E. (2004). Konversion, Dissoziation und Somatisierung. Historische Aspekte und Entwurf eines Integrativen Modells. In A. Eckhardt-Henn & S.O. Hoffmann, *Dissoziative Bewusstseinsstörungen. Theorie, Symptomatik, Therapie.* Schattauer.
Kafka, J.S. (1969). The Body as Transitional Object. A psychoanalytic Study of a Self-Mutilating Patient. *British Journal of Medical Psychology, 42*(3), 207–212.
Kehlmann, D. (2017). *Tyll. Roman.* Rowohlt.
da Mata, V. (2015 [2013]). *Blumentochter. Roman.* List.
McDougall, J. (1985 [1978]). *Plädoyer für eine gewisse Anormalität.* Suhrkamp.
Meltzer, D. (1988 [1984]). *Traumleben. Eine Überprüfung der psychoanalytischen Theorie und Technik.* Verlag Internationale Psychoanalyse.
Raabe, A. (2023). *Die Möglichkeit von Glück. Roman.* Klett-Cotta.
Stoller, R. (1979 [1975]). *Perversion. Die erotische Form von Haß.* Rowohlt.
Strauß, B. (1996). *Ithaka. Schauspiel nach den Heimkehr-Gesängen der Odyssee.* dtv.
Valenstein, A.F. (1973). On Attachment to painful Feelings and the negative therapeutic Reaction. *The Psychoanalytic Study of the Child, 28,* 365–392.
Volkan, V.D. (1972). The linking Objects of pathological Mourners. *Archives of General Psychiatry, 27*(2), 215–221.
Winnicott, D.W. (1979 [1971]). *Vom Spiel zur Kreativität.* Klett-Cotta.

Der Autor

Mathias Hirsch, Dr. med., Jahrgang 1942, Dr. med., ist Facharzt für Psychiatrie und für psychotherapeutische Medizin, Psychoanalytiker (DGPT, affil. Mitglied DPV) und Gruppenanalytiker. Nach langen Jahren psychoanalytischer Praxis in Düsseldorf ist er aktuell als Supervisor tätig. Er veröffentlicht zahlreich zu sexuellem Missbrauch in der Familie, psychoanalytischer Traumatologie, Schuld und Schuldgefühl, Machtmissbrauch in Psychoanalyse und Psychotherapie, Psychoanalyse des Körpers, kulturpsychologischen Themen und zum Themenkomplex Psychoanalyse und Film.

Kontakt per E-Mail: mathias.hirsch@t-online.de

Seelischer Schmerz – körperlicher Schmerz

Psychotische Angst – traumatische Angst

Christian Maier

»Was sind wir Menschen doch! Ein Wohnhaus grimmer Schmerzen«, so beginnt ein Gedicht von Andreas Gryphius aus dem Jahre 1637 und fährt zwei Zeilen später fort: »Ein Schauplatz herber Angst, besetzt mit scharfem Leid«. Dies ist das Thema meines Beitrags, der sich an Freuds Feststellung aus dem *Unbehagen in der Kultur* anlehnt: »Das Leben, wie es uns auferlegt ist, ist zu schwer für uns, es bringt uns zu viel Schmerzen, Enttäuschungen, unlösbare Aufgaben« (Freud, 1930a [1929], S. 432). Wohl deshalb hat Bion das Lustprinzip, dessen Streben zwei Seiten hat, »einerseits die Abwesenheit von Schmerz und Unlust, andererseits das Erleben starker Lustgefühle« (ebd., S. 434), in »Lust-Schmerz-Paradigma« umbenannt. Ich werde von zwei psychischen Affektionen sprechen, die sich in unserer täglichen Arbeit dadurch auszeichnen, dass der seelische Schmerz zu groß ist, um ertragen zu werden – die eine ist die Psychose, die andere das Trauma.

Was Trauma und Psychose gemeinsam haben, ist die Unerträglichkeit des seelischen Schmerzes. Dem Seelenapparat kann, um mit Freud zu sprechen, die Bewältigung der »aus dem Innern des Organismus« stammenden Reize nicht mehr adäquat gelingen (Freud, 1915c, S. 211). Auch beim psychischen Trauma spielt die Reizbewältigung die entscheidende Rolle:

> »Trauma ist jedes Ereignis in der Innenwelt oder Außenwelt, das imstande ist, durch seine Plötzlichkeit, durch die Quantität oder auch durch die Qualität der Reizzufuhr, das Ich für kürzere oder längere Zeit außer Tätigkeit zu setzen. Wenn das geschieht und das Individuum sich aller Ich-Funktionen und Abwehrmechanismen beraubt findet, wird auf das Ereignis mit primitiven, archaischen, oft somatischen Mitteln reagiert« (A. Freud, 1967, S. 14).

Auch das überwältigende Erlebnis einer psychotischen Krise kann eine traumatische Erfahrung darstellen. Dies gilt jedoch nicht generell, denn es gibt auch Patienten, die das psychotische Erleben suchtartig aufsuchen, um der Realität zu entfliehen.

Wenn Freud von »inneren Reizen« spricht, so meint er die Triebe, von denen der eine, die Libido, die Menschen aneinanderbindet, während ihr Gegenspieler, die Aggression, das menschliche Zusammenleben stört (Freud, 1930a [1929], S. 506). Auch wenn es manchen von uns immer noch schwerfällt, müssen wir zugeben, dass dieses klassische Modell heute nicht mehr ausreicht. Darauf bezieht sich Daniel Stern, der darauf hinweist, dass Motive wie Bindung, Kompetenz, Bemeisterung, Neugierde sowie andere motivationale Faktoren zu wenig Beachtung finden (1992, S. 331). Die Affektforschung, angefangen bei den klinisch-psychologischen Arbeiten von Tomkins bis hin zu den neurobiologischen Forschungen von Panksepp, stellt uns vor die Aufgabe, die Unterscheidung zwischen Objekt- und Ich-Trieben, die Freud zeitlebens beschäftigte, neu zu fassen. Das Fehlen einer Motivationstheorie birgt z. B. die Gefahr, dass die aggressiven Affekte bevorzugt anerkannt werden, was nicht ohne Folgen für das Menschenbild der an der Therapie Beteiligten bleibt. Da die vorrangige Aufgabe der Abwehr darin besteht, das Ich vor unerträglichen Gefühlen zu schützen, kann eine Deutung nur ein Schritt der Affektverarbeitung sein. Dass die wesentliche affektregulierende Arbeit des Analytikers auch auf anderen Wegen erfolgen kann, zeigt mein erstes Beispiel.

Vignette 1

Frau K., eine Akademikerin mittleren Alters, mit zahlreichen, meist kurzen psychotischen Episoden, sprach von Beginn an mit großer Offenheit über alle Themen, die sie bewegten. Nur über ihre Partnerbeziehung wollte sie erst sprechen, wenn die Fortführung der Analyse gesichert war. Diese Bedingung gründete, wie ich mir erklärte, in einer traumatischen Erfahrung: Ihre Mutter hatte sie als Kind im Alter von drei Monaten in eine Pflegefamilie gegeben, weil sie sich »überfordert« fühlte – eine Entscheidung, zu der man wissen muss, dass die Schwangerschaft mit der Patientin die Folge einer lebensbedrohlichen Vergewaltigung war. Dazu stand auch die Beziehung zu ihrem Partner in merkwürdiger Passung, denn der Mann, den sie liebte, war seit einiger Zeit wie vom Erdboden verschluckt. Wegzug auf Druck der Ehefrau, die sie einmal, als sie wieder eine psychotische Krise hatte, angerufen hatte, um zu erfahren, wo er sei, oder eine Krankheit, die schlimmer sei als die, von der er ihr erzählt hatte, waren die Erklärungen, die sie für sein Verschwinden in Betracht zog, vielleicht sogar seinen Tod, eine Befürchtung, die sie immer wieder zu zerstreuen vermochte, wenn sie Anzeichen dafür entdeckte, dass er wieder in der Stadt gewesen sein musste, z. B. ein neues Schild an der Eingangstür seiner verlassen wirkenden Geschäftsräume. Mich überzeugten die Argumente, die sie für seine Wiederkehr anführte, weniger. Eigenes Nicht-wissen-Können, gepaart mit Vorsicht und etwas, was man altmodisch »Taktgefühl« nennen könnte, hinderten mich daran, bestimmter vorzugehen, zumal die Patientin jeden Gedanken über die Möglichkeit seines Todes mit den Worten beendete: »Ich kann mir nicht vorstellen, dass er nicht mehr lebt!«

Das Thema des verschwundenen Partners tauchte immer wieder auf, wenn die Kontinuität der Behandlung gestört war. Im Vorfeld eines erneuten Verlängerungsantrags erinnerte sich Frau K. an eine Szene aus einem Roman, die Rainer ihr in den letzten Wochen ihres Zusammenseins erzählt hatte. Darin ging es um die Überfahrt einer Reisegruppe über einen Fluss. Es dränge sie, dieses Buch, dessen Titel sie leider nicht kenne, zu lesen. An den geschilderten Details erkannte ich das Buch. »Ich kenne diese Szene«, sagte ich, »sie stammt aus einem Roman von Cees Nooteboom und heißt *Die folgende Geschichte* und handelt vom Sterben und vom Tod. Die Geschichte spielt in Portugal, der Fluss ist der Tejo und er steht für den Styx«. »Können Sie mir dieses Buch leihen?«, fragte Frau K. Den mit dem Ausleihen des Romans beginnenden Handlungsdialog und dessen Einbindung in die therapeutische Beziehung habe ich an anderer Stelle ausführlich beschrieben (Maier, 2001). Für die Zwecke dieser Darstellung mag es genügen, dass mich Frau K. Monate später, unmittelbar nachdem sie sich vergewissert hatte, dass ich trotz der Herbstferien in der Praxis sein würde, fragte: »Habe ich Ihnen erzählt, wie er gestorben ist?« Und dann erzählte sie vom Besuch in der Krebsklinik und Rainers Tod.

Die jahrelange Amnesie über Rainers Tod war das Resultat eines seelischen Vorgangs, den wir »Verleugnung« nennen. Im Unterschied zur Verdrängung, die sich gegen verpönte Regungen und Affekte wendet, richtet sich die Verleugnung, die eine unerträgliche Wahrnehmung verwirft, gegen die Außenwelt. Unerträglich wird ein Ereignis in der Außenwelt erst durch die Gefühle, die es auslöst. Aus dieser Perspektive ist Verleugnung eng mit traumatischem Erleben verbunden. So ist auch Freuds Erklärung des Fetischismus zu verstehen (Freud, 1927e). Andererseits ist es aber auch charakteristisch für die Psychose, dass sie die Realität verleugnet und zu ersetzen versucht (Freud, 1924e, S. 376). Der typische psychotische Abwehrmechanismus besteht jedoch im Rückzug von den Objektbeziehungen, ein Vorgang, von dem Heinz Hartmann (1972 [1953]) vermutet, dass er nur einem vorgeschädigten Ich möglich ist. Der Rückzug von der Objektwelt wird dann eingeleitet, wenn ein Ereignis, Erlebnis oder Konflikt Affektspannungen übermäßig ansteigen lässt, sodass die Ich-Selbst-Struktur die notwendige Regulierung nicht mehr leisten kann. Dies bedingt die »archaischen Seelenqualen«, von denen Winnicott (1991, S. 1119) spricht und die er mit *fear of breakdown* (der »Angst vor dem Zusammenbruch«) umschreibt. Es handelt sich um die Angst vor Nicht-Existenz, die aus dem drohenden Zusammenbruch der Ich-Selbst-Struktur resultiert. Unsere Angst vor dem Tod ist ein Abkömmling dieser Ängste. Und die psychotische Angst, wie sie uns nach dem Rückzug von den Objektbeziehungen über die Verfolgungs- und Weltuntergangsszenarien entgegentritt, ist bereits der Erfolg der schizophrenen Abwehrorganisation, die versucht, die Anbindung an die Objektwelt wiederherzustellen und die namenlose Bedrohung zumindest wieder denkbar zu machen. Die psychotische Angst trägt nun nicht mehr den Signalcharakter, der vor der Gefahr des Liebes- oder des Objektverlusts warnt, sondern sie stammt von der tiefsten Form der Angst ab, der *fear of breakdown*, die dann aufkommt, wenn der seelische Apparat überlastet ist, und die Freud als »automatische Angst« bezeichnet.

Die Verleugnung gilt zwar als primitiver Mechanismus, ist aber uns allen möglich und zumal für die Adoleszenz typisch. In meiner Fallvignette bewahrt er – zusammen mit der Verdrängung, welche die Amnesie absichert – die Patientin vor einer psychotischen Regression: Wenn die Erinnerung an Rainers Tod gelöscht ist, dann kann auch kein Schmerz über den Verlust aufkommen. Es bleibt allein die Angst, was seine Abwesenheit bewirkt haben könnte. Die Aufgabe aller Abwehrmechanismen ist es, das Bewusstsein vor Angst und seelischem Schmerz zu schützen. Doch was ist seelischer Schmerz? Wir kennen ihn alle, aber psychoanalytisch ist er als Gefühl schwer zu fassen. Es ist für uns selbstverständlich, schreibt Freud (1926d [1925]), dass die »Trennung vom Objekt schmerzlich ist«, aber:

»An der Trauer [...] blieb ein Zug völlig unverstanden, ihre besondere Schmerzlichkeit« (ebd., S. 202). Und er kommt zu folgender Formulierung: »Der Schmerz ist also die eigentliche Reaktion auf den Objektverlust, die Angst die auf die Gefahr, welche dieser Verlust mit sich bringt, in weiterer Verschiebung auf die Gefahr des Objektverlustes selbst« (ebd., S. 203f.).

Seelischer Schmerz trifft uns, wenn wir die Wertschätzung anderer verlieren, die Liebe eines geliebten Menschen oder gar diesen Menschen selbst. Die verminderte Fähigkeit der Patientin, seelischen Schmerz zu ertragen, auf den traumatischen Verlust im ersten Lebensjahr zurückzuführen, bleibt, auch wenn es plausibel erscheint, eine spekulative Rekonstruktion. Tatsache ist aber zweifellos, dass sie Verlustängste und sogar psychotische Ängste besser tolerieren konnte als seelischen Schmerz. Auch in meinem nächsten Beispiel geht es um den Gegensatz von Objektsicherheit einerseits und Schmerz und Angst andererseits.

Vignette 2

Der Patient, ein ehemaliger Leistungssportler, suchte therapeutische Hilfe, weil er nach monatelangem Mobbing am Arbeitsplatz in eine traurige Stimmung mit tiefer Verunsicherung und gelegentlicher Apathie geraten war. Bald kam er auf ein erschreckendes Ereignis vor einigen Jahren zu sprechen, als er mit Anfang 40 einen Herzstillstand erlitten hatte und für einige Minuten klinisch tot war. Nur dem außergewöhnlichen Umstand, dass innerhalb weniger Minuten ein Notfallteam vor Ort war, verdankte er, dass er erfolgreich wiederbelebt werden konnte. Er hatte noch deutlich vor Augen, wie er sich nach dem Aussetzen seines Herzens in einem dunklen, abschüssigen Raum befand, an dessen oberem Ende seine Eltern standen, nach deren Händen er in unsäglicher Not vergeblich griff, worauf er in einen tiefschwarzen Abgrund hineinglitt. So schilderte der Patient sein Sterben, das Erleben des eintretenden Todes, den das schwindende Bewusstsein in einem traumähnlichen Bild festhielt.

Tolstoi schreibt in *Der Tod des Iwan Iljitsch*, dass jemand, der vom Tod spricht, die Luft in einem Raum verpestet. Die Atmosphäre des Beitrags wird leider nicht besser, denn das unergründlich Dunkle, das Erleben von Todesangst, führt mich auch zum nächsten Fallbericht.

Vignette 3

Eine jüngere Frau beginnt die Sitzung damit, dass sie nun wisse, warum sie nicht zur Ruhe komme. In einem Traum habe eine Stimme, wahrscheinlich sie selbst, gesagt: »Atme, du musst langsam und tief atmen!« Als sie aufwachte, bemerkte sie, dass sie nicht richtig atmete. Begonnen habe es mit Schmerzen in der Brust, die vor zwei Wochen etwa zeitgleich mit Panikattacken auftraten. Dann habe sie noch einen weiteren, sehr merkwürdigen Traum gehabt: Sie ist in einem dunklen Raum, alles ist dunkel. Dort hat sie die Aufgabe, über Nacht auf ein totes Baby aufzupassen, das in weiße Tücher gewickelt ist. Am Ende der Nacht nimmt sie das Baby und merkt, dass es atmet. »Die Leute werden sich erschrecken, wenn sie sehen, dass das Baby lebt«, denkt sie. Dann befindet sie sich in einem dunklen Tunnel, an dessen Ende sie in ein grelles Licht blickt, alles ist in gleißendes Weiß getaucht, sodass nichts mehr zu erkennen ist, angedeutet nur die schattenhaften Umrisse von Menschen jenseits der leuchtenden Grenze.

Dieser Traum und das Nahtoderlebnis meines Patienten haben eines gemeinsam: Beide Phantasien führen mit Schrecken an einen Ort, wo nichts mehr zu erkennen ist. Im Traum der Patientin gibt es dazu aber auch Gegensätze, die das Resultat von Abwehrvorgängen sind, die wir »Umkehrungen« nennen: Er führt vom Tod in eine unerträgliche Helligkeit, in der die Anwesenheit von Menschen zu erahnen ist.

Kurz vor dem Auftreten der Brustschmerzen und der Panikattacken hatte die Patientin ein attraktives Stellenangebot erhalten – eine freudige Überraschung, die ihr gleichzeitig bedeutete, dass sie in einem stärkeren Maße im Fokus von Aufmerksamkeit stehen würde, was tiefe Ängste, die sich auf ein öffentliches In-Erscheinung-Treten bezogen, aufrührte. Im zweiten Traum geht es um Tod und Leben – oder, um die erste Umkehrung des manifesten Inhalts aufzulösen, um Leben und Tod. Fritz Morgenthaler weist in seiner Traumdeutungslehre darauf hin, dass in einem Traum, in dem man eine Umkehrung erkennt, immer mehrere vorkommen. Wer darauf achtet, wird feststellen, dass Umkehrungen für Träumer charakteristisch sind, denen im Kindesalter Auflehnung gegen Autorität nur im Trotz möglich war. Umkehrende Gegensätze sind: Dunkelschwarz versus Weiß, Sorge um das tote Baby versus Erschrecken vor seinem Lebendig-

> Sein, schützende Dunkelheit versus Erscheinen in gleißendem Licht. Zusammen mit den auftretenden Panikattacken und der Atemnot führte dieser Traum zu schrecklichen Erlebnissen zurück: Als sehr junge Frau war die Patientin einem zehn Jahre älteren Wissenschaftler in ein fernes Land gefolgt. Schon auf dem Flug dorthin hatte sich sein Verhalten verändert. Bis es ihr gelang, zu entfliehen, kam es zu Szenen, in denen sie Todesangst ausstand: Einmal würgte er sie, bis sie der Bewusstlosigkeit nahe war; ein anderes Mal hielt er ihr ein Messer an die Kehle. In dieser Zeit fühlte sie sich unendlich verlassen.

Diese Todesangst steht hinter dem Erleben einer unerträglichen Helligkeit, wie sie gegen Ende des Traumes erscheint. Auch hier gilt, dass ein Traum oft am Punkt der größten Angst endet, weil die Seele nicht mehr fähig ist, ein Narrativ für die emotionalen Bewegungen zu erschaffen. Und auch hier begegnen wir der *fear of breakdown*: Die unerträgliche, oft als überirdisch beschriebene Helligkeit, meist ein blankes gleißendes Weiß, taucht in unzähligen Berichten von Nahtoderfahrungen auf. Seit Raymond Moody und Elisabeth Kübler-Ross haben Nahtoderfahrungen auch in der Popkultur Beachtung gefunden. Häufigster Inhalt ist die Erfahrung eines Tunnels, an dessen Ende ein helles Licht erscheint. Nach einer Studie aus dem Jahr 2007 können elf Prozent der Patienten mit Herzstillstand von einer Nahtoderfahrung mit positivem oder negativem Gefühlserleben berichten (Parnia, Spearpoint & Fenwick, 2007). Aber auch in Traumasituationen, z. B. bei Folter in Verbindung mit einem *spacing-out*, dem dissoziativen Verlassen des eigenen Körpers (Cooper, 2011), kann es zu einem solchen Erleben kommen. Während Moody und Kübler-Ross in Nahtoderfahrungen mit Glücksgefühlen den »wissenschaftlichen« Beweis für ein Leben nach dem Tod verstehen, erkennen wir als Psychoanalytiker darin den verzweifelten Versuch, das aus der »Angst vor dem Zusammenbruch« hervorgehende Erleben psychischer Hilflosigkeit zu bewältigen. Positive Nahtoderfahrungen sind in meiner Lesart also das Resultat eines Vorgangs, den Kernberg (1978, S. 53f.) als »manische Verleugnung« bezeichnet und der dadurch gekennzeichnet ist, dass »ein extrem entgegengesetzter Affekt« verwendet wird, um unerträgliches Grauen zu bannen.

Der Zusammenbruch der Ich-Selbst-Funktionen wird im Nahtoderlebnis des Patienten mit Herzstillstand durch zwei Narrative bildhaft: Zum einen gibt es das Bild des Versinkens in Dunkelheit, das für die Vernichtungsangst des drohenden Zusammenbruchs steht, zum anderen bedeutet es zugleich den Verlust aller Beziehungen, ja von allem, was uns an die Welt bindet, sei es belebt oder unbelebt, materiell oder ideell. Und in allen seelischen Situationen, in denen die Angst vor dem Zusammenbruch mit einer vorübergehenden Lähmung der Ich-Funktionen einhergeht, also im Moment des Traumas, verbinden sich diese grundlegenden Erfahrungen von Selbst und Welt. Daher trägt die *fear of breakdown* stets die Signatur absoluter Verlassenheit. Und hier zeigt sich auch, dass das Streben nach Bindung unsere tiefste und stärkste Schicht unseres Motivationssystems ist.

Weil diese Erfahrungen so unerträglich sind, mobilisiert das unbewusste Ich Abwehrmechanismen, um das Bewusstsein vor dem unmittelbaren Affekterleben zu schützen. Dies erklärt und bestätigt sich auch darin, dass die Patienten mit Herzstillstand ihre Nahtoderfahrung überwiegend als angenehm oder sogar glücklich erinnern (Parnia, Spearpoint & Fenwick, 2007). Die schizophrene Psychose hingegen fährt andere Abwehrstrategien: Zum einen wird die Angst vor dem Zusammenbruch nach außen projiziert und in der Angst vor dem Weltuntergang aufgefangen, zum anderen ruft der psychotische Rückzug von der Welt über unsere tiefste Motivationsebene regelmäßig den Verfolgungswahn auf den Plan, um den seelischen Schmerz absoluten Verlassen-Seins nicht aufkommen zu lassen – gleichsam ein unwiderstehlicher Protest des Bindungssystems von uns Säugetieren.

Ein weiteres Phänomen darf dabei nicht außer Acht gelassen werden – der körperliche Schmerz. Man könnte geneigt sein, bei den mit Atemstörungen einhergehenden Brustschmerzen der dritten Vignette über im Körper eingebrannte Erinnerungen zu spekulieren. Es genügt aber auch anzunehmen, dass die Schmerzen das Ergebnis einer reflektorischen Muskelverspannung waren, die durch die Panikzustände hervorgerufen wurden, gefolgt von einer Intercostalneuralgie. Dieses Modell besagt, dass die psychischen Reminiszenzen die körperlichen Schmerzen bedingten, also ein echter psychosomatischer Vorgang. Nicht spekulativ, weil mit dem Erleben der Patientin übereinstimmend, ist schließlich die Feststellung, dass, solange der körperliche Schmerz unreflektiert blieb, der seelische Schmerz nicht zum Thema werden konnte. Jeder Psychoanalytiker weiß, dass sich hinter körperlichem Schmerz auch seelischer Schmerz verbergen kann, auch wenn über die Zusammenhänge noch Vieles unklar bleibt. Liegt aber eine solche Konstellation vor, so gilt nach wie vor Freuds Feststellung: »Der Übergang vom Körperschmerz zum Seelenschmerz entspricht dem Wandel von narzisstischer zur Objektbesetzung« (Freud, 1926d [1925], S. 205). Anders ausgedrückt: Körperlicher Schmerz kann die Funktion haben, das Erleben von Hilflosigkeit und Verlassen-Sein hintanzuhalten. Die enge Verbindung von seelischem und körperlichem Schmerz, die nicht nur im Deutschen per se schon sprachlich gegeben ist, wird durch die neurobiologischen Forschungen von Jaak Panksepp gestützt. Panksepp beschreibt sieben Affektsysteme, die mehr oder weniger ähnlich bei allen Säugetieren zu finden sind. Eines davon nennt Panksepp »PANIC/GRIEF«, das an der Vermittlung von panischer Trennungsangst, Trauer und seelischem Schmerz beteiligt ist. Evolutionsbiologische Befunde deuten darauf hin, dass sich dieses für das Gefühl von Verlassen-Sein maßgebliche Affektsystem aus subkortikalen Hirnarealen entwickelt hat, welche die affektive Intensität von körperlichem Schmerz vermitteln (Panksepp & Biven, 2012, S. 314).

Es gibt auch Nahtoderfahrungen, die den Versuch abbilden, den Schmerz der Verlassenheit durch eine Hinwendung zum Selbst aufzufangen. Der schottische Schriftsteller John Burnside erlitt 2020 (an COVID-19) erkrankt einen Herzstillstand und war zehn Minuten tot (Bucheli, 2024). Da sei plötzlich ein helles Licht gewesen, das von ihm selbst ausging. Dann sah er sich von oben auf einem Seziertisch liegend. Alles um ihn herum war still, kein Mensch mehr. Das *spacing-out*, das bildhafte Sich-von-außen-Sehen, ist ein dissoziativer Mechanismus, der aufgerufen wird, wenn das Ich unter dem Eindruck überwältigender Emotionen vor seinem Zusammenbruch steht. Und wir sehen einmal mehr, dass das Erleben von Verlassen-Sein den tiefsten seelischen Schmerz des Menschen hervorruft.

Weil dies so ist, werden bei einem intensiven therapeutischen Prozess – und dies gilt für alle psychotherapeutischen Verfahren – die in der Vergangenheit eines Menschen erlittenen Erfahrungen unerträglichen Verlassen-Seins oftmals dann wieder aktuell, wenn die Kontinuität der Behandlung nicht gewährleistet ist. Die Patientin der ersten Fallvignette ging das Risiko, ihren Schmerz des Verlassen-Seins, der seine Wurzeln in der früherfahrenen Weggabe als Baby hatte, erneut zu erleben, erst ein, als für sie die Fortführung der Therapie nicht mehr infrage stand. Und die Erinnerung an das Sterben und den Tod des geliebten Mannes konnte dann geteilt werden, als feststand, dass keine Urlaubsunterbrechung drohte. Auch in der dritten Fallvignette spielte eine unmittelbar bevorstehende Urlaubspause des Analytikers eine wichtige Rolle: Nach der vorangegangenen Sitzung war die Patientin noch auf dem Heimweg traurig geworden wie seit Jahren nicht mehr und dachte, dass sie nach dem Ende der Analyse wieder ganz allein in der Welt sein würde.

Damit bin ich gegen Ende des Beitrags bei der Frage angelangt, wie Psychoanalyse – Therapie überhaupt – wirkt. Zweifellos ist hier an erster Stelle die therapeutische Beziehung mit dem wechselseitigen interaktionellen Austausch zu nennen. Das kommunikative Bedürfnis von uns Menschen besteht nicht nur darin, Informationen auszutauschen, sondern wird insbesondere auch von der Absicht getragen, Gefühle zu teilen. Das ist eine der Triebfedern, über die unser Bindungsstreben wirksam wird. Wenn wir über die Mechanismen nachdenken, mit denen die Ich-Funktionen den interaktionellen Austausch bewirken, so führt uns die psychoanalytische Theorie zu den komplexen Vorgängen, die in der Gruppe der Identifikationen zusammengefasst werden. Es ist sehr wahrscheinlich, dass die primären Identifizierungen, die, wie sie Winnicott versteht, dem Sein des Anderen nachspüren, hier die maßgeblichen Mechanismen darstellen. Wie der erste Fallbericht zeigt, sind aber auch die sekundären Identifizierungen, die sich am wechselseitigen Handeln orientieren, ständig beteiligt. Der dort beschriebene Handlungsdialog beinhaltet ein wechselseitiges Geben, mit der abschließenden Geste des erlösenden Erinnerns, wobei es keiner großen Phantasie bedarf, um diese Gabe als Geschenk zu verstehen, womit wir zum Abschluss einer sozialen Regel begegnen, die, wie uns der große Soziologe Marcel Mauss (1990) gelehrt hat, in den menschlichen Gesellschaften seit Urzeiten gilt und die besagt, dass eine empfangene Gabe notwendigerweise erwidert werden muss – eine Regel, die auch für die psychoanalytische Therapie gilt, auch wenn sich dort der Austausch von Gaben auf Gefühle und Worte beschränkt.

Literatur

Bucheli, R. (2024, 9. März). »Ich war zehn Minuten lang tot«. Der Schriftsteller John Burnside überlebte einen Herzstillstand. *Neue Zürcher Zeitung*. https://www.nzz.ch/feuilleton/der-schriftsteller-john-burnside-hat-einen-herzstillstand-ueberlebt-ld.1818317

Cooper, M.J. (2011). Near-death Experience and Out Of Body Phenomenon during Torture. A Case Report. *Torture, 21*(3), 178–181.

Freud, A. (1967). Eine Diskussion mit René Spitz. *Psyche – Z Psychoanal, 21*(1–3), 4–15.

Freud, S. (1915c). Triebe und Triebschicksale. *GW X*, S. 210–232.

Freud, S. (1924e). Der Realitätsverlust bei Neurose und Psychose. *GW XIII*, S. 363–368.

Freud, S. (1926d [1925]). *Hemmung, Symptom und Angst. GW XI*, S. 111–205.

Freud, S. (1927e). Fetischismus. *GW XIV*, S. 311–317.

Freud, S. (1930a [1929]). *Das Unbehagen in der Kultur.* GW XIV, S. 419–506.

Hartmann, H. (1972 [1953]). Ein Beitrag zur Metapsychologie der Schizophrenie. In ders., *Ich-Psychologie* (S. 181–204). Klett-Cotta.
Kernberg, O.F. (1978). *Borderline-Störungen und pathologischer Narzissmus*. Suhrkamp.
Maier, C. (2001). Die Bedeutung des Handlungsdialogs in der Behandlung psychotischer Patienten. *Psyche – Z Psychoanal, 55*(1), 1–25.
Mauss, M. (1990). *Die Gabe. Form und Funktion des Austauschs in archaischen Gesellschaften*. Suhrkamp.
Panksepp, J. & Biven, L. (2012). *The Archaeology of Mind. Neuroevolutionary Origins of human Emotions*. Norton & Company.
Parnia, S., Spearpoint, K. & Fenwick, P.B. (2007). Near Death Experiences, Cognitive Function and Psychological Outcomes of Surviving Cardiac Arrest. *Resuscitation, 74*(2), 215–221.
Stern, D.N. (1992). *Die Lebenserfahrung des Säuglings*. Klett-Cotta.
Winnicott, D.W. (1991). Die Angst vor dem Zusammenbruch. *Psyche – Z Psychoanal, 45*(12), 1116–1126.

Der Autor

Christian Maier, Dr. med., ist Neurologe und Psychiater, Psychotherapeut und Psychoanalytiker (DPG, DGPT, DGAP), und niedergelassen in eigener Praxis in Bonn. Zudem ist er Lehranalytiker am Institut für Psychoanalyse im Rheinland, Köln. Seine Arbeit konzentriert sich auf die Gebiete Psychoanalyse, Ethnopsychoanalyse, Psychiatrie und Ethnologie.

Kontakt per E-Mail: christian-maier@onlinehome.de

Attacks on feeling

Zonen von Indolenz im psychosozialen Raum

Angelika Ebrecht-Laermann

Indolenz, Schmerz und Gewalt

Als ich meinen Patienten Herrn A[1] das erste Mal traf, fühlte ich mich von ihm zunächst völlig abgeschnitten. Emotionslos und ohne menschliche Regung, saß ich vor ihm wie vor einer kalten, harten Mauer. Ich schien wie gefangen in einem Zustand der Indolenz, der Fühllosigkeit bzw. Gleichgültigkeit gegenüber Schmerz, und zwar gegenüber dem eigenen Schmerzempfinden wie auch gegenüber den Schmerzen und dem Leiden anderer. Dann jedoch wurde ich plötzlich überflutet von einer riesigen Woge namenloser Todesangst, aus der es kein Entrinnen zu geben schien. Indem Herr A mich während der Sitzung kaum anblickte, sondern ängstlich, gequält und mit schmerzverzerrtem Gesicht zur Seite schaute, als sehe er dort etwas, was nicht da war, vermittelte er einen angespannten und unberechenbaren Eindruck. Es schien, als befinde er sich trotz meiner Anwesenheit stets in einer kalten, eingemauerten Isolation, die jederzeit in heftigste Gewaltausbrüche umzukippen drohte.

Meine Frage, ob er in zwei Welten lebe, bejahte er. Auf weitere Nachfrage räumte er ein, ständig mit etwas Furchtbarem beschäftigt zu sein und davon gequält zu werden. Weinend konnte er mir schließlich seinen Schrecken vermitteln: Er könne kaum schlafen, werde von Horrorvorstellungen und unvorstellbaren Rückenschmerzen geplagt. Ich ahnte also, dass Herr A neben unserer gemeinsamen Realität in einer kalten und unbeteiligten Beziehungswelt lebte, in der er ständig von unerträglichen Schmerzen geplagt und von Todesangst verfolgt wurde.

1 Aus Diskretionsgründen und zwecks Anonymisierung enthält die folgende Darstellung keine Angaben über die Biografie und Persönlichkeit des Patienten, die Rückschlüsse auf seine Identität zulassen würden.

Aufgrund meiner heftigen, überflutenden Gegenübertragungsgefühle zweifelte ich zunächst, ob ich mich auf das Wagnis dieser Behandlung würde einlassen können – dies umso mehr, als ich wusste, dass Herr A zu nicht unerheblichen Gewalttaten fähig war, und zwar nicht nur in seinem persönlichen Umfeld, sondern auch völlig fremden und unbeteiligten Personen gegenüber. Auch aufgrund der Schilderungen von Herrn A, der als Borderline-Patient an mich verwiesen worden war, wurde mir nun aber zunehmend klar, dass ich diese Ausbrüche heftigster Destruktivität als psychotische Durchbrüche und zugleich als dissoziative Symptomatik einer schweren Traumatisierung verstehen könnte. Worin aber die Traumatisierung bestand, ahnte ich noch nicht.

In der folgenden Nacht träumte ich: Ich stehe am Meer und sehe, wie eine riesige Tsunamiwelle auf mich zurollt. Ich habe Todesangst, kann aber nicht mehr ausweichen. Als die Welle über mir zusammenschlägt, bildet sich um mich herum eine Luftblase, in der ich überlebe, eingerollt wie ein Embryo.

Am nächsten Morgen wusste ich sofort, dass es sich hier um einen Gegenübertragungstraum in der Behandlung von Herrn A gehandelt hatte. Dass der Traum Hinweise auf Art und Ursache seines Leidens enthielt, wusste ich noch nicht. Er zeigte mir aber, dass ich die Behandlung würde durchstehen können. Ich ging das Wagnis ein. Erschrocken und beschämt über meine überwältigende Angst wie auch über die in mir während der Behandlung immer wieder aufkommende Indolenz fragte mich, warum ich mich so vollkommen kalt und unbeteiligt fühlte angesichts eines Patienten, der doch offenkundig sehr litt, und zwar sowohl unter großen körperlichen als auch unter extremen seelischen Schmerzen, einem wahren Horror.

Versteht man Schmerz als Anzeichen von Lebendigkeit und als Signal dafür, dass im Verhältnis zu sich und anderen etwas aus dem Lot geraten, etwas offenkundig nicht in Ordnung ist, so könnte diese Indolenz als eine Art Todesbote aufgefasst werden (Karger & Heinz, 2005, S. 7). Genauer erschien er mir dann als Zeichen eines Abtötens und Absterbens der gefühlshaften Beziehungswelt. Zugleich bemerkte ich, dass die dissoziative Spaltung der beiden Welten, der indolenten und der gefühlsextensiven Welt, offenbar verhinderte, dass das Leiden und seine Ursachen zum Ausdruck kommen und verstanden werden konnten. Der Körper wirkte nicht wirklich lebendig, sondern eingemauert und erstarrt, wie ein Grab, in dem die getöteten Gefühle verborgen wurden.

In der Folge dessen sah ich Indolenz zunehmend nicht mehr nur als

Gleichgültigkeit gegenüber physischem wie psychischem Schmerz, sondern auch als Quelle sowie Effekt einer nachhaltigen Zerstörung von Empathie und Mitgefühl sich selbst und anderen gegenüber. Mir wurde klar, dass Herr A unerträgliche Traumata erlebt haben musste, Traumata, die sich direkt gegen seine Selbst- und Objektliebe richteten. Den Horror und die Flutwelle verstand ich nun auch als Wiederholungen der traumatisch zerstörerischen Angriffe auf das Schmerzempfinden, die mich wie Herrn A in einem isolierten, abgekapselten Zustand von Indolenz zurückließen.

Institutionalisierter Missbrauch

Im Laufe der Therapie wurde Herr A offener und vertraute sich mir an. Er konnte mir schildern, wie er nach mehreren Vergewaltigungen in Kindheit und Jugend immer weiter in eine innere Isolation zurückgezogen hatte. Er habe alle seine Freunde verloren und sei in der Schule schwierig geworden. In der Folge sei es immer wieder auch grundlos zu gewalttätigen Impulsdurchbrüchen gekommen. Ansonsten sei er so verschlossen gewesen wie eine Mauer, kalt und unbewegt. Nichts sei mehr zu ihm durchgedrungen. Auch habe er zunächst mit niemandem über die Vergewaltigungen sprechen können, schon gar nicht mit seiner Mutter, die er als kalt, desinteressiert und übergriffig erinnerte. Da er zunehmend als schwer erziehbar galt, geriet Herr A ins Visier des Jugendamtes, das ihn, wie ich sehr viel später erst erfuhr, zu alleinstehenden pädophilen Männern in Pflege vermittelte, die ihn ebenfalls missbrauchten und dabei schwersten sexuellen Misshandlungen unterwarfen, Misshandlungen, die mir jenes Gefühl der Todesangst verständlich machten, das Herr A projektiv identifikatorisch in mir unterbrachte und das mich in meinem Traum wie eine Woge überrollt hatte.

Was ich zunächst nicht glauben konnte, was aber wohl durchaus zutrifft, ist, dass Herr A mehrfach verzweifelt um Hilfe bat, sowohl innerhalb seiner Familie als auch bei den Behörden, dass er aber nirgendwo Gehör fand. Stets wurde er als Lügner abgestempelt und weggeschickt, zurück zu seinen Peinigern. Je länger ich mit ihm arbeitete, desto klarer wurde mir, dass er nicht gelogen hatte, sondern vielmehr von allen Menschen und Institutionen, die ihm hätten helfen sollen, belogen, verraten und verkauft worden war. Als dann Anfang dieses Jahres die Nachricht über das sogenannte »Kentler-Experiment« (Baader et al., 2024) durch die Presse ging, wusste ich sofort, dass mein Patient als Jugendlicher Opfer dieser perfiden Strategie geworden war. Mir wurde klar, dass er seit frühester Jugend nicht nur in seiner inneren Welt von unerträglichen paranoid-schizoiden Ängsten verfolgt wurde, sondern dass er auch tatsächlich keine berechtigte Hoffnung haben konnte, in der Außenwelt Hilfe und Halt zu bekommen.

Der wissenschaftlich anmutende Begriff »Kentler-Experiment« war eine ideologische Verbrämung für systematisch betriebenen sexuellen Missbrauch in Berlin. Seit Ende der 1960er und vermutlich bis in die 1980er Jahre hinein vermittelte Helmut Kentler, Hochschulprofessor für Pädagogik, über die Berliner Senatsverwaltung, das Landesjugendamt, sogenannte »schwer erziehbare« Kinder und Jugendliche in Pflegestellen zu pädophilen, wegen sexuellem Missbrauch vorbestraften Männern (ebd., S. 7). Die im Ergebnisbericht über Helmut Kentlers Wirken in der Berliner Kinder- und Jugendhilfe erwähnte (zeitlich geordnete) Achse Göttingen–Berlin–Tübingen–Lüneburg–Heppenheim bzw. Odenwaldschule–Hannover (ebd., S. 11) macht klar, dass es sich um ein Netzwerk sexuellen Missbrauchs handelte, an der mehrere Menschen aus unterschiedlichen gesellschaftlichen Bereichen und Institutionen beteiligt waren – aus Wissenschaft, Pädagogik, Jugendhilfe usw.

In seinem Buch *Leihväter* beschreibt Kentler (1989, S. 137) den institutionell arrangierten Missbrauch gänzlich unverhohlen und bezeichnet sexuelle Beziehungen zu älteren Männern nicht nur als unschädlich, sondern auch als pädagogisch förderlich. Auf unerträgliche Weise ideologisch verdrehend missbraucht Kentler hier auch psychoanalytische Theoreme, indem er behauptet, dass es männlichen Jugendlichen in solchen Beziehungen gelinge,

> »Schäden und Störungen, die sie in der Kindheit erlitten haben, aber auch Konflikte, die in der Kindheit unerledigt liegen blieben und nun in der Pubertät wiederaufleben, zu sexualisieren und zu ritualisieren, so dass sie in einer sexuellen Beziehung ausgelebt, bearbeitet und gelöst werden können« (ebd., S. 140; siehe dazu auch Baader et al., 2024, S. 27).

Zugleich rechtfertigt er diese verbrecherische Strategie damit, dass wissenschaftlich belegt und auffällig sei, »wie rasch die teilweise außerordentlich aggressiven Jungen ihre Aggressivität aufgaben« (Kentler, 1989, S. 139), da die pädophilen Männer deren Liebesbedürfnis erfüllten und die geringe Geborgenheit des Elternhauses kompensierten, sodass die Jungen

»Frustrationstoleranz und Leistungsfähigkeit« entwickeln könnten (ebd., S. 140). Durch pervertierte pädagogische Reformgedanken wurden Machtmissbrauch und sexualisierte Gewaltbeziehungen systematisch verdeckt und legitimiert, wie der Kentler-Bericht überzeugend herausarbeitet (Baader et al., 2024, S. 34).

Was aber macht es mit einem jungen Menschen, wenn die Institutionen, denen er anvertraut wurde und denen er vertrauen können sollte, ihn dermaßen im Stich lassen, ihn betrügen, seine Wünsche nach Geborgenheit und sein Vertrauen missbrauchen? Und was macht es mit dem sozialen Miteinander, wenn es derart manipuliert und missbraucht bzw. in den Missbrauch eingebunden wird?

Traumatische Zerstörungsdynamik des Missbrauchs

Anhand meiner Gegenübertragungsgefühle und meines Gegenübertragungstraums würde ich die psychische Dynamik von Herrn As Reaktion folgendermaßen verstehen: Er war schwerstem sexuellem Missbrauch und grausamsten perversen Handlungen ausgesetzt, die ihm große Schmerzen bereiteten, was in der Reaktion eine Tendenz zu psychotischer Dissoziation und heftigen Gewaltimpulsen verursachte sowie unendliche Schamgefühle hervorrief. Infolge des von Ferenczi (2020 [1933], S. 373) so bezeichneten »anästhesierenden traumatischen Schocks« kam es wohl zunächst zu einem Zusammenbruch der Ich-Funktionen und der Bindungen and das Selbst wie auch die Objekte. Das wiederum führte bei Herrn A zur Unfähigkeit, der Zerstörungskraft seiner Peiniger in der inneren Welt etwas entgegenzusetzen, sowie zu einer emotional-sensorischen Absperrung gegen die Außenwelt und die realen Objekte, was wiederum das Gefühl zur Folge haben musste, die guten Gefühle sowie alle inneren und äußeren Objekte verloren zu haben. Die zerstörten inneren Objekte und getöteten Gefühle wurden durch vollständige Identifikation mit dem »Angreifer« (Ferenczi, 1984 [1932], S. 518f.) bzw. mit dessen »Aggression« (A. Freud, 1986 [1936], S. 88) verinnerlicht und durch »konkretistische Fusion« (Henningsen, 2012, S. 85) des Selbst mit den überwältigenden Affekten und destruktiven Objekten dem Zugriff des Ich entzogen und im Körper eingekapselt (Leikert, 2019, S. 101).

Das konnte zwar Angst und Panik zunächst etwas binden, aber um den Preis einer Abspaltung der Affekte und der äußeren Realität (Henningsen,

2012, S. 88), also um den Preis einer Pervertierung des Bezugs zur äußeren und inneren Realität. Um die Selbst- und Objektliebe zu schützen, projizierte Herr A die traumatische Angst (Ferenczi, 1984 [1933], S. 371) und die in ihr enthaltene destruktive Wut in die Außenschicht seines Körpers und verwendete sie wie eine Mauer oder »Glaswand« (Leikert, 2019, S. 99) der feindlichen Außenwelt gegenüber. Damit tötete er einerseits sein Empfinden und seine Gefühle in dieser Außenschicht ab, konnte sich aber andererseits gegen die vollständige Zerstörung seiner inneren Welt, seines Schmerzempfindens und seine Leidensfähigkeit schützen. Etwas überlebte im Inneren des Tsunami.

Da infolge eines jeden traumatischen Schocks unweigerlich Angst auftritt (Ferenczi, 1984 [1933], S. 371), kann die Absperrung der Gefühlswelt jedoch nicht vollständig gelingen, sondern nur zeitweise. Angst und Wut werden aufgestaut und brechen immer wieder durch. Bei Herrn A war die feindliche Außenwelt nunmehr identifikatorisch als Schmerz und Horror am eigenen Körper repräsentiert, und die Engramme, Erinnerungsspuren im Körper, wiederholten die traumatischen Angriffe im Übergang von innerer und äußerer Welt wie eine stets wiederkehrende Tsunami-Woge. Insbesondere bei Anzeichen einer drohenden Retraumatisierung wuchsen Angst und Wut ins Unermessliche: Die unabweisliche Woge von Schmerz, Todesangst und Vernichtungswut führte zur psychotischen Dissoziation der inneren Welt und durchbrach immer wieder gewalttätig jene Mauer der Unlebendigkeit und Indolenz, die sich aufgrund des überwältigenden Traumas anästhesierend zwischen meinem Patienten und der Welt errichtet hatte und das jeweilige Gegenüber mit einbezog. Sobald die Woge abgeebbt war, wurde die Mauer wieder errichtet. Immer wieder wurden die Ich-Grenzen von Herrn A durch die aus seiner abgespaltenen inneren Welt stammenden mörderischen Impulse und Angstaffekte durchbrochen, immer wieder wurden dadurch auch sein Realitätsgefühl und seine Realitätswahrnehmungen angegriffen. Perverse, psychotische und dissoziative Anteile wirken auf diese Weise zusammen.

Schmerz, Todesangst und Wut

Die Behandlung war über weite Strecken dadurch gekennzeichnet, dass Herr A seine ihn quälenden schrecklichen Missbrauchserfahrungen fantasierte und mir zunehmend häufiger auch mitteilte. Dabei schien er mir in permanentem Kontakt mit sadomasochistisch verfolgenden inneren Objekten zu stehen und drohte angesichts der Erinnerung an die Traumata immer wieder zu dissoziieren, was für mich besonders bedrohlich war, weil er dabei in seiner abgespaltenen, gewaltförmigen Welt unerreichbar und verrückt erschien. Nachdem wir dies etliche Male besprochen hatten, gelang es ihm zunehmend besser, seine traumatischen Ängste und verzweifelten Gefühle an mich zu richten und diese Fantasien, statt in seinen eigenen Körper, in mich zu projizieren.

Die Indolenz in unserer Beziehung nahm ab und wich einer überschwemmenden Gefühlsflut. Ich diente ihm nun zunehmend als Container für Todesangst, Hilflosigkeit, Verzweiflung und Wut, von denen ich mich auch zwischen den Stunden quälen lassen musste. Nach den Sitzungen fühlte ich mich meist völlig zerschlagen, eingeschnürt und extrem geängstigt. Nun begann aber auch Herr A sich bewusster und intensiver mit seiner inneren Welt auseinanderzusetzen, wobei er vor allem auch seiner Destruktivität und seinen psychotischen Ängsten begegnete. Er träumte viel, was ihn erschreckte und in psychosenahe Ängste versetzte, da er in den Träumen oftmals den Boden unter den Füßen zu verlieren drohte: Der Fußboden schwankte oder brach zusammen mit den Wänden ein. Mitunter geriet er in schlimme Zustände, in denen er Wachen und Schlafen nicht mehr unterscheiden konnte.

Parallel war Herr A immer besser in der Lage, mich zwischen den Stunden als hilfreiches Objekt zu bewahren und für die weitere Auseinandersetzung mit sich und seiner Welt zu nutzen. Es gelang ihm zunehmend, seine psychotischen Anteile auf die Träume zu begrenzen, nach denen er nicht selten verängstigt und am ganzen Körper zitternd allein zu dekompensieren drohte. Allein in einem abgedunkelten Raum liegend, wurden Gegenstände wie Kissen oder Wärmflaschen zu äußeren Teil-Objekten, die es ihm ermöglichten, die körperlichen Schmerzen und die Verlassenheitsängste zwischen den Stunden zu überbrücken.

In der Folge konnte er dann auch seine Täterseite in den Blick nehmen. Er sagte beispielsweise: »Ich habe alle Beziehungen platt gemacht und auch Gefühle dadurch angegriffen und getötet, habe früher überhaupt nicht darüber nachgedacht, sondern einfach gehandelt.« Oder: »Ich verwandele Angst in Gewalt.« Durch diese Einsichten trat die pervers-psychotische innere Welt im Erleben und in den Fantasien zurück hinter ernsthafte Versuche, sich über die eigene innere Beziehungswirklichkeit Rechenschaft abzulegen: »Ich habe die ganze Zeit in einer Märchenwelt gelebt, die nichts mit der wirklichen Welt zu tun hat. Es ist wie eine zweite Persönlichkeit in mir.« Dass ich mit ihm unerträgliche Gefühle von Schmerz, Todesangst und Wut durchlebte, heimgesucht von den Unholden seiner Missbrauchserfahrungen, schien irgendwie geholfen zu haben (Lombardi, 2022, S. 66f.).

Angriffe auf Gefühle

Aufgrund dieser Behandlung fiel mir auf, dass Wilfred Bion (2002 [1959], S. 110ff.) die von ihm im Hinblick auf derartige »Borderline-Psychosen« beschriebenen *Angriffe auf Verbindungen (attacks on linking)* auch als »Angriffe auf Gefühle« bezeichnet, dass er sie als »gegen alle Gefühle« und auch »gegen die äußere Realität gerichtet« beschreibt (ebd., S. 126). Die Angriffe auf Verbindungen zum Objekt sind also im Grunde auch Angriffe auf die gefühlshafte Verbindung sich selbst und dem eigenen Körper gegenüber. Aus Bions Sicht (ebd., S. 127) kommen sie dadurch zustande, dass der Patient »ein inneres Objekt« (eine Brust) »enthält, das sich nicht nur allen Verbindungen entgegenstellt und sie zerstört«, sondern auch »das Gefühl hasst«. Da dieses innere Objekt als Brust wahrgenommen wird, die sich geweigert hat, etwas zu introjizieren und zu verarbeiten, wird es empfunden, als würde es jene Aktionen verstärken, die es angreift. Das führt nach Bion (ebd., S. 128) dazu, dass im psychotischen Teil der Persönlichkeit Verbindungen überwiegen, die logisch, mathematisch aber niemals emotional vernünftig erscheinen, sondern »pervers, grausam und steril«. Das Ergebnis ist aus meiner Sicht folglich eine abgespaltene, perverse Art der Indolenz, ein gefühllos indolentes Denken und fühlloses Fühlen, das in die Außenwelt projiziert wird und sich dort projektiv identifikatorisch ausbreiten kann.

Längere Zeit nach Beendigung der Behandlung von Herrn A begegnete ich dem institutionalisierten Missbrauch beruflich noch an anderer Stelle. Während einer Lehrstuhlvertretung zwischen 2009 und 2011 in Frankfurt am Main hatte ich die Betreuung der schulpraktischen Studien der Lehramtsstudent:innen übernommen und führte in diesem Kontext zeitweilig in Sprechstunden auch eine Art Supervision von Schulpraktika durch. In einer der Sitzungen hatte ich eine Praktikantin vor mir sitzen, die mir weinend von ihren Erlebnissen in der Odenwaldschule berichtete. Völlig verstört und verängstigt schilderte sie, wie der gesamte Schulalltag durch das plötzlich entfachte öffentliche Interesse am jahrzehntelangen Missbrauchsgeschehen bestimmt war, wie Journalist:innen die Schüler:innen belagerten und geradezu verfolgten, wie sehr sich die Atmosphäre in der Schule paranoid verhärtete, wie Lehrer:innen immer mehr Angst bekamen, überhaupt noch mit Schüler:innen in irgendeine Art von Kontakt zu treten, und wie die Schüler:innen schließlich zu Recht Angst hatten, ihr dort oftmals mühsam errichtetes Zuhause und ihren Zufluchtsort zu verlieren.

Diese Erfahrung machte mir klar, dass die berechtigte Kritik an einer pädagogischen Institution, die lange Jahre komplett versagt und schweres Unrecht erzeugt, geduldet und gedeckt hatte, dazu führte, dass Jahrzehnte später eine aufgebrachte Öffentlichkeit völlig indolent zuschaute, wie erneutes Unrecht geschah und Jugendliche gequält und von einer aufgebrachten Meute vermeintlich kritischer und an Aufdeckung interessierter Menschen emotional bzw. narzisstisch missbraucht wurden. Im geheuchelten Interesse spürte ich wieder jene Indolenz, jene Kälte und Empathielosigkeit, die mir bei Herrn A entgegengetreten war und die ich selbst in mir erfahren hatte.

Bereits Ende der 1990er Jahre hatte es einen Versuch gegeben, den systematischen Missbrauch in der Odenwaldschule publik zu machen. 1998 deckte ein Altschüler namens Andreas Huckele unter dem Pseudonym »Jürgen Dehmers« das Missbrauchsgeschehen öffentlich auf. Angeregt durch ihn berichtete der Redakteur Jörg Schindler (2019 [1999]) am 17. November 1999 in der *Frankfurter Rundschau* über die Missbrauchsvorwürfe. »Doch der laute Ruf verhallte ungehört. Das Desinteresse war der zweite Skandal im *Odenwaldschul-Skandal*« (von Bebenburg, 2021 [2004]). Erst als am 6. März 2010 kurz vor der 100-Jahr-Feier der Schule Huckele und Schindler den Missbrauch erneut in der *Frankfurter Rundschau* thematisierten, »schreckte die Republik auf« (ebd.). Jetzt drehte sich das Verhalten der Medienöffentlichkeit um 180 Grad: Alle bekannten Medien berichteten über einen längeren Zeitraum fast täglich über das Geschehene (Dehmers & Huckele, 2011, S. 10).

Es waren viele Versuche unternommen worden, das Missbrauchsgeschehen aufzuarbeiten und die Institution zu erhalten. Dass das letztendlich nicht gelang und die Schule 2015 schließen musste, ist aus meiner Sicht einerseits konsequent, vor allem aufgrund der Vorgeschichte. Aber andererseits ist es zugleich auch ein erneutes Armutszeugnis für die mit der Sache betrauten gesellschaftlichen Gruppen und Institutionen. Denn in der Tat ist wohl eine der entscheidenden Fragen, wie es dazu »kommen konnte«, dass beim ersten Publikmachen »außer der FR und ein paar versprengten anderen Medien niemand zuhören wollte« (Bebenburg,

2021 [2004]). In der Ankündigung von Andreas Huckeles bzw. Jürgen Dehmers' Buch bei Amazon heißt es: »Viele wollten die schreckliche Wahrheit zuerst nicht glauben, weil die Ereignisse ihre Vorstellungskraft überstiegen.« Aber kann das der einzige Grund sein?

Huckele und Schindler dachten 1999 zunächst, sie »hätten einen riesigen Stein ins Wasser geworfen, der aber zu unserem Erstaunen keine Wellen warf [...] Als wir 2010 wieder einen Stein ins Wasser warfen, hielten wir die Wellen für möglich [...]. Aber mit einem Tsunami hatte niemand gerechnet« (Dehmers & Huckele, 2011, S. 13). Diese Reaktionsweise der Öffentlichkeit scheint mir auf erstaunliche Weise der Dynamik meines Gegenübertragungstraums in der Behandlung von Herrn A zu entsprechen. Das brachte mich zu der Überlegung, dass ein derartiges Missbrauchsgeschehen auch in größeren sozialen Zusammenhängen Zonen von Indolenz bewirkt, und zwar abgegrenzte Zonen in der inneren Welt (Leikert, 2019, S. 166) wie auch in der äußeren sozialen Realität (Sischka, 2015). Diese Bereiche verschwinden nicht, wenn die erste Welle vorüber zu sein scheint, sondern die sie begründenden Affekte liegen weiterhin bereit, um sich zu reaktualisieren.

Zu Beginn des oben erwähnten Kentler-Berichts schreiben dessen Autor:innen, ihre Arbeit habe ihnen verdeutlicht, dass »sexualisierte Gewalterfahrungen in der Gegenwart und in der Zukunft« weiterwirkten und »Einsichten von Aufarbeitungsprozessen nicht nur neues Leid« erzeugten, »sondern mitunter auch neue Ängste dahingehend, wie mit diesen Einsichten gesamtgesellschaftlich umgegangen wird und inwiefern ggf. mit (mitunter massiven) Konsequenzen zu rechnen ist« (Baader et al., 2024, S. 4).

Literatur

Baader, M. S., Böttcher, N. L., Ehlke, C., Oppermann, C., Schröder, J. & Schröer, W. (2024). Ergebnisbericht »Helmut Kentlers Wirken in der Berliner Kinder- und Jugendhilfe – Aufarbeitung der organisationalen Verfahren und Verantwortung des Berliner Landesjugendamtes«. https://hilpub.uni-hildesheim.de/server/api/core/bitstreams/01376705-6795-4831-943b-16dc97ece003/content

von Bebenburg, P. (2021 [2004], 9. Juni). Bleib dran, um für Deine Sache einzustehen. *Frankfurter Rundschau.* https://www.fr.de/zukunft/storys/75-lektionen-mut/missbrauch-an-der-odenwaldschule-der-lange-weg-zur-wahrheit-andreas-huckele-90059245.html

Bion, W. (2002 [1959]). Angriffe auf Verbindungen. In E. Bott Spillius (Hrsg.), *Melanie Klein heute. Band 1: Beiträge zur Theorie* (S. 110–129). Klett-Cotta.

Bion, W. (2002 [1962]). Zur Unterscheidung von psychotischen und nicht-psychotischen

Persönlichkeiten. In E. Bott Spillius (Hrsg.), *Melanie Klein heute. Band 1: Beiträge zur Theorie* (S. 75–99). Klett-Cotta.

Dehmers, J. & Huckele, A. (2011). *Wie laut soll ich denn noch schreien? Die Odenwaldschule und der sexuelle Missbrauch.* Rowohlt.

Ferenczi, S. (1984 [1932]). Sprachverwirrung zwischen den Erwachsenen und dem Kind (Die Sprache der Zärtlichkeit und der Leidenschaft). In ders., *Bausteine zur Psychoanalyse. Band 3: Arbeiten aus den Jahren 1908–1933* (S. 511–525). Ullstein.

Ferenczi, S. (2020 [1933]). Gedanken über das Trauma. Aus dem Nachlass von Sándor Ferenczi. *Psyche – Z Psychoanal, 74*(2), 370–378.

Freud, A. (1986 [1936]). *Das Ich und die Abwehrmechanismen.* S. Fischer.

Kentler, H. (1986). *Leihväter. Kinder brauchen Väter.* Rowohlt.

Henningsen, F. (2012). *Psychoanalyse mit traumatisierten Patienten. Trennung, Krankheit, Gewalt.* Klett-Cotta.

Karger, A. & Heinz, R. (2005). *Trauma und Schmerz. Psychoanalytische, philosophische und sozialwissenschaftliche Perspektiven.* Psychosozial-Verlag.

Leikert, S. (2019). *Das sinnliche Selbst. Körpergedächtnis und psychoanalytische Behandlungstechnik.* Brandes & Apsel.

Leikert, S. (2021). Affektdialog, Affekttrümmer, verkapselte Körperengramme. Behandlungstechnische Überlegungen zum körperlich encodierten Unbewussten. In ders. (Hrsg.), *Das körperliche Unbewusste in der psychoanalytischen Behandlung. Veränderungen in der psychodynamischen Behandlungstechnik* (S. 109–138). Brandes & Apsel.

Lema, A. (2018). *Der Körper spricht immer. Körperlichkeit in psychoanalytischen Therapien und jenseits der Couch.* Brandes & Apsel.

Lombardi, R. (2021). Die Körper-Psyche-Dissoziation und die Übertragung auf den Körper. In S. Leikert (Hrsg.), *Das körperliche Unbewusste in der psychoanalytischen Behandlung. Veränderungen in der psychodynamischen Behandlungstechnik* (S. 49–72). Brandes & Apsel.

Lombardi, R. (2022). *Die Körper-Psyche-Dissoziation. Die Entwicklung nach Bion.* Brandes & Apsel.

Mertens, K. (2021). *Den Kreislauf des Scheiterns durchbrechen. Damit die Aufarbeitung des Missbrauchs am Ende nicht wieder am Anfang steht.* Patmos.

Schindler, J. (2019 [1999], 31. Januar). Der Lack ist ab. *Frankfurter Rundschau*, 17. November 1999, S. 3. https://www.fr.de/politik/lack-11620273.html

Sischka, K. (2015). Rechtsextreme »Zonen der Angst«? Zur psychosozialen Situation von Flüchtlingen in einer nordostdeutschen Kleinstadt. *psychosozial, 139*(1), 73–87.

Die Autorin

Angelika Ebrecht-Laermann, ist Psychoanalytikerin, Psychologische Psychotherapeutin, Lehranalytikerin und Supervisorin (BPI/DPV/IPA/DGPT). Sie ist darüber hinaus Germanistin, promovierte Psychologin und habilitierte Politikwissenschaftlerin mit langjähriger Tätigkeit in Forschung und Lehre sowie als externe Psychotherapeutin im Berliner Strafvollzug und als Sachverständige Prognosegutachterin für Verkehrs- und Strafrecht. Angelika Ebrecht-Laermann ist niedergelassen in eigener Praxis und Mitglied im Editorial Board des *International Journal of Psychoanalysis*.

Kontakt per E-Mail: praxis@ebrecht-laermann.de

Vom körperlichen zum seelischen Schmerz – und dann?

Stefanie Sedlacek

Sie habe »lieber den körperlichen als den seelischen Schmerz«, sagte mir eine Patientin, als ich vor über 30 Jahren in einer psychosomatischen Klinik arbeitete. Diese Aussage hat mich berührt und beeindruckt, und ich habe sie in Variationen von vielen Patientinnen seither gehört, die an körperlichen oder psychosomatischen Erkrankungen litten, wenn sie begannen, etwas mehr über sich zu verstehen. Es scheint, als gäbe es eine Wahl. Der französischen Schule der Psychosomatik folgend, entsteht die psychosomatische Struktur aber vor dem Hintergrund nicht-psychisierter Zustände. Sie ist gekennzeichnet von einer umfänglichen Alexithymie (Gefühlsblindheit), eingebettet in eine spezifische Persönlichkeitsstruktur, die unfähig zur Symbolbildung und zum Phantasieren ist, mit der Folge einer weitreichenden Ich-Störung mit rigiden und zerbrechlichen Abwehrmechanismen. Kurz: Die Patientinnen scheinen von ihrem affektiven und unbewussten Erleben isoliert zu sein, wodurch eine psychosomatische Regression entsteht (Storck, 2021 [2019]). Es ist also von einem unausgereiften seelischen Verdauungsapparat auszugehen (Bion, 1992 [1962], S. 83). Wenn es im Rahmen einer psychoanalytischen Behandlung allmählich zur Ausbildung einer Alpha-Funktion in der Patientin kommt, verschwinden die psychosomatischen Symptome jedoch nicht automatisch. Es geschieht dann etwas, was Reitter (2020) wohl »den Schmerz des Undenkbaren vermeiden« nennt, wie er in einem Aufsatz im *Jahrbuch der Psychoanalyse* dargelegt hat. In der Folge kann die Unfähigkeit bzw. die Verweigerung, seelischen Schmerz zu ertragen, Patientinnen unerreichbar für die psychoanalytische Methode machen. Reitter verweist auf die »Tatsache, dass Entwicklung und Wachstum mit Schmerzen einhergehende Prozesse sind und das Vermeiden von Schmerzen (das Zurückweichen von der Schmerzquelle) im biologischen Programm aller Lebewesen eingeschrieben ist« (ebd., S. 107). Für Bion (1992 [1963]) ist »Schmerz«

(*mental pain* im Original, was an das deutsche Wort »Pein« erinnert) eines der Elemente der Psychoanalyse. Er führt aus, dass selbst wenn »eine erfolgreiche Analyse zu einer Verminderung des Leidens führt«, werde »damit die Notwendigkeit verschleiert, die *Fähigkeit* des Patienten zu leiden durch die analytische Erfahrung zu steigern« (ebd., S. 94). Es sei an die Schmerzen des Wachstums in der Kindheit erinnert, und so spricht Bion (ebd., S. 95) folgerichtig von »Wachstumsschmerzen«. Zaltzman (1998, zit. n. Reitter, 2020, S. 108) hält Neurosen für Rauschmittel, die die Schmerzen der *conditio humana* verschleiern. Unsere Patientinnen sind in der Behandlung also mit dem Schmerz des Widererlebens traumatischer Erfahrungen, den Schmerzen des seelischen Wachstums, dem Schmerz des Abschiednehmens von eingespielten Abwehrkonstellationen und dem Schmerz des Menschseins konfrontiert.

Anhand eines Behandlungsverlaufs möchte ich besonders über die Wachstumsschmerzen von Patientinnen nachdenken und darüber, wie sie uns in unseren Behandlungen herausfordern. Ich schildere den Fall der Patientin Frau A., bei Beginn 50 Jahre alt, die vor einigen Jahren zu mir kam. Bei der ersten Begegnung war ich beeindruckt von dieser großen, schlanken, braungebrannten, attraktiven Frau, die mir wie der Inbegriff von Gesundheit und Leben erschien. Sie betonte ihren starken Wunsch, »endlich eine Psychoanalyse zu machen«, und gleichzeitig drückte ihre ganze Erscheinung eine Betonung all dessen aus, was in der Gegenwartskultur als erstrebenswert erscheint.

Ich erfuhr, dass sie eine ehemalige Sozialarbeiterin im Vorruhestand war, die in zweiter Ehe verheiratet war. Ihr Sohn war damals 30 Jahre alt und hatte selbst einen fünfjährigen Sohn. Als sich Frau A. mir bei unserem ersten Treffen öffnete, spürte ich jedoch fast körperlich, wie sehr sie gefordert war und sich anstrengte, allem gerecht zu werden. Sie machte sich Sorgen um ihren tauben und anspruchsvollen alten Vater. Ihre noch vitale Mutter war aber ebenso bedürftig. Und Frau A. fühlte sich sehr verantwortlich für ihren in Jahren erwachsenen, aber irgendwie infantilen Sohn und seinen hyperaktiven fünfjährigen Sohn. Ihr Ehemann wurde als autistischer und zwanghafter Computer-Nerd beschrieben. Das Bouquet der Bedürftigkeit, das Frau A. umgab, wurde durch mehrere Freundinnen vervollständigt, um die sie sich fraglos auch kümmerte.

Frau A. litt seit vielen Jahren unter Ängsten und Depressionen und hatte alle möglichen Psychotherapien und homöopathischen Behandlungen durchlaufen. Wiederholte Zusammenbrüche mit Depressionen, Angstzuständen und eine Autoimmunerkrankung zwangen sie mit Mitte 40, sich aus dem Berufsleben zurückzuziehen. Mit einem Antidepressivum war Frau A. in den letzten zehn Jahren relativ stabil gewesen, doch etwa einmal im Jahr griff sie im Falle einer Panikattacke auf ein neuroleptisches Notfallmedikament zurück. Sie wollte aber am liebsten ganz auf Medikamente verzichten. Sie weigerte sich auch, ihre rheumatische Erkrankung mit irgendwelchen Medikamenten zu behandeln. Sie ernährte sich ausschließlich vegan und nahm gelegentlich, wenn die Gelenkschmerzen unerträglich wurden, eher zögerlich ein Schmerzmittel.

Es war für mich rätselhaft, wie der Anschein der Gesundheit der Patientin mit der physischen Realität von Krankheit und der psychischen Realität einer großen Verzweiflung kontrastiert wurde. Die Belastungen von Frau A. lasteten bei der ersten Begegnung so schwer auf mir, dass ich mich fragte, ob ich überhaupt in der Lage sei, eine so belastete Patientin zu ertragen, mit ihr zu arbeiten, geschweige denn für sie hilfreich zu sein. Dieser Eindruck hat sich jedoch in den folgenden Sitzungen nicht bestätigt. Ganz im Gegenteil, mein Eindruck änderte sich völlig. Jetzt erlebte ich sie mehr im Einklang mit ihrer körperlich vermeintlich gesunden Erscheinung, und ich fragte mich, warum die Patientin überhaupt zur Analyse kommen wollte, als ob sich das überwältigende Elend aus unserer ersten Begegnung aufgelöst hätte. Frau A. schien äußerst effizient in ihren Belangen und Beziehungen zu sein. Ihr fehlte es nie an einer guten Idee oder einer Möglichkeit, Schwierigkeiten zu lösen, und sie schien niemanden zu brauchen. Es scheint, als hätte ich die patente zupackende Sozialarbeiterin kennengelernt, die sie gewesen war.

In den ersten Monaten dieser Behandlung wurde deutlich, dass die Patientin in den Fängen eines übersteigerten Ich-Ideals steckte, die Fixierung auf infantile Allmachtsphantasien war deutlich spürbar. Diese Selbstidealisierung war ein Bollwerk gegen eigenes Leiden, verlangte ihr aber auch sehr viel ab, denn sie fühlte sich verantwortlich und als Retterin aller nahen Freunde und Familienmitglieder. Bedürftigkeit und Konflikte wurden ausschließlich bei anderen verortet. So waren unsere Sitzungen ausgefüllt mit ihren Sorgen um ihr bedürftiges Umfeld. Sie war gepanzert in einer fraglosen altruistischen Abtretung und wollte, dass ich ihre körperlichen Beschwerden und multiplen Ängste »einfach wegmache«, so wie sie effizient bei allen anderen hilfreich zur Stelle war. Im Grunde machte sie mir vor, wie ich es mit ihr machen sollte. 1912 schrieb Freud zur Dynamik der Übertragung:

> »In der Aufspürung der dem Bewußten abhanden gekommenen Libido ist man in den Bereich des Unbewußten eingedrungen. [...] Die unbewußten Regungen wollen nicht erinnert werden, wie die Kur es wünscht, sondern sie streben danach, sich zu reproduzieren, entsprechend der Zeitlosigkeit und der Halluzinationsfähigkeit des Unbewußten. Der Kranke spricht ähnlich wie im Traume den Ergebnissen der Erweckung seiner unbewußten Regungen Gegenwärtigkeit und Realität zu; er will seine Leidenschaften agieren, ohne auf die reale Situation Rücksicht zu nehmen. Der Arzt will ihn dazu nötigen, diese Gefühlsregungen in den Zusammenhang der Behandlung und in den seiner Lebensgeschichte einzureihen, sie der denkenden Betrachtung unterzuordnen und nach ihrem psychischen Werte zu erkennen. Dieser Kampf zwischen Arzt und Patienten, zwischen Intellekt und Triebleben, zwischen Erkennen und Agierenwollen spielt sich fast ausschließlich an den Übertragungsphänomenen ab. [...] Es ist unleugbar, daß die Bezwingung der Übertragungsphänomene dem Psychoanalytiker die größten Schwierigkeiten bereitet, aber man darf nicht vergessen, daß gerade sie uns den unschätzbaren Dienst erweisen, die verborgenen und vergessenen Liebesregungen der Kranken aktuell und manifest zu machen, denn schließlich kann niemand *in absentia* oder *in effigie* erschlagen werden« (Freud, 1912b, S. 374).

Was spielte sich hier also in der Übertragung ab? Zunächst habe ich es so verstanden, dass Frau A. sich mir wie eine omnipotente Mutter anbot, die das Baby, projiziert in die anderen, aus Hunger und Verzweiflung rettet, indem sie ihm die Milchbrust anbietet. Sie schien invers auf die ganz frühe idealisierte Mutterbeziehung fixiert, die sie selbst viel zu früh verloren hatte. Das Ganze spielte sich aber in einem narzisstischen Universum ab, in dem ich keine Rolle zu spielen schien.

Bei der Schilderung der Kindheit von Frau A. fielen mir zwei fast unverbundene Erzählungen auf. Auf der einen Seite zeigte sich das Bild einer fröhlichen, geselligen Berliner Familie mit engen Beziehungen zu beiden Großeltern und häufigen Reisen in europäische Länder. Im krassen Gegensatz dazu erschien das Bild eines vernachlässigten, ängstlichen und überforderten Kindes, das scheinbar gar keine Eltern hat.

Beide Eltern waren Kriegskinder mit entsprechender Traumatisierung durch den Verlust der Heimat, die Flucht aus den ehemaligen Ostgebieten des Deutschen Reiches und die Konfrontation mit den schrecklichsten Szenen und Todesängsten. Beide Großeltern, wie auch die Eltern, flüchteten darüber hinaus zur Zeit des Mauerbaus 1961 unter lebensbedrohlichen Bedingungen von Ost- nach Westdeutschland. Schließlich bauten die Eltern ein kleines Familienunternehmen in West-Berlin auf und erwarben damit einen bescheidenen Wohlstand. Die frühe Kindheit klang nach einem ausreichend guten Start ins Leben.

Dann jedoch, im Alter von knapp vier Jahren, erkrankte Frau A. an der Ruhr. Da ihr Leben in Gefahr war, musste sie fast vier Monate lang im Krankenhaus bleiben. Soweit sie sich erinnert, war sie fast die ganze Zeit an ihr Bett fixiert und musste in Quarantäne sein. Ihre Eltern durften sie nur einmal pro Woche durch eine Glaswand oder durch die Außenfenster sehen. Sie wurden jedoch dazu angehalten, sich nicht sehen zu lassen, um ihr Kind nicht zu »verwirren«. Durch diese Schilderungen begriff ich allmählich, dass ich wie eine Mutter war, die durch eine Glaswand, völlig ohne Möglichkeit, ihr Kind zu erreichen, Krankenhausszenen beiwohnen musste.

In der Behandlung fiel mir zunehmend auf, dass vor allem die Wochenenden und Feiertage mit Katastrophen gefüllt waren – die anderen widerfuhren. Wann immer ich dieses Material als Hinweis auf Schwierigkeiten mit unseren Unterbrechungen deutete, zog sich Frau A. auf ihre selbstgenügsame Haltung zurück, bis sie sich nur zögerlich eingestehen konnte, dass es ihr schwerfiel, mit unseren Unterbrechungen umzugehen. Mehr und mehr verwandelte ich mich in eine ersehnte mütterliche Figur, die bei Anwesenheit geschätzt und bei Abwesenheit vergessen wurde. In ihren Träumen produzierte Frau A. dichte Bilder von ihren undifferenzierten, verwirrenden Affekten des Verlassenseins, der Wut und der Angst – Zustände die sich auf sehr körperliche Weise an sie klammerten, was wohl mit ihrem Trauma des Verlassenseins, der Fixierung auf das Krankenhausbett und der Hilflosigkeit in der Kindheit zusammenhing. Im Traum nahmen diese Affekte bildliche Gestalt an, z.B. in Form von Tieren, die sich an ihre Beine klammerten. Von hinten – von mir? – aber waren körperliche Schläge und Übergriffe zu befürchten, und gleichzeitig wurde diese Angst lächerlich gemacht. Die rheumatischen (körperlichen) Schmerzen verwandelten sich allmählich in seelische Schmerzen, in das schmerzliche Erleben unerfüllter Sehnsucht und der Bestrafungsangst.

In den Sommerferien unseres zweiten Jahres ereilte Frau A. eine »Katastrophe«. Sie litt unter starkem Schwindel und musste ins Krankenhaus. Noch im Krankenhaus, während ich in den Ferien war, verstarb ihr Vater und Frau A. war nach ihrer Entlassung mit seiner Beerdigung und der Klärung von Angelegenheiten überfordert. Bei all dem fühlte sie sich von mir sehr im Stich gelassen. Im Ringen um meine Verfügbarkeit sowohl in den Stunden wie auch in meiner Abwesenheit kämpfte Frau A. seit der ersten Schwindelattacke mit einer rezidivierenden Ohrentzündung und war immer wieder voller Angst vor einer erneuten Schwindelattacke, die sie meist dann, wenn ich die Behandlung wegen Urlaub oder Feiertagen unterbrach, in eine Notaufnahme führte.

Dennoch veränderten sich die Narrative deutlich, sodass Frau A. von einer großen Veränderung in sich und der Betrachtung ihres Sohnes, ihres Enkelkindes und auch eigener Schwierigkeiten berichten konnte. In der Nacht, nachdem sie die Unterschrift unter einen Verlängerungsantrag gesetzt hatte, wurde sie erneut von einer Schwindelattacke heimgesucht. Nach heftigem Erbrechen war sie so dehydriert, dass sie stationär aufgenommen werden musste. Ich verstand die Schwindelattacke im zeitlichen Zusammenhang mit dem Verlängerungsantrag als eine Re-Inszenierung ihres Traumas – zunächst mit verstörenden Wiederholungen und schlechten Erfahrungen mit dem Pflegepersonal, dann aber als gute Erfahrung, als sie »nicht abgeschoben« sieben Stunden in der Notaufnahme »im Gewusel« lag und alle sehr besorgt um sie gewesen seien, was eine sehr gute Erfahrung gewesen sei.

Während der diversen Krankenhausaufenthalte – das war auch ein Appell an mich – war es für Frau A. besonders wichtig, dass sie nicht nur gut umsorgt wurde, sondern dass sie sich ernstgenommen fühlte. Eine gewisse Hoffnung auf Widergutmachung keimte auf. Nachdem der letzte beschriebene Aufenthalt schließlich als angenehme Wiedergutmachung erlebt worden war, atmete ich auf.

Im Übertragungsgeschehen war ich aus einer Elternfigur, die nur durch eine Scheibe guckt und möglichst unerkannt bleibt, zu einer zwar auch immer wieder enttäuschenden, weil viel zu viel abwesenden mütterlichen Figur geworden, deren Worte aber auch wie eine Infusion gegen emotionale Dehydrierung wirken. Ich wurde zum Enttäuschungsaggression überlebenden Objekt. Wir waren auf dem Weg zu einer ausreichend guten analytischen Dyade.

Strachey (1935, S. 511) schrieb, dass in der Übertragung der Punkt »unmittelbarer« Dringlichkeit fast immer zu finden sei:

> »Wenn ich einen Vergleich aus dem Schützengrabenkrieg gebrauchen darf: die Annahme einer Übertragungsdeutung entspricht der Eroberung einer

Schlüsselstellung, während die Nichtübertragungsdeutungen dem allgemeinen Vorrücken und der Befestigung einer neuen Linie entsprechen, die durch die Eroberung der Schlüsselstellung ermöglicht wurde. Aber wenn dieses allgemeine Vorrücken über einen gewissen Punkt geht, wird es wieder einen Aufenthalt geben, und die Eroberung einer weiteren Schlüsselstellung wird nötig sein, bevor ein Fortschritt gemacht ist. Ein Oszillieren dieser Art zwischen Übertragungs- und Nichtübertragungsdeutungen stellt den normalen Verlauf der Ereignisse in einer Analyse vor« (ebd., S. 514).

Mir scheint, dass die Botschaften aus Frau A.s Unbewusstem eine enorme Dringlichkeit entwickelten, lange bevor ich sie verstehen konnte. Und ich habe tatsächlich Zweifel, ob die Veränderungen, die sich bei Frau A. und auch zwischen uns entwickelten, Ergebnis von besonders gelungenen Übertragungsdeutungen waren, was aber nicht heißt, dass ich das Beziehungsgeschehen nicht auch immer im Blick hatte.

Busch (2024) hat im *Jahrbuch der Psychoanalyse* über Überraschungsdeutungen geschrieben, die er zu Beginn seiner Tätigkeit als Psychoanalytiker auf der Linie Stracheys anstrebte und von denen er zunehmend Abstand genommen hat. Er beschreibt es so, dass tiefe Deutungen gut annehmbar werden, und nicht mehr als *tief* erscheinen, wenn »ausreichend vorbereitende Arbeit vorausgegangen« (ebd., S. 27) ist. Ich möchte sogar weitergehen als Busch und von überraschenden und tiefen (Übertragungs-)Deutungen abraten, weil sie die Idealisierung der Analytikerin unnötig befördern können. Dazu möchte ich ein Beispiel aus der Zeit der Unterbrechungskatastrophen von Frau A. berichten.

Vor einem längeren Wochenende mit Feiertag und Brückentag kam sie mit starken Kopfschmerzen in die Stunde. Sie erklärte mir, dass sie eine »Hirnentzündung« habe, weil die rheumatischen Schmerzen von Schulter und Hals hinaufgewandert seien. Darüber war sie wieder sehr verzweifelt und erlebte sich vom Schicksal ungerecht behandelt, sowohl was ihre körperlichen Beschwerden aber auch ihre seelischen Belastungen betraf. Im Laufe der Stunde erfuhr ich dann von den Wutausbrüchen ihres Enkels und wie gut sie das aus der eigenen Kindheit kenne, diese ohnmächtige Wut, wenn die Erwachsenen einfach machen, was sie wollen. Schließlich deute ich in etwa so:

»Ich glaube, das es Sie sehr aufregt, dass ich dieses lange Wochenende nicht für Sie da bin, einfach mache, was ich will, und Sie innerlich einen solchen

> Wutausbruch bekommen, dass sich Ihr Hirn ganz entzündet anfühlt, Sie Ihre Empörung mir aber auch nicht zu zeigen wagen, weil Sie nicht sicher sind, mich damit zu erreichen.«

Diese Deutung hatten eine durchschlagende Wirkung in der Weise, dass nämlich die Kopfschmerzen im Lauf der Stunde verschwanden und Frau A. sehr entlastet in das lange Wochenende gehen konnte. Gleichzeitig aber war sie wieder sehr begeistert von mir, was eine kritischere Auseinandersetzung mit mir auch erschwert hat. Problematisch an solchen »hochwirksamen« Deutungen ist, dass das magische Denken der Patientin einen Schub bekommt und die Erwartung einer fast magischen Fähigkeit meinerseits befördert wird.

Nachdem sich zwischen uns das Gefühl, ernstgenommen zu werden, verfestigt hatte, waren die Schwindelattacken überwunden, aber es entwickelte sich in der folgenden Sommerpause ein neues Szenario. So ließ sich Frau A. zwei Wochen zuvor ohne Absprache mit mir ein »Hautzipfelchen« an der Unterlippe operativ entfernen. Der Eingriff war gravierender als erwartet, und machte ihr erheblich zu schaffen. Die vorherige Zuversicht in Bezug auf die Sommerpause wich einer zunehmend ängstlichen Anspannung. Frau A. war massiv mit ihrem schmerzenden Mund befasst, aber sollte und konnte kaum reden, sodass sie sich auch nicht bei mir beklagen konnte. Im Grunde waren wir »nur« zusammen. Sie lag schmerzgekrümmt auf der Couch. Ich verstand das als Inszenierung des Schmerzes der kaum verheilten Wunde eines inneren Mangels mit der Erschwernis, das nicht äußern zu dürfen. Mit Besorgnis verabschiedete ich Frau A. in die Behandlungspause.

Dann erreichte mich im Urlaub ein »Hilferuf«. Noch angeschlagen durch die nicht heilende Wunde im Mund war die Patientin durch eine Unachtsamkeit (sie hatte die Bodenklappe nicht geschlossen) die Kellertreppe herabgestürzt und hatte sich zwei Lendenwirbel und das Steißbein angebrochen. Die geplante Sommerreise musste deshalb abgesagt werden und die Patientin fiel auch seelisch in ein Loch voller Selbstvorwürfe. In dieser Situation schrieb sie mir in großer Not zum ersten Mal während einer der Behandlungspausen und bat um ein Telefongespräch. Das sich auftuende Loch des Kellers erschien ihr so sehr als selbst verschuldet, dass sie sich vor den Anwürfen ihres sadistischen Über-Ichs nicht mehr schützen konnte. Unser Gespräch, in dem ich mehr auf die Schrecken des Sturzes fokussierte, ihr vermittelte, dass »shit happens«, und versuchte, die innere Aufregung verstehend, aufnehmend, »containend« zu beruhigen, war wohl so wirksam, dass sie sich nicht mehr melden musste. Ein Korsett tragend, kam sie sichtlich »angeschlagen« und fragil zurück in ihre Stunden. Zum Nichtstun verurteilt, konnte sie dann über mehrere Wochen erstmalig in einem bequemen Stuhl im Garten oder Wohnzimmer liegend zur Ruhe kommen. Tatsächlich wurde dieses Geschehen aber zu einer Metapher oder vielleicht einem phantasmatischen Übergangsobjekt für die folgenden Behandlungsunterbrechungen, nachdem ich dafür geworben hatte, die kreative, wenn auch sehr gefährliche Inszenierung (die zur Repräsentation drängt) zu würdigen. Und wie die gute Erfahrung in der Notaufnahme im Jahr zuvor das Symptom der Schwindelattacken zum Verschwinden gebracht hatte, war die Erfahrung des Zur-Ruhe-gezwungen-Seins, aber eng mit mir im Kontakt zu sein, vielleicht eine gewisse Wiedergutmachung für das wiederbelebte Trennungstrauma der kleinkindlichen Ruhrerkrankung.

Levine (2014, S. 790) schreibt, dass »psychische Aktivität von einem inhärenten Drang geleitet ist, Repräsentationen zu bilden und sie zu bedeutungstragenden, affektiv besetzten, kohärenten Narrativen zu verbinden«. In der Behandlung mit Frau A. war ich immer wieder großer Sorge, Bangen, Nicht-Verstehen ausgesetzt, aber wir haben so viel Aufregung miteinander erlebt, dass wir viele Narrative, Metaphern, Traumbilder und Bezugspunkte entwickelten, die im Nachhinein einen sehr eingängigen Sinn zu ergeben schienen. Dies war aber im Verlauf der Behandlung oft nicht zu erkennen. Ich fiel, metaphorisch gesprochen, wie Frau A. von einer Ohnmacht (im Sinne von Machtlosigkeit) in die nächste. Diesen Prozess der Bildung von Repräsentation beschreibt Levine so:

> »Wenn repräsentierte unbewusste, latente Inhalte gegeben sind, bewegt sich der analytische Prozess mittels freier Assoziation und Deutung von der bewussten und vorbewussten Oberfläche in die unbewusste Tiefe. Dagegen müssen bei der Analyse nicht und schwach repräsentierter mentaler Zustände die *Elemente der Psyche – bewusste, vorbewusste und unbewusste – erst mittels einer Arbeit gebildet werden, die in der Psyche des Analytikers beginnt, und dann, als Teil eines interaktiven, intersubjektiven Beziehungsprozesses, dem Patienten dargeboten und in seine Psyche eingeschrieben werden.* Vom Analytiker ist also unter Umständen ein expressives, katalytisch wirkendes Handeln gefordert, das dazu beiträgt, die Repräsentationsfähigkeiten des Patienten zu mobilisieren oder zu stärken« (ebd., S. 815).

Als wir schließlich über das zur Neige gehende Stundenkontingent sprechen mussten und über die Frage, wann ein Abschied für Frau A. wohl denkbar werden könnte, war sie dann auch mit ihrer Enttäuschung an mir und der Behandlung befasst, besonders, dass sie nicht als »flotte Helga« bei mir »rausgehen« werde. Inzwischen sah sie zwar immer noch gut aus, aber nicht mehr wie das blühende Leben, was mich zu Beginn der Behandlung ja so beeindruckt hatte.

Nach einem turbulenten und berührenden analytischen Prozess war die Phase des Abschiednehmens eine neuerliche Herausforderung für die trennungstraumatisierte Frau A. Vor der Herbstpause nach dem Sturz, leidlich genesen, inzwischen ohne Korsett, das natürlich auch ein seelisches geworden war, träumte sie,

> »dass ich in einem Haus bin – mit meiner alten Familie. Die Kinder waren in dem Alter, in dem ich sie verlassen habe, als die Trennung war. Das war wie der Auftakt zu einem Ausflug. Mein Ex-Mann, mein leiblicher Sohn und sein Sohn gingen zum Auto. Im Haus gab es noch die Stieftochter und mein Baby. Ich hab' meine Stieftochter gebeten, das Baby zu versorgen. ›Das braucht eine frische Windel.‹ Sie hat das widerwillig gemacht. Die Treppe ging runter und da war eine Wand und an der Wand da war ein Stab und ich bin da drüber geklettert. Ich musste auf diesem Stab sitzen. Ich wusste, das ist ein gefährliches Unterfangen. Ich wusste, es wird gefährlich. Ich wusste, ich werde nicht allein zurückkommen können. Ich hatte meine Aufgabe. Ich muss das tun, hatte aber große Schwierigkeiten, mich festzuhalten und ich hatte Angst abzustürzen. Das wird sehr gefährlich und schmerzhaft. Gegebenenfalls werde ich sterben. Ich bin völlig überfordert mit der Situation und jemand muss mir helfen. Ich habe mich überfordert gefühlt. Ich habe meine Stieftochter gebeten, meinen Ex-Mann zu bitten, mir zu helfen. Der kam aber nicht. Ich dachte, wenn er jetzt kommt, wird er mit mir schimpfen: ›Was machst du auch so 'nen Quatsch, da drauf zu gehen?‹ Ich hatte Schwierigkeiten, mich da drauf zu halten.«

Zu ihrem Traum ergänzte sie:

> »Ich hatte das Gefühl, dass ich jederzeit fallen kann. Im Traum war es wie ein Vogelhäuschen. Ich war wie ein kleiner Vogel. Ich hatte mal einen Vogel, Peterchen. Er war meiner Oma zugeflogen. Ein grüner Wellensittich. Er war sehr zutraulich und sah Menschen als seine Freunde. Er kam auf den Finger

oder saß auf der Schulter und knabberte dann am Ohrläppchen. Ich habe ihn meiner Oma abgeschwatzt. Ich war 13 und fühlte mich sehr verbunden mit ihm. Er ist alt geworden. Peterchen fällt mir ein.«

Ich warf ein: »Sie hatten eine tiefe Verbindung mit Peterchen, aber im Traum sind Sie ganz allein.«

Frau A. sagte schlicht »Ja!« und schwieg. Nach einigen Minuten ergänzte sie:

»Die Sitzstange war dünn und unbequem. Ich habe mich sehr bemüht, mich dort festzuhalten. Von der Stange aus konnte ich sehen, wie meine Stieftochter sich um das Baby kümmerte. Ich schaute in diesen Raum, es war alles dunkel, alles abgedunkelt. Die Treppe endete in diesem Raum. Aber wo die Treppe hinführte, war alles hell. Ich wollte den Menschen dorthin folgen, meinen Leuten ins Sonnenlicht folgen. Das war kein künstliches Licht.«

Ich unterstrich: »Echtes Licht!«, und ergänzte nach kurzem Nachdenken: »Aber das Baby ist im Dunkeln?!«

Frau A. daraufhin:

»Das Baby wird widerwillig, aber gut versorgt. Aber wenn ich darüber nachdenke, ist das nicht gut genug. Nicht liebevoll. Es könnte viel besser gemacht werden. Meine Stieftochter war etwa 17 Jahre alt. Das war das Alter, ihr Alter, als ich wegging.«

Ich führte aus: »Bei Ihrem Mann und bei mir gibt es die Standardbetreuung und man wird ausgeschimpft. Eine stiefmütterliche Behandlung hier?«

Frau A.:

»Ich muss den Weg finden, es selbst zu übernehmen, aber ich sehe ihn nicht. Als ob ich Ihnen diese Aufgabe zuweise, aber Sie kommen ihr nicht nach. Sie sollten mir sagen, was ich tun kann, damit ich mich besser fühle.«

Ich schlug vor: »Im Traum geht es darum, dass die Situation sich dem Ende zuneigt. Vielleicht wirft unsere Herbstpause ihre Schatten voraus?«

Und Frau A. erwiderte: »Nein, ich habe Angst vor dem Ende. Dann muss ich an einem Punkt sein, an dem ich alleine zurechtkomme. Nach der Pause weiß ich, dass es weitergeht. Aber irgendwann wird es das nicht mehr.« Sie weint.

> »Das ist für mich immer noch unvorstellbar und sehr bedrohlich. Wie soll das funktionieren, wenn ich auf diesem kleinen Sitzplatz sitze? Es ist, als wäre ich eher mit der Katastrophe verbunden, dass ich nicht mehr kommen und Sie sehen darf, als dass ich springe und auf der Treppe lande. Genau genommen ist dies der Weg, die Treppe ins Licht, auf der andere bereits gegangen sind. Es ist so unvorstellbar, weil das Geländer hinter mir ist. Der einzige Weg ist, mich fallen zu lassen und zu hoffen, dass ich mich beim Aufprall nicht zu sehr verletze. Wo ich hin will, ist jedoch nicht der Ort, an dem ich bleiben möchte. Es ist kein Ort zum Bleiben. Ich glaube nicht, dass ich sterben werde, wenn ich springe, sondern dass ich Schaden nehmen werde.«

Ich deutete: »Sie fragen sich, was danach passieren wird. Wird der Ex-Mann, die Ex-Analytikerin kommen, wenn Sie sie rufen?«

Frau A. weinte bitterlich. »Ich möchte so sehr, dass Sie für immer für mich da sind. Der Schmerz über den Abschied und das Gefühl verlassen zu werden sitzen ganz tief.«

Wieder deutete ich: »Es ist für Sie noch nicht vorstellbar, dass ein Abschied sich nicht wie Verlassenwerden anfühlen könnte.«

Frau A. (mit tränenerstickter Stimme): »Das berührt mich so sehr. Das berührt ein Gefühl tiefer Verbundenheit mit Ihnen. Das ist so unglaublich und so ungewohnt für mich.«

Wieder deutete ich:

> »In Ihrem Traum entstehen Bilder von Verlassenheit und Vernachlässigung, aber auch von beeindruckender Entschlossenheit – vielleicht ein bisschen zu leichtsinnig, zu wagemutig? Vielleicht als Reaktion auf Ihre guten Gefühle vom Montag nach der Stunde? Da hatten Sie Angst, dass Sie nicht mehr herkommen dürfen, wenn es Ihnen belastbar besser geht.«

Frau A.: »Ja! Und mich krank fühlen, ist wie ein Garant dafür, weiter herzukommen.«

In diesem Traum, mit der wir lange gearbeitet haben, thematisiert Frau A. das Verlassen und Verlassenwerden, den Aufbruch vor einem Ausflug, die verschiedenen Beziehungen zu Stiefkindern, leiblichem Kind, verlassenem und zu versorgendem Kind, sowie die Bereitschaft, zu helfen, wenn auch widerwillig, Hilfsbedürftigkeit, sowie das Geschimpft-Bekommen, aber auch den Zwang, in der Situation des Aufbruchs etwas Gefährliches, Selbstgefährdendes tun zu müssen. Dies alles sind Facetten ihres Trennungstraumas, das nun allmählich in die Bilderwelt überführt werden konnte, was vorher in der Somatisierung gebunden war. Ihr geliebter Wellensittich Peterchen war wie ein Wesen gewordenes Grundvertrauen, das sie mit ihrer Großmutter, in der Übertragung mit mir, in Verbindung bringen und stärken konnte. Der Traum, der den Abschied vorwegnimmt und gleichzeitig die verschiedenen Beziehungsebenen thematisiert, die sich zwischen uns entsponnen haben, wie auch das Widerstreben der Patientin, sich um sich zu kümmern, bebildert, war ein Meilenstein auf dem Weg zur Repräsentation der multiplen Beziehungs- und Verlassenheitstraumen meiner Patientin.

Endlich konnte sie das Liegen auf der Couch als ein umhüllendes Aufgehobensein bei mir erleben, und sie weinte bitterlich, dass sie nicht das Gefühl habe, selbst entscheiden zu können, wann die dadurch aufgebaute seelische Umhüllung ausreichend sei, um sich aus eigenem Wollen zu verabschieden. Dieses Erleben war aber ganz deutlich nur eine Seite der Medaille, weil sie auch zunehmend die Absprachen für Urlaube als lästig erlebte. Ihre Vorstellung für das letzte Jahr sah dann verlängerte Behandlungsunterbrechungen durch Urlaube von ihr vor, was ich ihr zunehmend zugestehen konnte, weil ich das als die ihr mögliche Art der Ablösung zu verstehen glaubte.

Schluss

Die Frage, die ich in meinem Titel aufgeworfen habe, wie es weitergehen kann, wenn aus dem körperlichen Schmerzen von Patientinnen die seelischen Schmerzen der analytischen Beziehungszumutungen geworden sind, möchte ich versuchen zu beantworten. Zentral erscheint mir die Identifizierung mit dem analytischen Prozess. Damit meine ich eine Verinnerlichung des wohlmeinenden, aber auch suchenden Blicks und der Haltung der Analytikerin. Wenn dies mit Einsichten flankiert wird, umso besser, aber das Entscheidende ist aus meiner Sicht niemals die tiefe Erkenntnis, sondern vielmehr, dass die Patientin lernt, sich auszuhalten, wohlwollend zu begleiten und Narrative gebildet hat, die das auf affektive Weise bebildern. Frau A. nannte das: »aushalten, mich zu fühlen«. In gewisser Weise bleibt es niemandem erspart, sich aushalten zu müssen, auch wenn man sehr viel von sich verstanden hat. Aber das auszuhalten, ist ein anderer Schmerz.

Literatur

Bion, W. R. (1992 [1962]). *Lernen durch Erfahrung*. Suhrkamp.

Bion, W. R. (1992 [1963]). *Elemente der Psychoanalyse*. Suhrkamp.

Busch, F. (2024). Die Perspektive des Patienten mitdenken. Die Rolle der Überraschung in der psychoanalytischen Technik. *Jahrbuch der Psychoanalyse, 89,* 17–33.

Freud, S. (1912b). Zur Dynamik der Übertragung. *GW VIII,* S. 364–374.

Levine, H. (2014). Die nichtfarbige Leinwand: Repräsentation, therapeutisches Handeln und die Bildung der Psyche. *Psyche – Z Psychoanal, 68*(9–10), 787–819.

Reitter, T. (2020). Den Schmerz des Undenkbaren vermeiden – negative »therapeutische« Reaktionen und Wiederholungszwang neu betrachtet. *Jahrbuch der Psychoanalyse, 80,* 103–133.

Storck, T. (2021 [2019]). Mentalisierung und die Pariser Schule der Psychosomatik. *Forum der Psychoanalyse, 37,* 87–97. https://doi.org/10.1007/s00451-019-00372-7

Strachey, J. (1935). Die Grundlagen der therapeutischen Wirkung der Psychoanalyse. *Internationale Zeitschrift für Psychoanalyse, 21*(4), 486–516

Die Autorin

Stefanie Sedlacek, Dr. phil., Dipl.-Psych., ist Lehr- und Kontrollanalytikerin (DPG, DGPT, IPA) und in eigener Praxis in Berlin niedergelassen. Sie war Mitglied im Übersetzerbeirat Internationale Psychoanalyse, Mitglied des Editorial Board des *International Journal of Psychoanalysis*, Mitherausgeberin der *Psyche*, und hatte im Institut für Psychotherapie e.V. Berlin verschiedene Leitungsfunktionen inne. Sie publiziert u. a. zu Ausbildungsfragen, Behandlungstechnik, Fernanalyse, meist anhand von Fallstudien.

Kontakt per E-Mail: dr.stefanie.sedlacek@gmx.de

Schmerz, Leere und Lebendigkeit in der Gegenübertragung

Sarit Kreutzer

Einleitung

An einem Dienstag kam Frau A. zu ihrer Behandlungssitzung auf der geschlossenen Station, nahm eine Rasierklinge aus ihrem Ärmel und versuchte mich zu schneiden. Frau A. versuchte mir Schmerz zuzufügen. Schmerz, das Thema von Jahrestagung und Tagungsband, erinnerte mich an diese Szene. In der Psychoanalyse geht es bei der Gegenübertragung oft um emotionalen Schmerz. In diesem Beitrag möchte ich zeigen, wie wichtig körperliche Schmerzen als Manifestation der Gegenübertragung sind. Dazu werde ich aus zwei kurzen Interventionen im akuten Setting berichten, in denen mir erst im Nachhinein klar geworden ist, dass körperliche Empfindungen eine Manifestation der Gegenübertragung waren. Ich werde danach von zwei Analysen berichten. Hier konnte ich das Erleben von körperlichem Schmerz in meiner Gegenübertragung in der analytischen Arbeit nutzen. Dies führte nicht nur zu einem besseren Verständnis der inneren Welt der Patient*innen, sondern erlaubte mir auch, diese Erkenntnisse in Deutungen einzubringen.

Theoretische Überlegungen

In seinem Aufsatz »Ratschläge für den Arzt bei der psychoanalytischen Behandlung« sagt Freud (1912e), dass »der Arzt aber imstande sein soll, sich seines Unbewussten in solcher Weise als Instrument bei der Analyse zu bedienen« (ebd., S. 382), um die Patient*innen zu verstehen. Birksted-Breen (2019) ist der Auffassung, »dass die Derivate der unbewussten Ereignisse des Patienten in der Sitzung, wie sie vom Analytiker im ›Unbewussten als Instrument‹ erfahren werden, verschiedene Wege gehen können« (ebd., S. 1130; Übersetzung S. K.). Sie argumentiert, dass der Teil des Unterbewussten der Patient*innen, der nicht emotional verarbeitet werden kann oder symbolisch zugreifbar ist, sich als körperlicher Überschuss manifestiert. Bis dieser Teil des Unbewussten verarbeitet werden kann, dient der Körper der Analytiker*innen als »ein konkreter Container für den ›Überschuss‹, [welcher] […] zusammen mit anderen Hinweisen eine Fortführung der Arbeit mit der Psyche notwendig macht« (ebd.; Übersetzung S. K.).

Das Konzept der somatischen Gegenübertragung erschien in der psychoanalytischen Literatur erst in den letzten Jahren. Unter »somatischer Gegenübertragung« versteht man alle möglichen somatischen Empfindungen der Analytiker*innen.

Nach Birksted-Breen (2019) ist die Fachliteratur zu diesem Phänomen erstaunlich spärlich. In der somatischen Gegenübertragung ist Schmerz eine Unterkategorie, zu der die Literatur sogar noch spärlicher ist.

Um die Gegenübertragung zu verstehen, erscheint der Prozess der projektiven Identifizierung aus der kleinianischen Literatur relevant. Die Patient*innen projizieren dabei unerträgliche Teile ihres Selbst auf die Therapeut*innen, die diese dann tatsächlich zu erleben scheinen (Ogden, 1982). Wilfred Bion (1962) erweiterte Melanie Kleins ursprüngliches Konzept der projektiven Identifizierung (1946) und beschrieb sie nicht nur als Abwehrmechanismus, sondern auch als eine Möglichkeit, wie Individuen unüberwindbare oder unerträgliche Aspekte ihrer inneren Erfahrung kommunizieren, indem sie diese in eine andere Person projizieren. Die Empfänger*in dieser Projektionen erlebt diese Gefühle dann so, als wären es die eigenen. Dazu, behaupte ich, gehören auch die körperlichen Empfindungen. Die projektive Identifizierung ermöglicht eine Form der nonverbalen, emotionalen und somit auch somatischen Kommunikation.

Zu den Behandlungsprozessen, in denen Patient*innen den Analytiker*innen bewusst oder unbewusst Schmerz zufügen, gibt es aber umfangreiche psychoanalytische Literatur. In *Jenseits des Lustprinzips* beschrieb Freud (1920g) zum ersten Mal, wie in traumatischen Situationen das Lustprinzip überwältigt wird. Sándor Ferenczi (1932) und Anna Freud (1936) sprachen über die Identifizierung der Patient*in mit dem Aggressor als Erklärung dafür, dass Patient*innen, die ein Trauma erlebt haben, anderen Schmerzen zufügen. Aus kleinianischer Perspektive bedeutet die Identifizierung mit dem Aggressor, Schmerz weiterzugeben und dabei über das Objekt zu triumphieren, um die eigene Hilflosigkeit nicht spüren zu müssen.

Meine Erkenntnisse lassen mich aber behaupten, dass Schmerz nicht nur der Ausdruck von Aggression sein muss; er kann auch eine Reflexion der inneren Welt der Patient*innen sein, in der der Schmerz das wichtigste oder sogar das einzige Gefühl ist, das ihnen Lebendigkeit verleiht. Dieses neue Verständnis stellte einen inneren Wendepunkt für mich da: Die körperliche Manifestation der Schmerz-Gegenübertragung ist ein wertvolles Mittel, das die Therapeut*innen in der Behandlung nutzen können.

Erste klinische Illustration: Frau A.

Der Vorfall mit Frau A. passierte im vierten Behandlungsmonat. Frau A. war wegen Suizidgedanken auf die Station gekommen. Sichtbare Narben auf ihren Armen wiesen auf ihre Vorgeschichte mit Selbstverletzungen hin. Im Verlauf der Therapie zeigten sich verschiedene Persönlichkeitsanteile, die aus traumatischen Missbrauchserfahrungen in ihrer Kindheit entstanden waren. Diese Persönlichkeitsanteile repräsentierten das Alter, in dem Frau A. den Missbrauch erlebt hatte. Einige dieser Anteile hatten jedoch Angst, sich zu offenbaren, und Frau A. war sich nur einiger dieser Anteile bewusst. Den Anteil, der mich attackierte, kannte sie auch nicht; derselbe Teil verletzte sie auch nachts.

Im nächsten Gespräch sagte ich zu ihr: Mir Schmerz zuzufügen, bedeute für sie möglicherweise ein Triumphgefühl, wodurch sie ihre eigene Hilflosigkeit nicht spüren müsse. Daraufhin antwortete sie: »Ich bin aus Schmerz geworden, da ist nichts anderes als der Schmerz.«

Rückblickend glaube ich, dass ich während der Therapie zu große Angst hatte, um zu akzeptieren, dass der Schmerz für Frau A. eine derart zentrale Rolle spielte. Den Versuch, mich zu schneiden, verstehe ich jetzt nicht nur als einen Versuch, mir den Schmerz weiterzugeben. Sicherlich spielten damals auch sadistisch-masochistische Komponenten eine Rolle, weil Frau A. schmerzhaften Missbrauch erlebt hatte; aber im Nachhinein verstehe ich die Dynamik eher so, dass Frau A. mir durch den Verletzungsversuch die Möglichkeit geben wollte, ihre Welt voller grausamer körperlicher Schmerzen zu betreten und zu verstehen, was sie mir nicht verbal vermitteln konnte. Diese Einsicht hätte möglicherweise eine tiefere therapeutische Verbindung zu dem verletzenden Anteil von Frau A. ermöglicht, der für mich damals unerreichbar blieb. In meiner Phantasie hatte ihr verletzender Anteil kein Redevermögen – er war nur aus Schmerz entstanden, ohne Worte oder Symbole. Er konnte sich nur durch Schmerz melden.

Zweite klinische Illustration: Herr B.

Im Falle von Herrn B. kam es zu tatsächlichen körperlichen Schmerzen, die ich gespürt habe, die ich aber auch nur im Nachhinein verstehen konnte.

Herr B. hatte nach einem Konflikt mit seinem Vorgesetzten Suizidgedanken, weshalb er eine stationäre Behandlung aufsuchte. Zu Beginn der Therapie berichtete er von Antriebslosigkeit und depressiven Gedanken, die ihn seit dem Konflikt begleiteten. Er konnte nicht nachvollziehen, wie dieser Vorfall ihn so tief verunsichern konnte. Er berichtete von seiner Kindheit mit einem gewalttätigen alkoholkranken Vater, und von früheren Phasen der Antriebslosigkeit. Er hatte das Gefühl, seine Kindheitserfahrungen schon überwunden zu haben – nur die Antriebslosigkeit blieb ein wiederkehrendes Phänomen.

Nach einigen Wochen begann Herr B. von seinen Kriegserfahrungen zu erzählen. Zum ersten Mal wurde ihm klar, dass ein Teil von ihm weiterhin im Krieg lebte, dass er täglich Kriegsszenen wiedererlebte. Diese Empfindung verstärkte seine innere Zerrissenheit und das Gefühl, niemals vollständig von den traumatischen Erlebnissen loskommen zu können.

Als Herr B. das verstand, wollte er mir von seinen Foltererinnerungen erzählen. Als Soldat in einem fernen Land hatte er Folter sowohl erlitten als auch anderen zugefügt. Er gestand seine Vorstellung, dass das, was er mir erzählen würde, für mich emotional schmerzhaft und möglicherweise unerträglich sein könnte. Diese Phantasie, mich durch seine Erzählungen zu belasten, war mit ambivalenten Gefühlen verbunden: Einerseits hatte er den Wunsch, mich zu quälen und über mich zu triumphieren; andererseits hatte er Angst, mir zu schaden.

Das einzige Mal erzählte Herr B. mir von seiner Folter in einer Sitzung an einem Frühnachmittag. Am selben Abend bekam ich Fieber, Kopfschmerzen und Gliederschmerzen. Ich musste mich für drei Tage krankschreiben lassen. Meine Gliederschmerzen waren stark, ich hatte das Gefühl, nicht funktionieren zu können und eine Art Stilllegung zu erleben. Damals dachte ich, dass ich mich mit einem Virus angesteckt hatte. Erst als ich die analytische Ausbildung anfing und über den Fall weiter nachdachte, erkannte ich, dass die mutmaßliche körperliche Krankheit ein Ausdruck meiner Gegenübertragung gewesen war.

Für Herrn B. hatte das Erzählen eine entlastende Funktion. Er scherzte auf eine makabre Art, dass ich mit ihm »in seinem Krieg« gewesen war. Danach hatte er die Einsicht, dass er den Schmerz, den er mit sich trägt, nicht loslassen kann.

»Durch den Schmerz bin ich mit den anderen verbunden«, sagte er und meinte die Kameraden, die im Krieg gefallen waren. »Manchmal, für kurze Momente, ist in mir nur ein Nichts.« Mit dem Schmerz bekam alles, was geschah, einen Sinn. Er erzählte, dass er Angst vor der Leere hatte, die er spürte, wenn er den Schmerz losließ.

Im Nachhinein verstand ich, dass die Symptome, die ich hatte, Ähnlichkeiten mit den Stilllegungsmomenten aufwiesen, von denen Herr B. sprach: wiederkehrende Antriebslosigkeit, tiefe Hilflosigkeit und völlige Energielosigkeit.

Ich verstand auch, dass ein Teil von ihm weiterhin Schmerzerfahrungen erleben musste. Er berichtete von einem Teufelskreis, in dem die Schmerzen zu einer Stilllegung führten, bei der er nichts mehr spürte. Dieses Nichts machte ihm jedoch Angst und verstärkte das Gefühl der inneren Leere, das er so verzweifelt vermied. Meine körperlichen Schmerzen vermittelten mir, wie unerträglich und unmöglich es für ihn war, mit seinem Schmerz in voller Intensität in Kontakt zu sein. Diese Erkenntnis hätte ich in der Therapie einsetzen können.

In meiner analytischen Arbeit konnte ich diese Erkenntnis auch während der Behandlung für Deutungen einsetzen. Dazu möchte ich von zwei analytischen Behandlungsverläufen erzählen.

Erster analytischer Fall: Frau L.

Frau L., eine erfolgreiche Anwältin und Extremsportlerin, suchte aufgrund von Angstzuständen psychotherapeutische Hilfe. Seit ihrer Kindheit hatte sie Panikattacken, sie traten aber selten auf. Einmal musste sie wegen einer Panikattacke eine Gerichtsverhandlung unterbrechen. Das war für sie eine unerträgliche Beschämung. Obwohl sie selbst keine Therapie angefangen hätte, weil sie überzeugt war, alles alleine meistern zu können, war sie bereit, auf Empfehlung ihres Hausarztes eine Analyse bei mir anzufangen.

Schon ab der ersten Sitzung sprach Frau L. darüber, dass sie alles perfekt machen müsse. Für Frau L. war es unerträglich, die Grenzen ihrer eigenen Kraft und die ihres Körpers zu akzeptieren. In den Sitzungen erzählte mir Frau L., was sie alles unternahm und erreichte, und welche Strategien sie ständig entwickelte, um noch mehr zu schaffen. Frau L. beschrieb eine intensive Angst vor Kontrollverlust. Sie hatte Angst vor der Angst selbst.

Frau L.s Ansprüche verunsicherten mich stark. Ich war ständig damit beschäftigt, ob ich gut genug bin, um sie zu behandeln. Ich achtete mehr darauf, welche Kleidung ich trug, wenn sie zur Therapie kam, und bereitete mich innerlich intensiver auf die Sitzungen vor. Das verstand ich als Manifestation meiner Gegenübertragung.

Ich verspürte den Druck, besonders anspruchsvolle und raffinierte Deutungen zu liefern. Meine Deutungen verunsicherten sie. Mit der Zeit bemerkte ich auch, dass ich vor und in den Sitzungen mit Frau L. Bauchschmerzen hatte. Diese Schmerzen waren so intensiv, dass ich mich manchmal mehr mit der Frage beschäftigte, wie ich die Sitzung trotz der Schmerzen durchhalten konnte, als mit der Therapie selbst. Ich verstand diese körperlichen Symptome als Ausdruck meiner eigenen Unsicherheit. Dann wurde mir jedoch klar, dass die Schmerzen mit den Sitzungen von Frau L. zusammenhingen und weder davor noch danach auftraten.

In einer Sitzung fiel es mir besonders schwer, die Schmerzen auszuhalten. Frau L. sprach über einen Gerichtsfall, an dem sie arbeitete und der sie unter Druck setzte. Ich sagte ihr, dass sie möglicherweise das Gefühl habe, alles aushalten und mich beeindrucken zu müssen. Weil ich das Gefühl hatte, den Schmerzen ausgeliefert zu sein und auf das Ende der Sitzung zu warten, sprach ich über ihre mögliche Angst, mir ausgeliefert zu sein, wenn sie die Grenzen ihres Körpers oder der Stunde zuließ. Diese Deutung brachte sie zu Tränen.

In den nächsten Sitzungen fiel ihr ein Ereignis aus der Kindheit ein. Mit eineinhalb Jahren entwickelte sie eine Nahrungsmittelallergie, die zu starken Bauchschmerzen führte. Ihr wurde erzählt, wie sehr sie damals vor Schmerzen geschrien und dass sie eine Krankenhausbehandlung gebraucht hatte. Frau L. hatte ein Trauma in ihren ersten zwei Lebensjahren erlebt. Kernberg (2009) erklärt, dass bei einem Trauma, das in den ersten zwei Jahren passiert, die Erfahrung in der Amygdala gespeichert wird, weil der Hippocampus noch nicht reif ist. So entstehen keine bewussten Repräsentationen des Selbst und der Objekte. Kernberg beschreibt, dass der Therapeut sich durch vorsichtige Arbeit in der Übertragung und durch die

Nutzung von Gegenübertragungsreaktionen die Rekonstruktion dieser unbewussten Repräsentationen annähern kann.

In ihrem berühmten Artikel »Durcharbeiten in der Gegenübertragung« erklärt Brenman Pick (1985): »Tatsächlich können wir das Erleben des Patienten nicht in uns aufnehmen, ohne dabei selbst etwas zu erleben« (ebd., S. 38). Laut Brenman Pick haben die Analytiker*innen also keine Wahl, ob sie Schmerz empfinden werden. Mein Erlebnis zeigte mir aber, dass ich in Behandlungen die Wahl habe, die Schmerzen als Belastung oder als Gelegenheit zur Erkenntnis wahrzunehmen.

Durch meine bewusste Arbeit mit diesen somatischen Gegenübertragungsreaktionen konnte Frau L. selbst beginnen, ihre eigene Müdigkeit und ihre Schmerzen wahrzunehmen und so die eigenen körperlichen Grenzen stärker zu spüren und anzuerkennen.

Zweiter analytischer Fall: Frau G.

Die zweite Analyse-Patientin, von deren Behandlung ich berichten möchte, kam nach der Trennung von ihrem langjährigen Partner zur Analyse. Sie erzählte von ihrer Verzweiflung nach der Trennung und von Angst, Anspannung, unruhigen Momenten und Stimmungsschwankungen, die sie nicht bewältigen konnte.

Frau G. stammt aus einer Familie, in der Missbrauch und Inzest vorkamen. Sie selbst glaubte, keinen sexuellen Missbrauch erlebt zu haben. Sie wurde aber von ihrem alkoholisierten Stiefvater heftig geschlagen und erinnerte sich an eine Kindheit voller Angst. Ihre Mutter erlebte sie als depressiv und träge – und als passive Komplizin des Stiefvaters.

In den probatorischen Sitzungen beeindruckte mich Frau G. mit ihrer Reflexionsfähigkeit und Motivation, sich zu verändern. Als die Analyse begann, erlebte ich jedoch eine andere Dynamik. Zu manchen Sitzungen kam sie mit einem großen Redebedarf, dem Wunsch, ihre Angst loszuwerden und dringend Hilfe zu bekommen; solche Sitzungen wurden oft gefolgt von welchen, in denen sie das Gefühl ausdrückte, nicht zu wissen, warum sie eine Behandlung braucht und was sie mir erzählen könnte. Ich selbst fühlte mich zu Beginn der Analyse in den Sitzungen distanziert, und unfähig zu verstehen, was sie von mir wollte, als würden wir uns nur auf einen Kaffee treffen und Smalltalk führen. In anderen Situationen empfand ich sie als fordernd, ich hatte das Gefühl, dass sie mit ihrer Panik und ihrem Hilfebedarf unter meine Haut drang. Entweder war ich für sie eine träge, depressive Mutter, die zu nichts taugte, und sie musste alles selbst erledigen, oder ein Stiefvater, der ihr Angst machte, und von dem sie sich distanzieren musste.

Frau G. war sich ihrer gewalttätigen Erlebnisse sehr bewusst. Sie sprach offen über ihre Phantasie, den Schmerz, den sie erfahren hatte, auch anderen weiterzugeben, sodass andere ihn auch spürten. Sie schämte sich dafür, erkannte aber auch ihren Wunsch, Macht zu spüren und nicht nur die Ausgelieferte zu sein. Obwohl diese Themen in der Arbeit zugänglich waren, bemerkte ich, dass ich in den Sitzungen zunehmend unruhig wurde. Es gab immer etwas Beziehungsloses, über das ich mir Sorgen machte – Sorgen, dass ich etwas falsch gemacht, etwas Wichtiges vergessen oder übersehen hatte. In meiner Gegenübertragung übernahm ich ihre Angst und Schuldgefühle, die ich auch deutete.

Nach unserer zweiten Sommerpause verspürte ich in den Sitzungen zunehmend das Bedürfnis, zur Toilette zu gehen, um mich zu entleeren. Ich brachte das mit meinem wachsenden Unbehagen in Verbindung. Es beschäftigte mich aber dennoch, wie dringend die Unterleibsschmerzen geworden waren. Das Aushalten in den Sitzungen war für mich eine körperliche und emotionale Herausforderung.

Ungefähr einen Monat nach der Sommerpause beschwerte sich Frau G., dass ich die Sitzung am Vortag, wie gewohnt, nach 50 Minuten beendet hätte, obwohl sie mir etwas Wichtiges gegen Ende der Sitzung erzählt hatte. In ihrer Phantasie hatte sie den Wunsch, dass ich die Stunde nicht beenden würde. Obwohl sie diese Empfindung als Phantasie erkannte, berichtete sie von dem Wunsch, mich dafür bestrafen zu können, damit ich ihren Schmerz spüren würde, so wie sie ihn spürte. Dazu sagte ich: »Es ist eine solche Aufregung, mich zu bestrafen. Die Bestrafung ist leichter zu ertragen als der Schmerz von mir, von hier, immer am Ende der Stunde weggeschickt zu werden.«

In der Sitzung am nächsten Tag sprach sie über ihre Angst, die sie in unserer Sommerpause erlebt hatte: die Angst, von ihrem neuen Partner beurteilt zu werden, obwohl sie nicht wusste, ob sie etwas falsch gemacht hatte. Sie beschrieb Scham – auch darüber, mir davon zu erzählen. Sie hatte auch von ihrem Wunsch auf Rache gegen die Täter in ihrer Familie gesprochen und wie sehr sie sich für diesen Wunsch auch schämte.

Ich sagte ihr, dass es auch schmerzhaft sei, den unkontrollierbaren Wechsel zwischen Fülle und Leere zu spüren, und den Drang, sich emotional zu entleeren, aber dann die Leere zu spüren. Nach dieser Deutung schwieg sie einige Minuten. Dann sagte sie, dass der Ausdruck »sich zu entleeren« sie an etwas erinnerte, wofür sie sich sehr schämte. Als sie sehr klein war, hörte sie abends ihren Stiefvater, als er betrunken nach Hause kam. Aus Angst, geschlagen zu werden, traute sie sich nicht, zur Toilette zu gehen, und musste sich im Zimmereck entleeren. Sie fügte hinzu, dass sie sich darüber schämte. Sie erzählte auch, dass sie oft in den Sitzungen zur Toilette musste, sich aber schämte, es zu sagen, und das Gefühl aushalten musste, bis es wehtat. So wiederholte sie mit mir die missbräuchlichen Szenen aus ihrer Kindheit. Ich wurde zu einem verfolgenden Objekt, das sie quälte. Gleichzeitig durfte ich durch meine körperliche Reaktion ihr unmögliches Dilemma zwischen Schmerz und Leere verstehen. Im Angesicht von Grausamkeiten sind »unsere symbolischen Mittel ausgehöhlt, nahezu vernichtet«, schreibt Julia Kristeva (2007, S. 230). Wir stehen vor der Wahl zwischen einem »Nichts« oder einem »Schmerz« (ebd.).

In den Sitzungen danach erzählte sie mehr von ihren Erinnerungen: In der Pubertät habe sie angefangen, sich zu verletzen oder sich zu zwicken, um etwas zu spüren. Sie erzählte, dass sie zwei wiederkehrende Träume hat. In einem sieht sie ein leeres Haus, im Fenster sitzt eine Frau und schaut nach außen – da ist Stille, eine Leere. Im anderen sieht sie einen Raum mit vielen Menschen, dort ist ein großer Tisch, Kerzen und Lichter, die Menschen feiern etwas. Langsam begannen wir, die zwei Träume als Metaphern für ihre innere Welt zu sehen. Der Traum mit dem leeren Haus symbolisiert die Angst vor der Leere.

In den folgenden Behandlungsjahren, als sie sich von ihrer missbräuchlichen Familie distanzierte, wurde sie häufig krank. In diesen Zeiten erlebte sie die Schmerzen als Zeichen ihrer Lebendigkeit – sie zelebrierte den Abschied von ihrer Familie mit ihrem Körper. In einer unserer letzten Sitzungen sprach sie über Phasen, in denen sich alles gedämpft anfühlt. »Ich drehe die Angst und die Panik in mir leiser«, sagte sie. »Nur den Schmerz höre ich weiter, immer stark, immer da, eine Sicherheit gegen das Nichts und die Leere, wie ein treuer Begleiter.«

Weitere Gedanken über Schmerz in der inneren Welt

Meine Beobachtung, welche zentrale Rolle der Schmerz bei all diesen Patient*innen spielt, regte mich dazu an, auch mögliche neurobiologische Grundlagen der Zentralität des Schmerzes zu suchen.

Woud, Verwoerd und Krans (2017) beschreiben detailliert, wie die sich ausbreitende Aktivierung innerhalb von Gedächtnisnetzwerken zur Persistenz von aufdringlichen Erinnerungen bei Posttraumatischen Belastungsstörungen (PTBS) beiträgt. Wenn eine traumabezogene Emotion aktiviert wird, kann sie damit verbundene Emotionen auslösen, was zu einer Kaskade von belastenden Gedanken und Bildern führt. Dieser Prozess läuft oft automatisch ab und ist schwer zu kontrollieren, was ihn zu einer zentralen Herausforderung bei der Behandlung der PTBS macht.

Die starken assoziativen Verbindungen zwischen traumabezogenen Erinnerungen und verschiedenen Hinweisen (sowohl interne, wie Gedanken und Gefühle, als auch externe, wie Orte oder Objekte) machen diese Erinnerungen besonders widerstandsfähig gegen Veränderungen. Traumabezogene Reize können als Anstoß dienen, die ein sich ausbreitendes Gedächtnis-Netzwerk aktivieren. Dieser »Priming-Effekt« kann dazu führen, dass traumatische Erinnerungen unwillkürlich abgerufen werden, selbst wenn keine direkte Erinnerung an das Trauma vorliegt.

Die neuronalen Erklärungen zeigen uns, dass für manche Patient*innen mit Schmerz- und Traumaerfahrungen alle Empfindungen in der inneren Welt mit Schmerz verbunden sind. Das Trauma kann bei Patient*innen ein nonverbales Selbsterleben erzeugen, das von anderen, verbalen Teilen der Persönlichkeit abgespalten ist. Für diese Patient*innen ist die Empfindung körperlichen Schmerzes eine Art, ihre Lebendigkeit zu bestätigen. Der Schmerz, den ich in der Gegenübertragung aufnahm, war das, was sie von ihrer inneren Welt vermitteln konnten.

Schlussbemerkungen

Die Wahrnehmung der Schmerzen und meine innere Arbeit, sie auszuhalten und ihnen Bedeutung zu geben, ermöglichten meinen Patient*innen, sich weiterzuentwickeln. Ich will mit einem Zitat von Irma Brenman Pick über die Arbeit mit der Gegenübertragung enden:

> »Es handelt sich hierbei um sehr reale Probleme, für die wir vielleicht gerade in den Bereichen eine besondere Sensibilität entwickeln, in denen der Patient flüchtig die ›gemeinsam geteilte‹ äußere und innere Welt be-

rührt. Wenn wir uns den Raum nehmen, diese Probleme innerlich durchzuarbeiten, wird dies die Art und Weise stark beeinflussen, wie wir unsere Deutungen geben« (1985, S. 55).

Literatur

Bion, W.R. (1962). *Learning from Experience.* Heinemann.

Birksted-Breen, D. (2019). Pathways of the Unconscious. When the Body is the Receiver/Instrument. *International Journal of Psychoanalysis, 100*(6), 1117–1133. https://doi.org/10.1080/00207578.2019.1688833

Brenman Pick, I. (1985). Durcharbeiten in der Gegenübertragung. In C. Frank & H. Weiß (Hrsg.), *Normale Gegenübertragung und mögliche Abweichungen. Zur Aktualität von R. Money-Kyrles Verständnis des Gegenübertragungsprozesses* (2. Aufl., S. 37–58). Brandes & Apsel.

Ferenczi, S. (1932). Confusion of Tongues between the Adults and the Child. *International Journal of Psychoanalysis, 30,* 225–230.

Freud, A. (1936). *Das Ich und die Abwehrmechanismen.* Internationaler Psychoanalytischer Verlag.

Freud, S. (1912e). Ratschläge für den Arzt bei der psychoanalytischen Behandlung. *GW VIII,* S. 376–387.

Freud, S. (1920g). *Jenseits des Lustprinzips. GW XIII,* S. 1–69.

Kernberg, O. (2022). Some Implications of new Developments in Neurobiology for Psychoanalytic Object Relations Theory. *Neuropsychoanalysis, 24*(1), 3–12. https://doi.org/10.1080/15294145.2022.2047298

Klein, M. (1946). Notes on some schizoid Mechanisms. *International Journal of Psychoanalysis, 27,* 99–110.

Kristeva, J. (2007). *Schwarze Sonne. Depression und Melancholie* (2. Aufl.). Brandes & Apsel.

Ogden, T.H. (1982). *Projective Identification and psychotherapeutic Technique.* Jason Aronson.

Woud, M.L., Verwoerd, J. & Krans, J. (2017). Modification of cognitive Biases related to Posttraumatic Stress. A systematic Review and Research Agenda. *Clinical Psychology Review, 54,* 81–95. https://doi.org/10.1016/j.cpr.2017.04.003

Die Autorin

Sarit Kreutzer ist Psychoanalytikerin, Lehranalytikerin, Supervisorin (DPG, IPV, DGPT), und Gastmitglied der British Psychoanalytical Society. Sie studierte klinische Psychologie und Englische Literatur, arbeitete bis 2013 als Psychologin der geschlossenen Stationen und des Zentrums für amerikanische Soldaten im Klinikum am Michelsberg in Bamberg, ab 2015 in eigener Praxis in Baiersdorf, und beschäftigt sich mit Traumata in der klinischen Arbeit und ihrem Schreiben. Ihre Veröffentlichungen erscheinen in Israel, Deutschland und den USA.

Kontakt per E-Mail: saritkr@gmail.com

III
Spezielle behandlungstechnische Aspekte

Verkapseltes Körperengramm und somatische Narration

Durcharbeiten körperlicher Traumaspuren und Reduktion der Symbolisierungsstörung

Sebastian Leikert

Verkapselte Körperengramme als verborgenes Zentrum des Wiederholungszwangs

Dem Thema der Traumatisierung, das für das Verständnis der Symbolisierungsstörung zentral ist, nähere ich mich mit zwei Konzepten an, dem *verkapselten Körperengramm* und der *somatischen Narration*. Mit dem verkapselten Körperengramm beschreibe ich traumatische Einschreibungen, die sich im Körperselbst jenseits der symbolischen Strukturen eingraviert haben. Da diese Engramme keinen Kontakt zu symbolischen Strukturen haben, spreche ich vom »körperlichen Unbewussten« (Leikert, 2022). Eine Möglichkeit, diese Engramme zu bearbeiten, besteht darin, Körperempfindungen, die Anzeichen dieser Engramme sind, die ganze Aufmerksamkeit zu widmen und diese Aufmerksamkeit über eine längere Zeitstrecke aufrechtzuerhalten. Diese Arbeitsweise nenne ich »somatische Narration« (Leikert, 2021, 2024).

Um die Strukturen des körperlichen Unbewussten zu konzeptualisieren, werde ich zunächst mit Freuds Konzeption des Traumas von 1920 beginnen (Freud, 1920g) und das klinische Problem umreißen, das uns hier beschäftigt. In meiner klinischen Erfahrung sind diese Strukturen zentral für die Arbeit mit schwer gestörten Patienten.

- Verkapselte Körperengramme sind zentral, weil sich im körperlichen Unbewussten und nicht im symbolischen Unbewussten das *Zentrum des Wiederholungszwangs* befindet und wir nicht hoffen können, schwer gestörten Patienten nachhaltig zu helfen, wenn wir dieses Zentrum nicht erreichen und durcharbeiten.
- Sie sind weiterhin zentral, weil sie Strukturen betreffen, die sich, wie Tustin (2005, S. 37) unterstreicht, gebildet haben, bevor sich das Selbst in seinem Kern konstituiert. Arbeitet man hier auf der neuro-

tischen Ebene, so arbeitet man an reparativen Strukturen des Selbst und stößt nicht zum Kern vor. Erst wenn wir dort angelangt sind und die Beschädigung im Kern durchgearbeitet haben, kann ein autonomes Selbst entstehen.

Das Trauma in Freuds *Jenseits des Lustprinzips*

Ich möchte nun mein Konzept des verkapselten Körperengramms entwickeln und beginne mit einem kurzen Blick auf das Konzept des Traumas, wie Freud es 1920 formuliert hat. Freud formuliert seine Theorie der Psyche zunächst als eine Organisation, in der der Trieb oder der Wunsch versucht, die Suche nach Lust zu erfüllen. Der Mensch stößt im Laufe seiner Kindheit auf Konflikte, die ihn dazu veranlassen, eine Abwehrstruktur aufzubauen. Der Trieb oder der Wunsch wird jetzt verdrängt, aber der Trieb insistiert. Der unbewusste Wunsch ist unzerstörbar. Er sucht seinen Ausdruck in Fehlleistungen oder Kompromissen. Er sucht nach Lust im Traum und im neurotischen Symptom (Freud, 1916–1917a [1915–1917]).

Dies ist eine grobe Beschreibung der Freud'schen Theorie bis 1920. Alles wird von einem Prinzip organisiert, dem Lustprinzip. Unter dem Eindruck des Ersten Weltkriegs veröffentlicht Freud jedoch eine Schrift mit dem Titel *Jenseits des Lustprinzips*. Hier stellt er fest, dass das Trauma ein Ereignis ist, das in seinen Auswirkungen auf die Psyche über den Bereich hinausgeht, der durch das Lustprinzip beschrieben werden kann. Das Trauma ist ein Gamechanger. Wenn ein Trauma im Spiel ist, organisieren sich die Dinge anders, und man muss sich auf eine andere Art und Weise auf Patienten beziehen.

Was aber ist nach Freud die Struktur des Traumas? Freud schreibt: »Erregungen von außen, die stark genug sind, den Reizschutz zu durchbrechen, heißen wir *traumatische* […]. Aber das Lustprinzip ist dabei zunächst außer Kraft gesetzt. Die Überschwemmung des seelischen Apparates mit großen Reizmengen ist nicht mehr hintanzuhalten« (1920g, S. 29). Kern des Traumas ist also ein Betroffensein des psychischen Apparates durch ein Erlebnis, das seine Kapazität, Erfahrung symbolisch zu organisieren, durchschlägt und eine Verwüstung anrichtet – Freud spricht von einer »Überschwemmung mit großen Reizmengen« –, die nicht psychisch gebunden werden kann. Jenseits der psychischen Repräsentanzen beschreibt Freud also eine Desorganisation.

Die symbolische Verarbeitung kollabiert, und Freud beschreibt eine erste Reaktion, die ebenfalls nicht in eine symbolische Repräsentanzenbildung mündet, sondern in eine Hemmung, also einen leiblichen Vorgang. »Es wird eine großartige ›Gegenbesetzung‹ hergestellt, zu deren Gunsten alle anderen psychischen Systeme verarmen, so daß eine ausgedehnte Lähmung oder Herabsetzung der sonstigen psychischen Leistung erfolgt« (ebd., S. 30). Eine Kraft, eine Gegenbesetzung, ein Wall stellt sich also der Überflutung entgegen und führt zu einer dysfunktionalen Situation, die nicht nur die Situation selbst betrifft, sondern zu einer Lähmung der allgemeinen psychischen Vitalität führt.

Es sind diese Elemente, die in meiner Theorie des verkapselten Körperengramms die zentrale Rolle spielen. Gehen wir Schritt für Schritt vor. Was haben wir bisher zusammengetragen?

Zunächst haben wir eine Überschwemmung mit ungebundener destruktiver Energie, die die symbolischen Verarbeitungskapazitäten zerstört. Dann haben wir eine starke Gegenbewegung, deren Aufgabe es ist, die Überschwemmung einzuhegen. Freud benutzt das Bild einer Gegenbesetzung, einer Lähmung. Damit entsteht das Bild einer Kapsel, mit einer harten, beschützenden, zugleich aber auch lähmenden Schale, deren Inhalt eine katastrophale Übererregung und Vernichtungsdrohung ist. Dieses Bild einer »autistischen Enklave« (Tustin, 2018, S. 222), eines »eingeschlossenen Unbewusste[n]« (Laplanche, 2017, S. 179), einer »psychotischen Insel« (Rosenfeld, 2004, S. 27) oder einer »unbewohnbaren Insel im Körper« (Dejours, 2022, S. 100) zeigt immer die gleiche Struktur einer isolierten Einheit jenseits symbolischer Strukturen, die gravierende destruktive Kräfte einhegt. Dabei verweist Dejours' Ausdruck von der unbewohnbaren Insel im Körper auf die essenziell lokalisierte Natur des körperlichen Unbewussten. Es befindet sich im Körper, und zwar an Orten, die von Patient zu Patient unterschiedlich sind, aber jeweils eine präzise Struktur und Lokalisierung erkennen lassen, wenn man ihnen die Gelegenheit gibt, auf der Bühne der analytischen Beziehung aufzutauchen. Damit kommen wir zu einer wichtigen Frage, nämlich dem Ort dieses Geschehens. Ich beginne wieder bei Freud.

Trauma als körperliche Einschreibung

Freud hätte 1920 schreiben können, das Trauma durchschlägt die symbolischen Rindenschichten des psychischen Apparates und richtet außerhalb der psychischen Repräsentanzsysteme eine destruktive Überschwemmung an. Die Schädigung betrifft den Körper und seine Innervationsmuster, dies lässt sich z.B. am häufigen und unkontrollierbaren Zittern der kriegstraumatisierten Patienten sehen. Die Affekte, die, wie Freud 1926 schreiben wird, das »Grenzgebiet der Physiologie« (Freud, 1926d [1925], S. 120) besiedeln, sind überlastet und desorganisiert – und desorganisieren das physiologische Gleichgewicht Kriegstraumatisierter in chronifizierter Weise.

Freud wäre mit einer solchen Beschreibung in der Nähe der heutigen Traumaforschung etwa bei Bessel van der Kolk (2015) gewesen, wenn er den Körper als Ort der Einschreibung beschrieben hätte. Die heutige Traumaforschung benennt den Körper als den Ort, an dem sich Traumata vor allem einschreiben. Van der Kolk benennt als Heilungsweg eine spezifische Hilfe für den traumatisierten Patienten, um wieder in seinen Körper, den er als desorganisiert, zerstört, feindselig und fremd erlebt, einzuziehen. Van der Kolk sucht nach verschiedenen therapeutischen Techniken, die es ermöglichen, dass der Patient sich im eigenen Körper wieder sicher fühlt.

Freud hat diese Schlussfolgerung nicht oder doch nur in wenigen Andeutungen gezogen. Und ganz überwiegend ist der Ausschluss des Körpers aus der psychoanalytischen Reflexion bis heute weiterhin der Standard des theoretischen Diskurses. Das ist in gewisser Weise erstaunlich, denn die Anzeichen einer Traumatisierung sind ja so häufig in unübersehbarer Weise körperlich sichtbar.

Was aber ist das Motiv dieser Ausblendung des Körpers? Ich möchte hierzu eine Überlegung anstellen, die möglicherweise einen Teil der Dynamik erklärt. In meiner Konzeption der Abwehrvorgänge spielt ein weiterer Mechanismus eine Rolle, den ich als »Wahrnehmungsabwehr« bezeichne (Leikert, 2023a). Oft kommentiert ist die Blickabwendung beim *autistischen Patienten* (Tustin, 2018) oder bei starken *Schamkonflikten* (Wurmser, 2013). Hier wird die Wahrnehmung des Objekts vermieden, und zwar weil das Objekt als gefährlich und potenziell retraumatisierend erlebt wird. Nun ist die körperliche Einschreibung aber selbst gefährlich, sie beinhaltet den Zusammenbruch, den *breakdown* (Winnicott, 2018) der psychischen Organisation. Ihr zu begegnen, ist äußerst gefährlich: »›Wenn ich hierhin spüre‹ sagte mir ein Patient in den Vorgesprächen und schlug sich mit der Faust in die Herzgegend, ›werde ich verrückt. Das kann ich nicht aushalten!‹« (Leikert, 2019, S. 76) In der ein oder anderen Weise sind die allermeisten Traumatisierten aus ihrem Körper vertrieben. »Der Körper ist für sie zum Feind geworden« (Levine, 2016, S. 96). Dies ist behandlungstechnisch hoch bedeutsam, denn die Vermeidung des Körpers betrifft nicht nur die Aufmerksamkeit, sondern auch den geringen Kontakt zwischen dem erlebenden Körper und der Kette der freien Assoziation. Dies erklärt wohl auch einen Teil der Dynamik, der es psychoanalytischen Theoretikern bisher so schwer gemacht hat, den Körper in ihre konzeptuellen Überlegungen einzubeziehen.

Die Begriffe, mit denen wir über diesen Bereich nachdenken, haben zumeist die Form einer Negation. Es sind die »namenlosen Zustände« (Bion, 1990; Nissen, 2024), über die wir sprechen, andere Autoren sprechen vom »Nicht-Repräsentierten« (Levine, 2021). Die »Arbeit des Negativen« oder das Konzept der »psychischen Löcher« von André Green (2018, S. 237) sind vergleichbare Begriffe. Inhaltlich und in der Beschreibung der Dynamik bin ich mit den Positionen, die ich gerade andeute, in vielen Punkten in Übereinstimmung. Ich glaube aber, dass behandlungstechnisch und theoretisch Vieles einfacher wird, wenn wir diese unbewussten Einschreibungen, *nicht als Nicht-Ort* beschreiben, *sondern als den Körper*, zu dem der Patient keine Beziehung haben möchte, den Körper, den wahrzunehmen sich der Analysand aus guten Gründen sträubt.

Und diese Schwierigkeit, den Körper als Ort der Einschreibung zu berücksichtigen und therapeutische Strategien zu entwickeln, ihn in den Blick zu nehmen, beschreibt die gegenwärtige psychoanalytische Diskussion. Pars pro Toto sei dieses Problem an einem Aufsatz von Michael Diamond angerissen. Diamond schreibt hier, ganz in meinem Sinne, dass sich schwer gestörte Analysanden nicht verstehen lassen, wenn man sie nur im Kontext dessen versteht, was sie von ihren Konflikten haben symbolisieren können. Sie leiden unter einer Symbolisierungsstörung. Das Trauma zerschlägt die Kapazität, Leiden zu symbolisieren, und führt dazu, dass die psychoanalytische Arbeit, die sich wie gewohnt auf das symbolische Unbewusste ausrichtet, nicht produktiv sein kann. Diamond schreibt, »dass ein psychoanalytisches Behandlungsmodell, das nur den sprachlich repräsentierten Konflikt thematisiert, zum Scheitern verurteilt ist« (Diamond, 2023, S. 12), und fordert »körperbasierte Interventionen« (ebd., S. 17). Das ist jedoch einfacher gesagt als getan, und so zeigt ihm Riccardo Lombardi, der Diamonds Arbeit kommentiert, dass seine Interventionen und seine Behandlungsführung das körperliche Unbewusste eben nicht erreichen und er damit die Behandlung in schwierige Gewässer führt (Lombardi, 2023).

An diesem Punkt sollte deutlich geworden sein, dass wir Konzepte benötigen, um die Bezirke jenseits des Lustprinzips zu verstehen und unsere Behandlungstechnik darauf einzustellen. Dazu müssen wir unser Bild noch um einen weiteren Punkt ergänzen.

Neben dem zentralen Bereich der Desorganisation des Körperselbst und dem Wall an Gegenbesetzung und Lähmung – ich spreche hier von »Versteinerung« oder »Petrifizierung« – müssen wir noch einen weiteren Abwehrring dazunehmen, um die Dynamik dieses Bereichs des Unbewussten zu beschreiben: die Wahrnehmungsabwehr (Leikert, 2023a). Frances Tustin spricht in diesem Zusammenhang von einer »Wahrnehmungsimmunität« (Tustin, 2018, S. 29) und bringt damit auf den Punkt, dass wesentliche Felder der Wahrnehmung, und eben vor allem die Wahrnehmung der eigenen Körperlichkeit, ausgeblendet werden.

Ich gehe die Elemente meines Bildes der körperlichen Abwehrorganisation noch einmal anhand eines Tustin-Zitates durch. Sie beschreibt die traumatische Desorganisation vor allem als Reaktion auf eine vorzeitige Wahrnehmung der Getrenntheit von der Mutter, die noch als symbiotisches Objekt gebraucht wird. Die Wahrnehmung der Getrenntheit ist

> »ein so hartes und verletzendes Erlebnis, dass sie behindernde, einkapselnde Reaktionen auslöst. [...] Die einkapselnden Reaktionen stützen und beschützen den beschädigten Teil der Persönlichkeit und halten die Furcht vor dem Getötetwerden fern, aber ihr psychisches Funktionieren ist, metaphorisch gesprochen, eingefroren und erstarrt« (Tustin, 2005, S. 40).

Eine zweite Abwehrschicht, die Wahrnehmungsimmunität, dissoziiert weitergehend Körper und Erleben. Sie sehen also eine Dynamik von Wunde, Trauma und Abwehr dagegen, die mit der Dynamik, die bei Freud beschrieben wird, Parallelen aufweist. Mit dem Begriff des verkapselten Körperengramms beschreibe ich diese Dynamik.

Symbolisches und körperliches Unbewusstes

Das hier geschilderte Syndrom ist eine stabile Abwehrorganisation im Körperselbst. Diese Formation bildet den Kern des Wiederholungszwangs bzw. des Todestriebes.

An dieser Stelle noch eine begriffliche Präzisierung: »Trauma« und »Wiederholungszwang« sind Begriffe im Freud'schen Werk, von »Trauma« spricht Freud bereits in den Anfängen seiner Schriften (Freud, 1895d). Den Begriff des Wiederholungszwangs führt er 1914 in der Arbeit »Erinnern, Wiederholen und Durcharbeiten« (Freud, 1914g) ein. Neu in *Jenseits des Lustprinzips* ist jedoch einerseits die metapsychologische Festlegung, es gäbe einen Bereich, der nicht von der Suche nach Lust, sondern durch ein destruktives Trauma bestimmt ist. Neu ist auch der Begriff des Todestriebes, mit dem Freud die zerstörerische Gewalt des Traumas auf den Begriff bringt.

Und diese destruktive Bedrohung, die Traumaspur, wird von vielen Autoren mit dem körperlichen Unbewussten zusammengebracht. Christophe Dejours schreibt: »Ob die Manifestationen des amentialen Unbewussten« – so nennt Dejours das, was ich das »verkapselte Körperengramm« nenne – »auf die Zerstörung des Objekts, die Zerstörung des psychischen Apparats oder die Desorganisation der biologischen Regulationen abzielen, wir stellen fest, dass sie immer Figuren des Todestriebs sind« (Dejours, 2001, S. 122; Übersetzung S.L.). Diesem Bild des Todestriebes, das von destruktiven und potenziell Tod bringenden Wirkungen der Traumaerinnerung ausgeht, schließe ich mich an.

Es ist also kein Wunder, dass sich die Analysanden diesem Ort nicht gern annähern. Von ihm gehen psychosomatische Dekompensationen ebenso aus wie suizidale Impulse und psychotische Verarbeitungsformen. Der Schrecken der Zerstörung und Vernichtung ist im Kern des Selbst eingekapselt.

Behandlungstechnik

Der Gesichtspunkt der Behandlungstechnik ist nun ebenso zu befragen und neu auszurichten wie die Struktur des Symptoms. Wenn die Traumaspur eine Einschreibung jenseits symbolischer bewusster und unbewusster Strukturen ist und eine andere Beschreibung erfordert als das neurotische Symptom, so ist auch die Behandlungstechnik neu zu konzipieren, richtet sie sich bislang doch auf die spezifische Struktur des symbolisierten Unbewussten.

Das Problem ist klar: Das Trauma zerstört die Symbolisierungskapazität und schreibt eine Abwehrformation ins Körperselbst ein, die keine Beziehung mehr zur symbolischen Struktur unterhält. Die Symbolisierungsstörung beschreibt, dass diese Patienten nicht oder nicht effektiv symbolisieren können und sich im symbolischen Transformationsvorgang der psychoanalytischen Kur nicht wirksam engagieren können. Es ist von daher auch klar, dass hier der Kern des Wiederholungszwangs liegt, denn diese Formation wird nicht in die reiferen Strukturen des sich entwickelnden Selbst integriert und findet von daher keinen Anschluss an das psychische Wachstum.

Dies hat dazu geführt, dass man präsymbolische Kommunikationsformen annahm – die projektive Identifizierung – die vom Analytiker aufgenommen, durch eine Rêverie verdaut und dann dem Patienten zurückgegeben wurde. Die Hoffnung war, dass er sich die Deutung jetzt anverwandeln, dass die so entwickelte Deutung also mutativ werden kann (Bion, 1990; Ogden, 1995).

Wiederholt wird an dieser Idee in der letzten Zeit Kritik geübt. Es ist ja so, dass das für die Deutung verwandte Material nicht vom Analysanden, sondern vom Analytiker kommt. Tillmann Habermas pointiert seine Kritik an der Rêverie: »An Bion anknüpfend, weitet Ogden das Träumen-Können des Therapeuten fast zu einer Nabelschau aus« (Habermas, 2022, S. 947).

Eine weitere Schwierigkeit besteht darin, dass einige Autoren, so z. B. Tustin (2018), Alvarez (2014) oder Nissen (2024), bezweifeln, dass die projektive Identifikation als Kommunikationsweg überhaupt von allen Patienten genutzt werden kann. Ich bezweifle das ebenfalls, da ich die Traumatisierung als eine Zerstörung subjektiver Strukturen ansehe. Die Intentionalität – auch die intentionale unbewusste Kommunikation – halte ich bei einer großen Gruppe frühtraumatisierter Analysanden für beschädigt, was sich auch auf die unbewusste Intention bezieht, unerträgliche Selbstzustände auf dem Weg der projektiven Identifizierung zu kommunizieren.

Die wesentliche Frage stellt sich für mich aber in anderer Form: *Warum sollte ich auf dem Wege der Rêverie versuchen zu erraten, was beim Patienten los ist, wenn ich ihn auch fragen kann?* Natürlich, ich kann ihn weder direkt fragen noch die Symbolisierungen befragen, die er vorbringt, aber ich kann ihn fragen, wie er seinen Körper erlebt, und damit einen Erkundungs- und Verarbeitungsprozess in Gang setzen, der dort ansetzt, wo das Syndrom wirklich angesiedelt ist, nämlich im Körperselbst des Analysanden.

Im Kontext von Traumatisierungen wird die freie Assoziation zum Widerstand

Diese Arbeitsweise nenne ich »somatische Narration«. Sie besteht darin, dass ich den Analysanden einlade, die Art zu beschreiben, wie er seinen Körper erlebt. Das hört sich banal an, aber wenn man sich den Analysanden vor Augen führt, der voll Schmerz und Verzweiflung berichtete, seine Aufmerksamkeit nicht auf die Herzgegend seines Körpers richten zu können, ohne verrückt zu werden, wird sofort klar, dass wir uns hier der Zone annähern, welche die traumatische Erinnerung betrifft.

Und diese Dynamik führt eben dazu, dass die Wahrnehmung des Körpers geflohen und stattdessen assoziiert wird. Nun, das entspricht auch der Grundregel. Wir laden unsere Analysanden ja ein, frei zu assoziieren. Aber wir müssen uns eben vergegenwärtigen, dass die Regel der freien Assoziation und alle weiteren behandlungstechnischen Einzelheiten – die Deutung, die Traumdeutung, das Erinnern, das Durcharbeiten, die Übertragung und der Widerstand – samt und sonders Konzepte sind, die im Rahmen der Theorie gebildet wurden, die durch das Lustprinzip als alleiniges Prinzip gerahmt werden. All diese Elemente müssen auf den Prüfstand gestellt werden, wenn wir mit Patienten arbeiten, deren Schwierigkeiten durch eine Traumatisierung bestimmt werden. Wir finden all diese Elemente wieder, aber wir müssen sie anders handhaben.

Ich komme noch einmal auf meine Vorstellung der Abwehrstruktur des körperlichen Unbewussten zurück, welche im Zentrum die traumatische Desorganisation beschreibt, die dann von Petrifizierung und Wahrnehmungsabwehr leiblich abgeschirmt wird. Wie steht nun diese Struktur zur Kette der freien Assoziation? Nun, »das eingeschlossene Unbewusste steht in keinem Wechselverhältnis zu einem Vorbewussten« (Laplanche, 2017, S. 179). Es berührt die Kette der freien Assoziationen nicht. Diese gleiten über das verkapselte Körperengramm hinweg. Genau das ist ja ihre Funktion.

Beim nicht-traumatisierten Menschen drängt das Unbewusste an die Oberfläche und schreibt sich in die symbolische Kette der freien Assoziation ein. Aber genau das ist bei schwer gestörten Patienten eben nicht der Fall. Sie schirmen den Kern der Störung ab. Es ist ja kein Konflikt zwischen Lust und Verbot, sondern ein Trauma, eine Beschädigung. Und die Lebenserfahrung dieser Patienten ist ja die, dass die Wiederbegegnung mit auslösenden Situationen eben nicht zu einer Bewältigung führt, zu der berühmten psychischen Bemeisterung (Freud, 1920g, S. 14), sondern zu einer Retraumatisierung, die ein gefährliches Agieren auslösen kann. Suizidversuche, Selbstverletzungen, depressive Einbrüche usw. sind die Folge.

Die somatische Narration

Wie aber sieht die somatische Narration konkret aus? Herr S., auf den ich bereits eingegangen war, kommt mit massiven depressiven Verstimmungen, Schlafschwierigkeiten und suizidalen Impulsen in analytische Behandlung. Bereits in den Vorgesprächen hatte er von unerträglichen Empfindungen von Schmerz, Zerstörung und Fallen im Brustkorb berichtet. Nach etwa einem Jahr der analytischen Behandlung kommt er zur Sitzung und beginnt:

> **Herr S.:** Momentan finde ich überhaupt keine Ruhe. Ich habe schon wieder kaum geschlafen und auf der Arbeit konnte ich meine Gefühle nicht gut kontrollieren und bin immer wieder aus der Haut gefahren, obwohl ich wusste, dass die Sachen woanders herkommen. Da ist wieder dieses Gefühl im Brustkorb, dieser Sog, das Brennen, das sich so schrecklich anfühlt.

Zwei Elemente sind hier präsent: zum einen Situationen im Alltag, zum anderen die leiblichen Missempfindungen. Hier scheint sich die Dringlichkeit zu konzentrieren. Ich lade dazu ein, diesen aktuellen Aspekt der Selbstwahrnehmung in den Fokus zu rücken.

> **A:** Ja, vielleicht schauen wir mal auf die Körpergefühle, wie fühlt sich Ihr Körper heute an?
>
> **Herr S.:** Da ist eine Unruhe ... Da finde ich keine Ruhe drin. Der steht in Flammen. Der steht komplett in Flammen und in der Mitte, im Brustraum ist ein schwarzes Loch. Das frisst mich von Innen auf.
>
> **A:** Hm.

Es folgt eine etwas längere Pause.

> **Herr S.:** Bisher war der Tsunami im Brustraum eingeschlossen, aber inzwischen ist der im ganzen Körper. Ich habe auch wirklich den Impuls, aufzuspringen und wegzurennen.

A: Hm, das Thema Tsunami beschäftigt uns ja schon lange und jetzt haben wir es sehr konkret hier in den Körpergefühlen. Es ist sicher quälend, nicht auszuweichen zu können, aber wir haben schon erlebt, dass es guttut, sich dem zu widmen. Wie fühlt sich das genau an? Können Sie das noch genauer beschreiben?

Herr S.: Das ist wie ein Sog. Da kann man reinfallen. (Längere Pause).

A: Ja: Wie fühlt sich das an? Wie liegen Sie hier auf der Couch?

Herr S.: Ich habe das Gefühl, dass da kein Halt ist, dass ich durch die Couch durchfallen könnte. Das ist bodenlos. Da ist kein Halten.

Hier breche ich die Beschreibung ab und fasse den weiteren Verlauf kurz zusammen (Leikert, 2019, S. 76ff.). Die Spannung steigert sich bis zu einem Punkt, an dem Herr S. Unerträglichkeit und konkrete suizidale Impulse verspürt. Erst in diesem Augenblick entsteht eine direkte emotionale Verbindung, die ich mit dem Satz »Ich kann Sie jetzt gut spüren« validiere. Herr S. entspannt sich umgehend und beruhigt sich zusehends, unsere Atemrhythmen koordinieren sich, das Trauma ist durchquert.

Es ist erkennbar, dass ich eine rezeptive begleitende Haltung einnehme, in der geschilderten Passage und über die gesamte Sitzung hinweg nicht deute und dem sich entfaltenden Prozess vertraue. Schwierig war der Umstand, dass ich zunächst nichts von dem Leiden verspürte und die Verzweiflung nicht einfühlen konnte. Ich sehe diesen Zusammenbruch der emotionalen Kommunikation als Reproduktion der traumatischen Einsamkeit von Herrn S. in seiner frühen Kindheit. Meine rezeptive und haltende Präsenz gab Herrn S. jedoch die Möglichkeit, dieser Einsamkeit und den destruktiven Spannungen nicht zu entfliehen, sondern darauf zu vertrauen, dass sich die emotionale Kommunikation würde restrukturieren können. Dies ist eine heilsame Erfahrung.

Zwei Dinge waren also geschehen: Meine haltende Präsenz und mein Verzicht auf eine Deutung hatten dazu geführt, dass Herr S. das verkapselte Körperengramm erkundete und zur Entfaltung brachte. Dadurch aber wurde es über die lange Dauer der Erkundung möglich, die zusammengebrochene emotionale Kommunikation wieder einzurichten. Etwa nach 20 Minuten quälend sich zuspitzender Katastrophengefühle, die ich ohne die Möglichkeit einer somatisch-emotionalen Brücke begleiten musste, ergab sich endlich die intersubjektive emotionale Brücke. Der zusammengebrochene Affektdialog richtete sich wieder ein.

Prinzipien der somatischen Narration

Die somatische Narration beginnt nur mit der aktiven Entscheidung des Analytikers, die spontane Verkettung der Assoziationen als einen Widerstand zu verstehen, und spricht aktiv das Körpererleben an: »Wie fühlen Sie sich in diesem Augenblick in Ihrem Körper?«

Diese behandlungstechnische Entscheidung benötigt ein Konzept wie dasjenige, das ich hier vorstelle. Erst wenn man den üblichen Königsweg der analytischen Kur, die Kette der freien Assoziation, als Widerstand versteht, wird man diese Entscheidung treffen. Jetzt nimmt die Aufmerksamkeit eine völlig andere Richtung, sie wendet die im analytischen Paar geteilte Aufmerksamkeit auf das Körperselbst des Analysanden und hebt dadurch zunächst die Wahrnehmungsabwehr auf.

Dies verändert die therapeutische Beziehung schlagartig. Es ist, als sei man nun im Zentrum des Geschehens angekommen. Ich kommentiere zwei Aspekte, den *Erkenntnisaspekt* und den *Beziehungsaspekt*.

Der *Erkenntnisaspekt* meint, dass man erst jetzt die Chance bekommt, die eigentliche Ebene des psychischen Leidens zu sehen, zu erkunden und auch zu transformieren. Wir können erst jetzt erkennen, wie es sich anfühlt, auf diese Weise in seinem Körper zu sein. Und es ist wichtig zu verstehen, dass auch unsere Patienten sich erst in unserer Präsenz trauen, sich diesen Dingen zu stellen. Sie ziehen erst jetzt in ihren Körper ein.

Es zeigt sich dann, dass meine ruhige Präsenz – und damit sind wir beim *Beziehungsaspekt* angelangt – eine besänftigende Wirkung auf den Patienten ausübt. Er beschreibt die Vernichtungsdrohung des schwarzen Lochs in der Brust, ohne psychosomatisch oder psychotisch zu dekompensieren. Im Gegenteil: Über die Jahre der analytischen Arbeit verändert sich das Körpererleben. Das Loch wird kleiner, weniger bedrohlich, und am Ende schließt sich der Brustkorb, nur noch Narben bleiben zurück. Das Körperselbst besitzt jetzt eine geschlossene Hülle. Katastrophische Emotionen verschwinden, Kontakte werden lustvoller und schließlich wird auch eine Beziehung möglich. Die zuvor vom Wiederholungszwang immer wieder reinszenierte Zurückweisung in Beziehungen ist überwunden, der Todestrieb ist besiegt. Eine gefährliche Dekompensation im Sinne einer Suizidhandlung oder psychotischen Entgleisung ist nicht mehr zu befürchten. Durch einen Brief meines Analysanden weiß ich, dass die Veränderung stabil ist.

Gehen wir noch einmal zur therapeutischen Beziehung und zur Behandlungstechnik zurück. Wie wird gearbeitet und warum wird auf diese Weise gearbeitet? *Wichtigstes Prinzip ist die volle Zuwendung der gemeinsamen Aufmerksamkeit zur Schilderung der Körpergefühle und zu deren Entfaltung in der Stunde.* In der Regel wird dann in der gesamten Sitzung auf diese Weise gearbeitet. Es ergibt sich also ein Prozess des Durcharbeitens, der im Körperselbst stattfindet und dort auch seinen legitimen Zielort hat. *Ich habe nicht das Ziel, die Beobachtungen zu mentalisieren*, ihnen also eine Bedeutung zuzuweisen. Es geht mir um den Prozess der Reorganisation im Körper selbst. Der Körper, der verkrampft ist, der bizarre Objekte und irrational erscheinende Wahrnehmungen beherbergt, gelangt auf diese Weise in den Prozess der Selbstorganisation zurück. Dies führt zu einer Restrukturierung der Vorgänge im Körperselbst. Der Körper ist nicht mehr vom Trauma anästhesiert, beginnt wahrzunehmen und zu fühlen.

Die Aufgabe des Analytikers besteht nicht darin, zu deuten; auf Deutungen wird in diesen Zonen vollständig verzichtet. Die Aufgabe besteht darin, den Prozess der Wahrnehmung und Reorganisation resonant zu begleiten. Es ist Teil des Prozesses, im eigenen Körper nachzuerleben, wie es dem Analysanden in seinem Körper geht. Es ergibt sich also ein Körper-zu-Körper-Dialog. Ich greife noch einmal die Freud'sche Metapher von der »Überschwemmung […] mit großen Reizmengen« (Freud, 1920g, S. 29) auf. Die analytische Beziehung in ihrer intensiven körperlichen Verbundenheit bildet nun ein Flussbett, in dem sich diese Überschwemmung zerstörungsfrei entfalten und beruhigen kann. Der analytische Raum bietet so etwas wie Ausweich- und Überflutungsflächen für die traumatische Energie an.

Es gehört zu meiner Behandlungstechnik, dass sich die somatische Narration einerseits vollständig ohne Deutung im Feld der Wahrnehmung situiert, ihr zugleich aber auch eine erklärende Rahmung gegeben wird. In dieser Rahmung erläutere ich, was ein Trauma ist, dass traumatische Spuren vor allem im Körpergedächtnis niedergelegt sind und es Sinn ergibt, diesem Bereich Aufmerksamkeit zu widmen. Diese Erklärung wendet sich an das erwachsene beobachtende Ich und rahmt die kurzzeitige Regression in der somatischen Narration. Diese aktive Beteiligung des Patienten ist überall dort sinnvoll, wo es um die Regulation überstarker Affekte geht (Plassmann, 2019), und setzt dem Gefühl der traumatischen Hilflosigkeit das Gefühl der Selbstwirksamkeit entgegen.

Indikation

Für welche Patienten ist sie geeignet? Im Grunde habe ich die Antwort schon gegeben: *für schwer gestörte Patienten.* Das geschilderte Beispiel hatte ich als schwere Depression und psychoanalytisch als eine *kumulative Frühtraumatisierung* beschrieben. Diese Patienten machen ja einen großen Teil der Klientel in der analytischen Praxis aus. Für *psychosomatische Patienten,* die sich von ihrer Ich-Struktur her auf die psychodynamische Arbeit einlassen können, ist sie ebenfalls geeignet. Gundula Steinke hat wiederholt eindrucksvoll erfolgreich mit *Schmerzpatienten* auf diese Weise gearbeitet – aus einer kurzen Katamnese im örtlichen Biergarten wissen wir, dass auch dieser Erfolg stabil ist. Ein New Yorker Kollege schickte mir kürzlich eine Arbeit, in der er die Veränderung beschreibt, die durch meine Methodik in seiner Arbeit mit einer psychotischen Patientin möglich wurde (Sandberg, 2024). Ich selbst habe erfolgreich mit einem Soldaten gearbeitet, der im Afghanistan-Krieg traumatisiert wurde (Leikert, 2023b).

Frühstörungen, psychosomatische Störungen inklusive Schmerzstörungen, Psychosen, umschriebene Realtraumata – der Indikationsbereich für die Arbeit mit der somatischen Narration ist also breit.

Mein Eindruck ist, dass Traumatisierung und Körperselbst-Störungen in vielen klinischen Strukturen aufzufinden sind. Eine Kollegin, die sich vertieft mit meiner Arbeitsweise beschäftigt hat, beschreibt, dass sie mit fünf von sieben Analysepatienten, die sie gegenwärtig behandelt, die somatische Narration miteinbezieht. Bei meinen eigenen Analysen, die ich gegenwärtig durchführe, beschreibe ich etwa eine ähnliche Proportion. Die somatische Narration ist für mich ein fester Bestandteil meiner Behandlungstechnik geworden, sie lässt sich flexibel in unsere gewohnte Arbeit einbauen, da sie, auch in der Face-to-Face-Situation, keinen Settingwechsel erfordert.

Schlussbemerkung

Wir waren von der Überlegung ausgegangen, dass die Traumaspur Kern des Wiederholungszwangs ist und eine Heilung nur denkbar ist, wenn die im verkapselten Körperengramm aufgespeicherte Desorganisation und die mit ihr verbundenen Vernichtungsängste durchgearbeitet werden. Ich hoffe, gezeigt zu haben, dass die somatische Narration eine Arbeitsweise ist, die dies leisten kann. Erst jetzt entsteht ein Kernselbst oder emotionales Selbst, das nicht mehr durch traumabedingte Katastrophengefühle beschädigt ist, sondern die Erlebnisverarbeitung durch klare und bezogene Affekte orientiert.

Betrachten wir noch einmal die beiden Strukturen des analytischen Diskurses vor und nach dem Durcharbeiten der Verkapselung: Zu Beginn haben wir die Kette der freien Assoziation, die keine Verbindung zu den leiblichen Abwehrstrukturen hat und, im Körperselbst eingeschrieben, eine Abwehrformation, die nur schwer durch die verbale Technik zu erreichen ist. Nach dem Durcharbeiten dieser Konstellation durch die somatische Narration hat sich das Zentrum des Wiederholungszwangs aufgelöst, der Todestrieb, verstanden als eine Gefahr, die das Leben, die psychische und körperliche Gesundheit bedroht, ist besiegt. Stattdessen ist ein kohärentes Kernselbst oder emotionales Selbst entstanden, das durch seine leiblich-affektiven Reaktionen, die nun verbunden sind mit der Kette der freien Assoziationen, eine analytische Arbeit möglich macht, wie Freud sie beschrieben hat.

Literatur

Alvarez, A. (2014). *Das denkende Herz. Drei Ebenen psychoanalytischer Therapie mit gestörten Kindern.* Brandes & Apsel.

Bion, W.R. (1990). *Lernen durch Erfahrung.* Suhrkamp.

Dejours, C. (2001). *Le corps d'abord – corps biologique, corps érotique et sens moral.* Payot.

Dejours, C. (2022). Unfälle der Verführung und Theorie des Körpers. In S. Leikert (Hrsg.), *Das körperliche Unbewusste in der psychoanalytischen Behandlungstechnik* (S. 85–108). Brandes & Apsel.

Diamond, M.J. (2023). Die Wiederkehr des Verdrängten. Dissoziation und Psychoanalyse der traumatisierten Psyche neu betrachtet. *Psyche – Z Psychanal, 77*(1), 1–48.

Freud, S. (1895d). *Studien über Hysterie. GW I,* S. 75–312.

Freud, S. (1914g). Erinnern, Wiederholen und Durcharbeiten. *GW X,* S. 126–136.

Freud, S. (1916–1917a [1915–1917]). *Vorlesungen zur Einführung in die Psychoanalyse. GW XI.*

Freud, S. (1920g). *Jenseits des Lustprinzips. GW XIII,* S. 1–69.

Freud, S. (1926d [1925]). *Hemmung, Symptom und Angst. GW XIV,* S. 113–205.

Green, A. (2018). *Die tote Mutter. Psychoanalytische Studien zu Lebensnarzissmus und Todesnarzissmus.* Psychosozial-Verlag.

Habermas, T. (2022). Howard B. Levine: Affect, Representation and Language: Between Silence and Cry. Buchbesprechung. *Psyche – Z Psychanal, 76*(9/10), 946–951.

Laplanche, J. (2017). *Sexual. Eine im Freud'schen Sinne erweiterte Sexualtheorie.* Psychosozial-Verlag.

Leikert, S. (2019). *Das sinnliche Selbst. Das Körpergedächtnis in der psychoanalytischen Behandlungstechnik.* Brandes & Apsel.

Leikert, S. (2021). Encapsulated Body Engrams and Somatic Narration – Integrating Body Memory into psychoanalytic Technique. *The International Journal of Psychoanalysis, 102*(4), 671–688. https://doi.org/10.1080/00207578.2021.1927044

Leikert, S. (Hrsg.). (2022). *Das körperliche Unbewusste in der psychoanalytischen Behandlungstechnik.* Brandes & Apsel.

Leikert, S. (2023a). Die analytische Haltung und das körperliche Unbewusste. Bemerkungen zu einer behandlungstechnischen Kontroverse. *Jahrbuch der Psychoanalyse, 64*(1), 37–65. https://doi.org/10.30820/0075-2363-2023-1-37

Leikert, S. (2023b). Petrification and Revitalization. The Role of Somatic Narration in Working through a War Trauma. *The Psychoanalytic Quaterly, 92*(2), 159–183. https://doi.org/10.1080/00332828.2023.2237501

Leikert, S. (2024). Therapeutische Präsenz, Traumaspuren, verkapselte Körperengramme. Zur Arbeit mit der Somatischen Narration. *Psyche – Z Psychoanal, 78*(6), 473–506. https://doi.org/10.21706/ps-78-6-473

Levine, H.B. (2021). Trauma, Process and Representation. *The International Journal of Psychoanalysis, 102*(4), 794–807.

Levine, P.A. (2016). *Trauma und Gedächtnis. Die Spuren unserer Erinnerung in Körper und Gehirn – Wie wir traumatische Erfahrungen verstehen und verarbeiten.* Kösel.

Lombardi, R. (2022). Die Körper-Psyche-Dissoziation und die Übertragung auf den Körper. In S. Leikert (Hrsg.), *Das körperliche Unbewusste in der psychoanalytischen Behandlungstechnik* (S. 49–72). Brandes & Apsel.

Lombardi, R. (2023). Die Fokussierung auf das Verhältnis von Körper und Psyche in der Behandlung massiver Dissoziationen. Kommentar zu Diamond. *Psyche – Z Psychoanal, 77*(1), 50–66.

Nissen, B. (2024). *Recognizing, Understanding und Treating nameless States. A psychoanalytic Exploration.* Routledge.

Ogden, T.H. (1995). *Frühe Formen des Erlebens.* Springer.

Plassmann, R. (2019). *Psychotherapie der Emotionen. Die Bedeutung von Emotionen für die Entstehung und Behandlung von Krankheiten.* Psychosozial-Verlag.

Rosenfeld, H. (2004). Die Beziehung zwischen psychosomatischen Symptomen und latenten psychotischen Zuständen. *Jahrbuch der Psychoanalyse, 48,* 27–50.

Sandberg, L.S. (2024). *Somatic Narration, Psychosis and Gaze Aversion* (unveröffentlichtes Manuskript).

Tustin, F. (2005). *Autistische Barrieren bei Neurotikern.* edition diskord.

Tustin, F. (2018). *Der autistische Rückzug. Die schützende Schale bei Kindern und Erwachsenen.* Brandes & Apsel.

van der Kolk, B. (2015). *Verkörperter Schrecken. Traumaspuren in Gehirn, Geist und Körper und wie man sie heilen kann.* G.P. Probst.

Winnicott, D.W. (2018). Die Psychologie der Verrücktheit. Ein Beitrag der Psychoanalyse. *Psyche – Z Psychoanal, 72*(4), 254–266.

Wurmser, L. (2013). *Die Maske der Scham. Die Psychoanalyse von Schamaffekten und Schamkonflikten.* Klotz.

Der Autor

Sebastian Leikert, Dr. en Psychanalyse (Paris), Dipl.-Psych., ist Psychoanalytiker (DGPT; affiliiertes Mitglied der DPV/IPA) und niedergelassen in eigener Praxis in Saarbrücken. Er ist zudem Lehranalytiker, Dozent und Supervisor am Institut für Psychoanalyse und Psychotherapie Heidelberg (DGPT) und am Saarländischen Institut für Psychoanalyse und Psychotherapie (DPG), sowie Vorsitzender der Deutschen Gesellschaft für Psychoanalyse und Musik (DGPM). Seine Arbeiten beschäftigen sich mit ästhetischen und klinischen Fragestellungen.

Kontakt per E-Mail: s.leikert@web.de

Bemerkungen zur Behandlungstechnik des Fragenstellens

Wolfgang Krieger

Die psychoanalytische Behandlungstechnik verlangt eine affektive Bereitschaft, zu hören und aufzunehmen, aber auch eine forschende und fokussierende Haltung (Blass, 2009). Freud begann mit dem Ausforschen unter Hypnose und hörte später von Emmy von N., er solle mehr zuhören und nicht so viel fragen (Freud, 1895d, S. 116). Das Zuhören mit gleichschwebender Aufmerksamkeit formulierte er als wichtigen Bestandteil der Behandlungstechnik beim psychoanalytischen »Austausch von Wörtern« (Freud, 1916–1917a [1915–1917], S. 9). Wir hören aber nicht nur, sondern stellen auch Fragen.

Das Thema Fragen ist in der psychoanalytischen Behandlungstechnik wenig ausgearbeitet (Boesky, 1989). In vielen Fachbüchern taucht das Wort »Fragen« nicht im Index auf. Ich möchte mich hier nur mit Fragen, die wir Patient*innen stellen, beschäftigen, nicht mit den Fragen, die Patient*innen den Psychoanalytiker*innen stellen, aber auch mit solchen, die wir uns selbst stellen.

Zu uns kommen Menschen, die Schwierigkeiten haben mit ihren Gefühlen und ihren Gedanken. Wir wollen ihnen helfen, sich selbst besser zu verstehen und sich nicht nur als Opfer ihres Schicksals, ihrer mangelhaften Beelterung oder Traumata zu sehen, sondern sich als aktive Teilnehmer*innen und Gestalter*innen ihres Lebens zu erleben. Um diesem Ziel näher zu kommen, verwenden wir auch differenzierende Fragen nicht nur zu Beginn im Rahmen der Diagnostik, sondern in allen Phasen der einsichtsfördernden psychoanalytischen Arbeit, die Greenson (1975) einteilte in Konfrontation, Klärung, Deutung und Durcharbeiten. Fragen zu stellen, erscheint mir unumgänglich, wertvoll und nicht verzichtbar – und im Folgenden will ich das Fragen phänomenologisch untersuchen.

Fragen wie »Wer?«, »Was?«, »Wann?«, »Wo?« oder »Warum?« können sich auf die Vergangenheit, Zukunft und Gegenwart beziehen, und entscheidend ist dabei oft das »Wie«, so wie in der Oper die Musik oft wichtiger ist als der Text. Auf den Ton müssen wir achten, denn schon eine einfache Begrüßung wie ein »Guten Morgen« kann freundlich, locker, verführerisch, gebrüllt, gelangweilt und noch auf viele andere Arten und Weisen ausgesprochen oder so gehört werden. Ebenfalls achten wir im Gespräch mit den Patient*innen neben der Mimik und Gestik auch auf deren Ton, versuchen die Szene zu erfassen und dabei unser Unbewusstes empfänglich für das Unbewusste der Patient*innen zu erhalten.

Untersuchungen zu den verbalen Aktivitäten der Psychoanalytiker*innen sind rar. Der Interaktionsschwerpunkt bei psychoanalytischen Behandlungen liegt auf dem Zuhören. Fragen und Äußerungen, die zu einer Antwort auffordern, haben aber auch einen erheblichen Anteil an den Interaktionen in der Behandlungsstunde (Henkel, Zimmermann & Benecke, 2018; Huber, Schmuck & Kächele, 2012).

Manche Autor*innen lehnten Fragen kategorisch ab und meinen, Fragen führen zu einer oberflächlichen Kommunikation, werden gestellt aufgrund von Gegenübertragungsproblemen und beeinflussen den analytischen Prozess negativ (Dorpat, 1984). Balint wollte Ärzt*innen die Wahrnehmung der Beziehung zu den Patient*innen parallel zur einfachen Anamneseerhebung lehren und meinte kritisch: »Wenn man Fragen stellt, so erhält man Antworten darauf – aber weiter auch nichts« (1957, S. 117). Die relative Passivität der Psychoanalytiker*in wurde geschätzt, um die Spontanität der Patient*in nicht zu beeinträchtigen. Busch kritisiert Fragen, die nach Antworten verlangen, die schon bewusstseinsnah sind. Dann würden diese nur zu einem konkretistischen und rationalen Denken führen. Die Analyse sollte aber doch zu »assoziativem, spielerischen, kreativen, ja sogar irrationalem Denken anregen« (2013, S. 98).

Nicht zu fragen, was man (noch) nicht versteht, wird auch als Zeichen der gewünschten *negative capability* angesehen, dass man dies aushalten kann und sich nicht vorzeitig nach Tatsachen und Vernunft umsieht, sondern warten kann, bis sich etwas entfaltet. Bion (1970) empfahl, auf die unbewusste Kommunikation zu achten, sie im träumerischen Zustand der Rêverie zu spüren und zu deuten. Patient*innen zu fragen, erschien ihm dabei nicht so wichtig, eher bedeutsam war das Achten auf das, was in der Analytiker*in auftaucht. Dabei sollte letztere*r das Ideal anstreben von »no memory, no desire, no coherence, no understanding« (Vermotte, 2011, S. 1089) im Erleben der Patient*in in der Stunde. Bei der Arbeit mit Patient*innen, die die kaum aushaltbare Leere des abwesenden Objektes abwehren, wird von anderen Autor*innen aber eine aktive Gesprächsführung mit Nachfragen für notwendig gehalten (Mertens, 2018).

Mit dem *widening scope* des Indikationsgebietes der Psychoanalyse und der zunehmenden Behandlung von Menschen mit defizitären Strukturen und mangelhafter Symbolisierungsfähigkeit ihrer inneren emotionalen Zustände veränderten sich auch die Überlegungen zur Behandlungstechnik. Mit der Selbstpsychologie, den relationalen Schulrichtungen und mit der Bindungstheorie wurde in der Theorie die Realität deutlich betont und ihr auch Vorrang vor der Phantasie gegeben; das Fragenstellen bekam neue Bedeutung bei dieser Entwicklung »weg von einer erkenntnis- und wissensorientierten hin zu einer dialogisch-beziehungsorientierten Konzeptualisierung und Behandlungstechnik« (Lesmeister, 2024, S. 90).

Besonders bei früh traumatisierten und unsicher gebundenen Patient*innen wurde Schweigen und nur Zuhören als nicht immer förderlich erkannt (Kreuzer-Haustein, 1994). Analytische Zurückhaltung im Schweigen kann Denkräume eröffnen, aber von manchen Patient*innen auch als Desinteresse erlebt werden. Ein unaufhaltsamer Schwall der Assoziationen könnte dann auch verstanden werden wie das Gezappel eines Kleinkindes, das Resonanz erleben möchte – anlog zu einem Still-Face-Experiment. Die Verabsolutierung der freien Assoziation habe dazu geführt, dass manche Analytiker*innen nicht mehr fragen, auch wenn sie wenig verstehen, kritisierte Benz (1988). Alles könne der Abwehr dienen, auch die freie Assoziation, wenn sie vom »Hundertsten ins Tausendste« kommt.

Fragenstellen ist nicht einfach der Einpersonenpsychologie mit ihrer intrapsychischen Blickrichtung zuzuordnen, denn auch in einer intersubjektiven Sichtweise können Fragen nötig sein, um die zwei Handelnden und die Interaktion selbst zu verstehen.

Selbstpsycholog*innen wollen den Patient*innen eine einfühlsame und kooperative Beziehung anbieten und deren Sichtweise genau kennenlernen. Fragen dienen dazu, herauszufinden, wann und wie die Analytiker*in in der Funktion als Selbstobjekt versagt haben könnte. Eine Frage kann auch eine Intervention sein, in der sich das (fürsorgliche) Interesse der Analytiker*in am subjektiven Erleben der Patient*in zeigt. Das kann und soll der Patient*in helfen, einen Raum für das eigene Gefühl zu finden und dieses auch zu bezeichnen helfen (Döll-Hentschker et al., 2020).

Bei der modifizierten psychoanalytischen Behandlung von Borderline-Patient*innen, die oft Verwirrung vermitteln, wird die Klärung als erster wichtiger Schritt im Prozess der Deutung gesehen. Die Autoren eines Behandlungsmanuals halten es für notwendig, dass Therapeut*innen immer die Gegenübertragung prüfen, wenn sie ein Zögern spüren, die Patient*innen um Klärung zu bitten (Clarkin, Yeomans & Kernberg, 2008).

Mentalisierungsorientiertes Vorgehen (insbesondere bei Patient*innen mit Borderline-Persönlichkeitsstörungen, Somatisierungsstörungen oder interpersonalen Defiziten) fordert eine forschende oder fragende Grundhaltung, weil die Analytiker*innen die inneren Zustände der Patient*innen kennenlernen und nicht meinen sollten, dies schon alles zu wissen. Aktives Nachfragen erscheint sehr wichtig. Daneben werden in Frageform alternative Deutungen von Ereignissen angeboten (z. B. »Könnte es sein, dass dieser Mensch so Überraschung ausgedrückt hat und nicht Verachtung?«). Statt frei zu assoziieren, wird vorgeschlagen, die Patient*in aufzufordern, über ein konkretes Handlungsmotiv nachzudenken. Hier wird ein eher supportives und strukturiertes Vorgehen überwiegend im Hier und Jetzt als therapeutisch notwendig angesehen (Bateman & Fonagy, 2016).

Ich denke, wir brauchen meist neben der »Einsichtstherapie« auch die »Behandlung der emotionalen Erfahrung«, wie Cremerius (1979) sie gegenüberstellte, aber nicht als Alternativen. Freuds adaptive Kapazität beim Umgang mit seinen Patient*innen stellte Cremerius (1981) dar anhand der Unterschiede zwischen dem, was Freud empfahl, und dem, was er wirklich selbst in der Behandlung tat.

Allgemein wird heute ein Pluralismus bei der therapeutischen Aktivität festgestellt (Gabbard & Westen, 2003; Will, 2008). Wir sollten uns aber auch immer fragen, was wir tun, wenn wir analysieren (Tuckett et al., 2024).

Wie soll gefragt werden? Eine Frage soll respektvoll, ohne Vorurteil, neutral, nicht wertend, verständlich, nicht eindringend oder inquisitorisch verfolgend (Meares & Hobson, 1977) sein. Sie soll offen formuliert sein und nicht nur versuchen, vorgefasste Meinungen zu bestätigen (Benz, 1988). Therapeut*innen sollten auch gelernt haben, unbefangen über beschämende Themen zu sprechen.

Was wäre eine gute Frage? Eine, die der Patient*in hilft, sich freier mit sich zu beschäftigen und neue Möglichkeiten zu sehen. Auch zeichnet sie sich dadurch aus, dass die fragende Person die Antwort nicht weiß. Die Frage sollte auch die Gefragten interessieren und vielleicht auch für sie neu sein. Wir fragen nach Informationen, die uns helfen sollen, die Patient*innen zu verstehen und dazu beitragen, dass sie sich selbst besser verstehen (Stern, 1992; Oliner, 2015).

Wann ist Fragen hilfreich? Es gibt auch heute entschiedene Verfechter*innen der Position, dass nur gute Übertragungsdeutungen analytische Veränderungen im Sinne der Integration unbewusster psychischer Realität bewirken können (Blass, 2009). Auch Strachey hielt vor 90 Jahren die mutative Deutung als den letztendlich wirksamen Faktor bei der therapeutischen Handlung, aber er wollte anderes wie Suggestion, Beruhigung oder Abreaktion als Elemente bei einem bestimmten Patienten nicht ausschließen und meinte: »A cake cannot be made of nothing but currants«[1] (1934, S. 158).

Spranz-Fogasy und Kolleg*innen (2023, S. 216) betonen die produktiven interaktionalen und kognitiven Eigenschaften von Fragen als »Hilfestellung, Diagnoseinstrument und Türöffner im psychotherapeutischen Gespräch«. In ihrer linguistisch-gesprächsanalytischen Untersuchung von Erstinterviews differenzieren sie neben Fragen zur einfachen Gewinnung von Informationen drei Fragetypen mit mehr therapiespezifischen Funktionen: Beispielnachfragen, Fragen zur gemeinsamen (kollaborativen) Erklärungsfindung und lösungsorientierte Fragen.

- Mit Fragen nach Beispielen (»Können Sie mir vielleicht ein Beispiel dafür geben?«) wurde versucht, nach vagen oder unklaren Erzählungen eine Klärung herbeizuführen.
- Mit Fragen zur kollaborativen Erklärungsfindung sollen Patient*innen angeregt werden, gemeinsam mit den Therapeut*innen Ursachen ihrer Probleme zu finden, auch wenn sie zu Therapiebeginn meist keine dafür haben oder zu haben meinen. Damit kann man sich ein Bild über den Stand der Reflexion und der Erklärungskompetenz der Patient*innen machen. Eine Frage, warum jemand zu diesem Zeitpunkt in seinem Leben depressiv geworden ist, führt oft zu einer Abweisung oder einem »Ich weiß nicht«. Mit »Haben Sie vielleicht eine Idee, warum Sie sich gerade zu diesem Zeitpunkt so niedergeschlagen gefühlt haben?« zeige man ein höheres Maß von relationaler Kompetenz. Um eine solche relationale Kompetenz zu entwickeln oder zu verbessern, wären Transskripte der Behandlungsstunden in der Ausbildung sehr hilfreich (Kahl-Popp, 2007).
- Mit lösungsorientieren Fragen (z. B. »Wie wünschen Sie es sich?«) sollen Möglichkeiten für Lösungen oder Veränderung entworfen werden. Einerseits kann man so Lösungen aus Sicht der Patient*innen erfahren, aber auch deren Fähigkeiten dazu beobachten und fördern.

1 »Nur aus Rosinen kann man keinen Kuchen backen« (Übersetzung W. K.).

Bei diesen drei Fragetypen (retro- und prospektiv) ergaben sich hilfreiche Anknüpfungspunkte für die Diagnostik und die Therapie. Bei der Untersuchung, was diese Fragen auslösten, fiel häufig deutlicher Widerstand der Patient*innen auf, was zu verschiedenen Formen des Widerstandsmanagements führte, bis hin zu einem unvermittelten Themenwechsel. Bei manchen Gesprächen kam es aber zu einer produktiven Entwicklung und zu einer Diskussion eines zentralen Problems. Widerstand, der nach solchen Fragen auftrat, wurde von den Autoren nicht als Interaktionsproblem angesehen, sondern als produktiv für das therapeutische Geschehen. Vielleicht hatte der festgestellte Widerstand auch mit den Erfordernissen des diagnostischen OPD-Interviewverfahrens zu tun. Hier wäre zu beachten, dass zu intensives Nachfragen, um ein klares Bild von den Fähigkeiten und Defiziten der Patient*in zu bekommen, für eine exakte Strukturdiagnose besonders bei Patient*innen mit wenig epistemischem Vertrauen zu einer Destabilisierung führen kann (Ehrenthal, 2012).

Fragen werden in der konversationsanalytischen Psychotherapieforschung als ein Grundtyp kommunikativer Praktiken angesehen, die für die Verständigung förderlich sind. Dennoch haben sie ein negatives Image wegen des interaktiven Zwangs zur Antwort. So erscheinen in soziolinguistischen Untersuchungen des Diskurses Gespräche, die mit Fragen initiiert und aufrechterhalten werden, als Realisationen einer Autoritätsbeziehung zwischen den Sprechenden (Mishler, 1978).

Um herauszufinden, was Psychoanalytiker*innen eigentlich tun, wenn sie Psychoanalyse praktizieren, arbeiten seit mehr als 20 Jahren Arbeitsgruppen in mehr als 1.000 Workshops in zahlreichen Ländern weltweit daran. Es wurde eine zweistufige vergleichende klinische Diskussionsmethode (Comparative Clinical Method, CCM) entwickelt (Tuckett et al., 2024), bei der im ersten Schritt die Interventionen der Analytiker*innen in vorgestellten ein bis drei Verbatimprotokollen in sechs Kategorien eingeteilt wurden. Mit einem zweiten Schritt wurde in langen Diskussionen mit 12 bis 15 Kolleg*innen (in nicht weniger als zehn Stunden) versucht herauszuarbeiten, mit welchem inneren Arbeitsmodell die Behandler*innen arbeiten, welche Annahmen wohl hinter den Interventionen stecken. Die Ergebnisse von 300 Workshops in Europa wurden kürzlich unter dem Titel »Knowing what Psychoanalysts do and doing what Psychoanalysts know« (Tuckett et al., 2024) publiziert.

Die sechs Kriterien der ersten Stufe der CCM für die Einteilung der

Interventionen halte ich für hilfreich, wenn wir die Fragen, die wir stellten, anhand eines Stundenprotokolls noch einmal untersuchen wollen:

1. Dienen sie dem grundlegenden Setting? (z. B. »Haben Sie den Urlaubsplan bekommen?«)
2. Wird ein Element zugefügt, um den unbewussten Prozess zu fördern? (kurze Fragen, die zu mehr Assoziationen oder Verbindungen führen können: z. B. »ein Schlafzimmer?«, »gar nicht wütend?«)
3. Fragen und Klarifikationen, die etwas bewusst werden lassen sollen
4. Fragen, die Patient*innen Beobachtungen bewusst werden lassen und sie anregen, sich Gedanken zu machen, warum diese für Analytiker*innen bedeutsam sind (eher gesättigt: »Was denken Sie?«, »Sehen Sie ein Muster, wie Sie hier sind und wie zu Hause?«, »Wollen Sie nicht darüber reden?«). In diese Gruppe gehören wohl die gerade erwähnten drei Fragetypen.
5. Fragen, die sich auf die emotionale und fantasierte Bedeutung der Situation mit der Analytiker*in richten (z. B. »Denken Sie, ich bin zu sehr daran interessiert?«, »Fühlen Sie sich schuldig, dass Sie den Termin verschlafen haben?«)
6. Konstruktionen, die eine ausgearbeitete Bedeutung in Frageform anbieten (z. B. »Wollen Sie vielleicht mir Grenzen setzen wie Ihrer Mutter, weil Sie meine Fragen als Nörgeln erleben?«)
7. Plötzliche oder krasse Fragen, die nicht zur normalen Methode der Therapeut*innen gehören, die Ausdruck eines Enactments sein können (z. B. »Was haben Sie denn da angezogen?«)

Das innere Arbeitsmodell wird im zweiten Schritt versucht mit der mühsamen Beantwortung folgender Fragen zu erfassen: Was denken die Analytiker*innen ist das Problem der Patient*innen? Wie nehmen Sie an, dass die infantile Vergangenheit einer Patient*in in die Gegenwart der Therapiestunde kommt und wie erkennen sie das? Wie wird auf das Unbewusste gehört? Was sagen oder tun sie, um eine Veränderung entsprechend ihrer Theorie der Veränderung zu unterstützen? Darauf kann ich nicht hier weiter eingehen.

Im persönlichen Arbeitsmodell wäre der eigene Umgang mit Fragen zu integrieren. Die große Bedeutung der Vermittlung der Theorie der Technik für die Supervision betonte Kernberg (2010).

Was ist bei Fragen weiter zu beachten? Eine Frage sollte auch nicht mehr Angst oder Scham auslösen, als die Befragten aushalten können.

Wenn ohnehin schon ein leicht paranoides Misstrauen besteht, kann dieses bei Fragen verstärkt werden, dann meinen z. B. schwer traumatisierte Patient*innen, sie würden ausgehorcht oder zu etwas gezwungen (Henningsen, 2012). Eine einfache Frage wie »Was fühlen sie jetzt?« kann schon intrusiv erlebt und in autonomer Tendenz oder aus Scham abgewiesen werden. Manchmal fehlen dafür auch Worte oder es kommt zu einem affektiven Überschwemmt-Werden, das verängstigt, beschämt oder auch verwirrt. Eine offene Frage wie »Könnte es sein, dass Sie auch traurige Gefühle neben anderen spüren?« vermittelt Mitgefühl und lässt es offen. Verwirrung kann auch entstehen, wenn zu viel oder zu komplex gefragt wird oder wenn emotionales Erleben mit Fragen nach Fakten abgebrochen wird. Auch vorsichtige Fragen können Affektstürme auslösen, wenn die Frage von narzisstischen Patient*innen, die einen Gleichklang verlangen, als nicht-erträgliche Differenz erlebt wird.

Was sollten wir uns fragen? Wir sollten uns Gedanken machen, in welcher Verfassung sich die jeweilige Patient*in befindet und wie wir dies bei unserer Art zu fragen berücksichtigen und anschließend bei der Untersuchung der Reaktion auf die Frage. Erlebt eine Patient*in sich sicher oder sieht er oder sie sein oder ihr Sicherheitsgefühl beeinträchtigt? Wie ist sein oder ihr aktuelles Denkniveau?

Schwer depressive Patient*innen sind in ihrem Denken oft sehr eingeschränkt. Patient*innen mit mangelhaften selbstreflexiven Fähigkeiten können nur schwer differenzieren zwischen ihrer inneren Vorstellung und der äußeren Wirklichkeit. Sie werden schnell wütend, wenn ihre Behandler*innen ihre Vorstellungen über die Wirklichkeit infrage stellen. Sie fühlen sich dann unter Umständen für nicht normal gehalten, sind gekränkt oder projizieren dann auch die eigene Wut – so entsteht eine gereizte Atmosphäre im Dialog. Beim Denken im Äquivalenzmodus lösen störende Abweichungen narzisstische Wut oder depressive Affekte aus (Mertens, 2010). Fragend andere Interpretationsmöglichkeiten anzubieten, soll bzw. kann Mentalisierung fördern. Empathische Brüche dabei muss man nicht nur als Fehler ansehen, sondern sie können auch »notwendige Bestandteile einer kokonstruierten therapeutischen Entwicklung« sein (Beucke, 2008, S. 10). Unbekümmertes Nachfragen bei intellektualisierenden Patient*innen z. B. nach einem Verkehrsunfall könnte zu einer Retraumatisierung führen.

Wenn man bei sich beobachtet, dass man sehr viel fragt, wäre zu prüfen, ob das aus eigenem Interesse geschieht oder Folge einer projektiven Identifikation ist. Manchmal induziert ein*e Patient*in das Befragt-Werden auch, weil er oder sie sich nur dann sicher ist, dass Interesse an ihm oder ihr besteht. Viele Fragen zu stellen, kann auch Ausdruck einer Gegenübertragung sein, bei der mit Fragen von einem Übertragungskonflikt oder selbst schwer aushaltbaren Gefühlen abgelenkt wird. Wollen wir eigene Verstörtheit vermeiden und uns vom Zuhören zurückziehen und uns so wieder stabilisieren? Für solche Situationen wäre Aushalten wichtig, um es tiefer reflektieren zu können.

Bei bestimmten Übertragungssituationen wird die fragende Person ängstigend erlebt. Dann können (schnelle) Detailfragen zu Denkstörungen führen, weil der oder die Befragte denkt, er bzw. sie müsse alles sofort wissen wie bei einer Prüfung. Die sich entwickelnde Angst und Beschämung wird dann verdeckt und trägt zu einer negativen Übertragung bei, die dann auch zum Abbruch der Gespräche führen kann. Eine solche Störung des persönlichen Equilibriums oder regressive Entwicklungen beschreiben Driver und Martin (2002) auch in Supervisionen. Hilfreich wäre, wenn diese Denkstörung wahrgenommen wird und die befragte Person lernt, auf die Interaktion so Einfluss zu nehmen, dass ihr Wohlbefinden nicht gestört wird und sie sich reflektiert äußern kann. Dabei ist wohl neben dem Was auch das Wie des Fragens wichtig.

Wann ist es wichtig, zu fragen? Leikert (2024) beschreibt Patient*innen mit durch Traumatisierung entstandenen desorganisierten Strukturen des Körperselbst bei Verlust des Kontaktes zum symbolischen Netzwerk. Er versteht die nicht-repräsentierten Zustände als verkapselte Körperengramme mit einer leiblich organisierten Abwehrstruktur. Bei solchen frühen Störungen verbleiben die Erfahrungen im nicht-verdrängten Unbewussten. Leikert schlägt eine »somatische Narration« als Arbeitsweise vor, die die Aufmerksamkeit für eine Zeitlang zentral auf den eigenen Körper richtet. Die methodische Ausrichtung auf den Körper und die Zurückhaltung von Deutungen wird unterstützt mit Suchfragen wie »Wie fühlt sich das in Ihrem Körper an?« Wichtig ist dabei ein anhaltendes nichtintrusives Beziehungsangebot, das der Selbstuntersuchung der Patient*in eine mitschwingende Hilfe gibt.

Kurz möchte ich noch einige Situationen erwähnen, bei denen genaues Nachfragen mir als sehr wichtig erscheint:

- Fremd- und autoaggressive Fantasien sollten auch unter dem Gesichtspunkt der Impulskontrolle genau geklärt werden, insbesondere auch bei pädophiler Orientierung. Bei suizidalen Situationen und

Gewalttaten wie Amokhandlungen können unterlassene Fragen auch zu Haftungsfällen führen. Unterlassene Fragen und mangelhafte Diagnostik können als Befunderhebungsfehler angesehen werden (Hermes & Lindel, 2020). Manchmal können auch Gegenübertragungsprobleme bei Behandler*innen von chronisch Suizidalen in Form von Verleugnung oder Rückzug aus dem Kontakt bestehen.

- Besondere Ereignisse direkt nach einer Therapiestunde wie z. B. ein Unfall sollten genau betrachtet werden. Verwirrtheit, Dissoziation oder eine unbewusste suizidale Handlung sollten nicht unbemerkt bleiben.
- Ängste, die scheinbar blitzartig aus heiterem Himmel auftreten, sollten dazu veranlassen, nach Wahrnehmungen, die als Signal gelten könnten, zu suchen. Chronifizierte Vermeidungshandlungen lassen sich nicht selten auf erlebte Triggersituationen zurückführen, die im Zusammenhang stehen mit erlebter Traumatisierung. Nach entsprechender Vorbereitung sollte auch Zugang zu traumatischen Erinnerungen gefunden werden, um diese einer Historisierung zugänglich zu machen.
- Missverstandene Äußerungen oder Deutungen sollten genauer untersucht werden. Mit der Hypothese von Faimberg (1996), dass Patient*innen in Übereinstimmung mit ihren unbewussten Identifikationen hören, kann man Missverständnisse als Königsweg ansehen, diese Identifikationen aufzudecken.
- Diffuse Unklarheit in der Übertragung sollte auch fragend untersucht werden. Ein Satz von Ruprecht-Schampera (2022, S. 16) in einem Fallbeispiel passt in diesem Zusammenhang sehr gut: »Ich will noch einmal konkreter fragen (vielleicht kommt Ihnen das weit hergeholt vor): Gibt es im Moment etwas, von dem Sie vermuten, dass ich nicht damit einverstanden bin? Dass ich es Ihnen übel nehme?«
- Sexualstörungen sollten klar und respektvoll untersucht werden.
- Neue körperliche Symptome werden manchmal von Patient*innen nur im Nebensatz erwähnt. Da zeigt sich manchmal Unwissenheit aber auch Verleugnung. Es sollte nicht vorschnell ein scheinbares Verständnis als Somatisierung stattfinden, sondern auch an somatische Erkrankungen gedacht werden (z. B. Anämie bei Depressionen, MS oder cerebrale Durchblutungsstörung bei bestimmten neurologischen Symptomen).

Resümee

In der aktuellen psychoanalytischen Behandlungstechnik erscheint mir das Fragen an sich nicht mehr pauschal als eine zu vermeidende Aktivität der Analytiker*innen. Mit Ermann (2016) sehe ich Fragen der Therapeut*innen als ein aktives Bemühen um eine Transformation im therapeutischen Prozess.

Auch sollte nicht nur das Fragen zum Nachdenken über die aktuelle Behandlungssituation führen. Wichtig wäre es auch, darüber zu reflektieren, warum nicht gefragt wird, warum dieses bewusst oder unbewusst unterlassen wird, um der Patient*in oder sich vielleicht etwas zu ersparen.

Mir erscheint es notwendig zur Klärung von inneren Vorgängen und äußeren Realitäten der Patient*innen, letztere auch bei Unklarheiten danach zu fragen. Das implizite Wissen der Analytiker*in reicht nicht aus (Bürgin, Pless & Staehle, 2016, S. 1056).

Die Frageform bei Deutungen halte ich oft für empfehlenswert, auch weil es die Analysand*innen mehr anregt, darüber nachzudenken, ob es für sie stimmt und sie weniger in die Konsumentenrolle bringt, »erleuchtete« Deutungen anzunehmen. Beim Stellen von Fragen geht es auch um ein Abwägen und einen lebendigen Umgang in der Analyse und nicht um ein zwanghaftes Festhalten an Regeln.

Was Küchenhoff, Prause und Schulz (2017) für die Behandlung von Menschen mit Psychosen meinten, gilt – denke ich – für alle analytischen Behandlungen. Therapeut*innen sollten zu ihrem Nichtwissen offen stehen, aber auch den Mut haben, Fragen zu stellen und neugierig zu sein.

Literatur

Balint, M. (1957). *Der Arzt, sein Patient und die Krankheit.* Ernst Klett.

Bateman, A. & Fonagy, P. (2016). *Mentalization-based Treatment for Personality Disorders.* Oxford University Press.

Benz, A. (1988). Augenblicke verändern mehr als die Zeit. Das psychoanalytische Interview als erster Eindruck von Therapeut und Gesprächspartner. *Psyche – Z Psychoanal, 42*(7), 577–601.

Beucke, H. (2008). Intersubjektivität. Die Dekonstruktion der Perspektiven von Patient und Therapeut. *Forum der Psychoanalyse, 24,* 3–15. https://doi.org/10.1007/s00451-0007-0333-x

Bion, W. R. (1970). *Attention and Interpretation.* Tavistock.

Blass, H. (2009). »Sag mir, wo die Männer sind«. Überlegungen zur veränderten Geschlechtsverteilung in sozialen Berufen und insbesondere in der psychoanalytischen Ausbildung. In F. Dammasch, H.-G. Metzger & M. Teising (Hrsg.), *Männliche Identität. Psychoanalytische Erkundungen* (S. 65–80). Brandes & Apsel.

Boesky, D. (1989). The Questions and Curiosity of the Psychoanalyst. *Journal of the American Psychoanalytic Association, 37*(3), 579–603.

Bürgin, D., Pless, S. & Staehle, A. (2016). Kinder- und Erwachsenenanalyse im Dialog. *Psyche – Z Psychoanal, 70*(11), 1041–1066.

Busch, F. (2013). Einladung zu einem außergewöhnlichen Gespräch. Wie wir Patienten helfen können, eine Psychoanalyse zu beginnen. *EPF Bulletin 66,* 94–102.

Clarkin, J.F., Yeomans, F.E. & Kernberg, O.F. (2008). *Psychotherapie der Borderline-Persönlichkeit. Manual zur psychodynamischen Therapie.* Schattauer.

Cremerius, J. (1979). Gibt es zwei psychoanalytische Techniken? *Psyche – Z Psychoanal, 33*(7), 577–599.

Cremerius, J. (1981). Freud bei der Arbeit über die Schultern geschaut – Seine Technik im Spiegel von Schülern und Patienten. In ders. (Hrsg.), *Vom Handwerk des Psychoanalytikers. Das Werkzeug der psychoanalytischen Technik* (Band 2, S. 326–363). frommann-holzboog.

Döll-Hentschker, S., Günther, C., Lorke, B., Reerink, G. & Schlierf, C. (2020). Die analytische Beziehung und das Setting. Angstregulierung in der Behandlung von früh traumatisierten Patienten. *Psyche – Z Psychoanal, 74*(1), 1–25. https://doi.org/10.21706/ps-74-1-1

Dorpat, T. (1984). The Technique of Questioning. In J.S. Raney (Hrsg.), *Listening and Interpreting. The Challenge of the Work of Robert Langs* (S. 55–74). Jason Aronson.

Driver, C. & Martin, E. (Hrsg.). (2002). *Supervising Psychotherapy. Psychoanalytic and Psychodynamic Perspectives.* SAGE.

Ehrenthal, J.C. (2012). Mit Karte und Kompass – OPD im Alltag. *Psychotherapie im Dialog, 13*(1), 16–21. https://doi.org/10.1055/s-0031-1298925

Ermann, M. (2016). Prozedurale Faktoren in der psychoanalytischen Behandlung. *Forum der Psychoanalyse, 32,* 53–68. https://doi.org/10.1007/s00451-016-0228-9

Faimberg, H. (1996). »Listening to Listening«. *The International Journal of Psychoanalysis, 77*(4), 667–677.

Freud, S. (1895d). *Studien über Hysterie. GW I,* S. 75–312.

Freud, S. (1916–1917a [1915–1917]). *Vorlesungen zur Einführung in die Psychoanalyse. GW XI.*

Gabbard, G.O. & Westen, D. (2003). Rethinking Therapeutic Action. *The International Journal of Psychoanalysis, 84*(4), 823–841. https://doi.org/10.1516/002075703768284605

Greenson, R.R. (1975). *Technik und Praxis der Psychoanalyse.* Klett-Cotta.

Heenen-Wolff, S. (2014). Assoziation – Narration – Zuhören. Der analytische Prozess diesseits der Deutung. In I. Bozetti, I. Focke & I. Hahn (Hrsg.), *Unerhört – Vom Hören und Verstehen. Die Wiederentdeckung der grundlegenden Methode der Psychoanalyse* (S. 79–98). Klett-Cotta.

Henkel, M., Zimmermann, J. & Benecke, C. (2018). Psychoanalytic Techniques in different psychoanalytically orientated Psychotherapies. An Analysis of Therapists's Selfreports. *Zeitschrift für Psychosomatische Medizin und Psychotherapie, 64*(3), 237–249.

Henningsen, F. (2012). *Psychoanalysen mit traumatisierten Patienten. Trennung, Krankheit, Gewalt.* Klett-Cotta.

Hermes, M. & Lindel, B. (2020). Haftungsfragen in der Psychotherapie. *Psychotherapeut, 65,* 32–35. https://doi.org/10.1007/s00278-019-00394-w

Huber, D., Schmuck, A. & Kächele, H. (2012). Die verbale Aktivität in therapeutischen Dialogen – ein exemplarischer Vergleich. *Forum der Psychoanalyse, 28*(3), 299–309. https://doi.org/10.1007/s00451-012-0099-7

Kahl-Popp, J. (2007). *Lernen und Lehren psychotherapeutischer Kompetenz am Beispiel der psychoanalytischen Ausbildung*. Ergon.

Kernberg, O.F. (2010). Psychoanalytic Supervision: The Supervior's Tasks. *The Psychoanalytic Quarterly, 79*(3), 603–627.

Kreuzer-Haustein, U. (1994). Über das Schweigen des Analytikers. *Forum der Psychoanalyse, 10*(2), 130–146.

Küchenhoff, J., Prause, K. & Schulz, G. (2017). Engagement und Respekt. Psychotherapeutische Haltung und Beziehungsarbeit in der Psychotherapie mit psychotisch erlebenden Menschen. *Psyche – Z Psychoanal, 71*(1), 60–81. https://doi.org/10.21706/ps-71-1-60

Leikert, S. (2024). Therapeutische Präsenz, Traumaspuren, verkapselte Körperengramme. Zur Arbeit mit der somatischen Narration. *Psyche – Z Psychoanal, 78*(6), 473–506. https//doi.org/10.21706/ps-78-6-473

Lesmeister, R. (2024). Wissen und Glauben in der Psychoanalyse. Überlegungen zum Wahrheitsproblem im psychoanalytischen Diskurs. In R. Martin, B. Jänchen-van der Hoofd & G. Schäfer (Hrsg.), *Angriffe auf den Denkraum. Konsequenzen für die klinische Praxis, Kultur und Gesellschaft* (S. 89–101). Psychosozial-Verlag.

Meares, R.A. & Hobson, R.F. (1977). The persecutory Therapist. *British Journal of Medical Psychology, 50*(4), 349–359.

Mertens, W. (2010). *Psychoanalytische Schulen im Gespräch. Band 1: Strukturtheorie, Ichpsychologie und moderne Konflikttheorie.* Hans Huber.

Mertens, W. (2018). *Psychoanalytische Schulen im Gespräch. Band 3: Psychoanalytische Bindungstheorie und moderne Kleinkindforschung.* Hans Huber.

Mishler, E.G. (1978). Studies in Dialogue and Discourse III. Utterance Structure and Utterance Function in interrogative Sequences. *Journal of Psycholinguistic Research, 7,* 279–305. https://doi.org/10.1007/BF01068111

Oliner, M. (2015). Weitere Untersuchungen über Winnicotts Konzept der »Objektverwendung«. *Psyche – Z Psychoanal, 69*(11), 1033–1045.

Olinick, S.L. (1954). Some Considerations of the Use of Questioning as a psychoanalytic Technique. *Journal of the American Psychoanalytic Association, 2*(1), 57–66. https://doi.org/10.1177/000306515400200102

Ruprecht-Schampera, U. (2022). Hypochondrie als selbstdestruktiver Angriff auf die eigene Lebendigkeit. *Psyche – Z Psychoanal, 76*(1), 1–34. https://doi.org/10.21706/ps-76-1-1

Stern, D. (1992). What makes a good Question? *Contemporary Psychoanalysis, 28,* 326–336.

Spranz-Fogasy, T., Nikendei, C., Ehrenthal, J.C. & Kabatnik, S. (2023). Fragen als good practices in der psychodynamischen Psychotherapie. In S. Bendel Larcher & I. Pick (Hrsg.), *Good practice in der institutionellen Kommunikation. Von der Deskription zur Bewertung in der angewandten Gesprächsforschung* (S. 199–218). De Gruyter. https://doi.org/10.1515/9783111010083-010

Strachey, J. (1934). The Nature of the Therapeutic Action of Psychoanalysis. *The International Journal of Psychoanalysis, 15,* 127–159

Tuckett, D., Allison, E., Bonard, O., Bruns, G.J., Christopoulos, A.L., Diercks, M., Hinze, E., Linardos, M. & Sebek, M. (2024). *Knowing what Psychoanalysts do and doing what Psychoanalysts know.* Rowman & Littlefield.

Vermotte, R. (2011). On the Value of »late Bion« to analytic Theory and Practice. *The International Journal of Psychoanalysis, 92*(5), 1089–1098.

Will, H. (2008). Über die Position eines Analytikers, der keiner Schule entstammt. Eine Fallstudie zum Verhältnis von privater und öffentlicher Theorie. *Psyche – Z Psychoanal, 62*(1), 1–27.

Der Autor

Wolfgang Krieger, Dr. med., ist Facharzt für Psychiatrie, Psychosomatische Medizin und Psychotherapie, Dozent, Lehranalytiker und Supervisor (DGPT, DPG, IPA) an der Akademie für Psychoanalyse und Psychotherapie München.

Kontakt per E-Mail: Wolfgang_Krieger@t-online.de

IV
Klinik des Schmerzes verbunden mit Phänomenen der Kultur

Zur Bedeutung des Schmerzes im Zeitalter von Social Media und Künstlicher Intelligenz

Johannes Döser

»Mir sind alle solche Figuren, die dem Menschen nicht sowohl nachgebildete sind als das Menschliche nachäffen, diese wahren Standbilder eines lebendigen Todes oder eines toten Lebens, im höchsten Grade zuwider.«

E.T.A Hoffmann, »Die Automate« (1814)

Zum Wesen des Schmerzes und den Schwierigkeiten seiner Erforschung

Der Schmerz als Bindeglied zwischen Leib und Seele gehört zu den basalen Erfahrungen des menschlichen Bewusstseins. Er hebt unseren wahren Zustand in die Wahrnehmung, sobald ein heftiges Ereignis uns verletzt oder kränkt, sei es ein Angriff, ein Verlust oder eine Enttäuschung. Dies kann massive Abwehrvorgänge in uns hervorrufen und mag teilweise erklären, warum die psychoanalytischen Beiträge und Theoriebildungen zum Phänomen des Schmerzes im Vergleich etwa zur Angst vergleichsweise spärlich geblieben sind und der Schmerz und sein imperativer Ruf nach Linderung, Betäubung und Narkose vor allem eine Domäne der medizinischen Anästhesie und Schmerzbekämpfung geblieben ist. Wir mögen ihn nicht, den Schmerz. So nahe es läge, den körperlichen Schmerz als Prototyp des seelischen Schmerzes zu betrachten, da die psychischen Vorgänge überhaupt »die körperlichen nachbilden und ihnen zeitlich später folgen« (Jappe, 1998, S. 15), so fremd erscheint oft die seelische Repräsentanz des Psychesomas, des lebendigen Leibes, der mit seiner Umgebung im Austausch ist und dessen Funktion ich verstehe, indem ich sie mitvollziehe. Darum ist der erlittene Schmerz metapsychologisch weitgehend im Hintergrund geblieben. In seiner ausführlichsten theoretischen Abhandlung über den Schmerz räumt Freud bescheiden ein, dass wir vom Schmerz noch »sehr wenig wissen« (1926d [1925], S. 207). Dies mag nicht zuletzt auf eine psychische Schmerzabwehr zurückzuführen sein.

Bion (2006, S. 17) unterscheidet zwischen dem bloßen Konfrontiert-Werden mit Schmerz und dem »Erleiden eines Schmerzes«. Wem die nötige Schmerztoleranz fehle oder wessen Schmerz zu unerträglich sei, spüre zwar den Schmerz, aber er tue sich schwer damit, den Schmerz zu erleiden, ihn zu ent-decken, von ihm zu lernen. Er sieht darin für die psychoanalytische Arbeit eine Schwierigkeit, weil im Ausweichen der schmerzlichen Erfahrung das Primat von Realität und Wahrheit verleugnet und der Illusion und Erleichterung geopfert werde. Dies liegt auf derselben Ebene wie Hegels Kritik, dass die Idee des Erkennens »zur Erbaulichkeit und zur Fadheit herab[sinke]« (1983 [1807], S. 21), wenn der Schmerz und die Arbeit des Negativen darin fehlten. Dies kann die Psychoanalyse nicht wollen. Oft aber gehen die Dichter auch darin dem psychoanalytischen Praktiker und Forscher voran. So weist Ingeborg Bachmann darauf hin, wie wichtig es sei, den Schmerz nicht zu leugnen, seine Spuren nicht zu verwischen, nicht über ihn hinwegzutäuschen: Man müsse ihn

> »im Gegenteil, wahrhaben, und noch einmal, damit wir sehen können, wahrmachen. Denn wir wollen alle sehend werden. Und jener geheime Schmerz macht uns erst für die Erfahrung empfindlich und insbesondere für die der Wahrheit. Wir sagen sehr einfach und richtig, wenn wir in diesen Zustand kommen, den hellen, wehen, in dem der Schmerz fruchtbar wird: Mir sind die Augen aufgegangen [...]. Alle Fühler ausgestreckt, tastet er nach der Gestalt der Welt, nach den Zügen des Menschen in dieser Zeit [...]. Welches sind die Leidenschaften, die Verkümmerungen, die Hoffnungen [...]?« (Bachmann, 2004 [1959], S. 275)

Wie also können wir die Züge des Menschen in unserer Zeit beschreiben, wenn wir den Schmerz nicht verleugnen?

Es ergibt Sinn, zwei Formen von Schmerz zu unterscheiden:

- Die eine steht im Dienst der Selbsterhaltung und hat eine aufmerksamkeitssteigernde, aktivierende Funktion. Sie unterstützt die Ich-Entwicklung und die Herausdifferenzierung des Körpergefühls aus der Wahrnehmungswelt. Wie den Traum als *via regia* zum Unbewussten ist dieser Schmerz die *via dolorosa* zum Ich. Lange vor Freud hat Robert Burton in seiner *Anatomie der Melancholie* (1988 [1621]) geschrieben, dass dieser Schmerz genauso wie die Lust zur »Grundstruktur der Realität« gehöre. Der wehleidige Versuch, ihm aus dem Weg zu gehen, sei »ein Ding der Unmöglichkeit«, mache süchtig und stumpf, führe zu »habitueller Schwermut«, verstümmele die Persönlichkeit (ebd., S. 144), um in der Verzweiflung lauen Behagens zu enden. Es handelt sich hier um denselben Schmerz, von dem Nietzsche (1980) in der *fröhlichen Wissenschaft* (§ 318) von 1882 behauptet hat, in ihm sei soviel Weisheit wie in der Lust: »Er gehört zu den arterhaltenden Kräften ersten Ranges [...]; dass er weh tut, ist kein Argument gegen ihn« (ebd., S. 185).

- Die andere Art des Schmerzes geht aufgrund ihrer Intensität über die Grenze des Erträglichen hinaus und hat eine psychotoxische, desintegrative Wirkung auf das Ich. Seine Gewalt zehrt die Ich-Kräfte auf. Der zerstörerische Schmerz treibt das Subjekt in die Absonderung und in den seelischen Rückzug. Dies ist jener Schmerz, von dem Goethe (1972 [1774], S. 54) in den *Leiden des jungen Werthers* sagt:

> »Die menschliche Natur hat ihre Grenzen: sie kann Freude, Leid, Schmerzen bis auf einen gewissen Grad ertragen und geht zugrunde, sobald der überstiegen ist [...]. Wir nennen das eine Krankheit zum Tode, wodurch die Natur so angegriffen ist, daß teils ihre Kräfte verzehrt, teils so außer Wirkung gesetzt werden, daß sie sich nicht wieder abzuhelfen, durch keine glückliche Revolution den gewöhnlichen Umlauf des Lebens wieder herzustellen fähig ist.«

- Oder, wie Grubrich-Simitis (1979, S. 1002) es formulierte: »Es gibt Traumen, unter denen jede psychische Struktur zerbricht.« Das persönliche Erleben wird dann dumpf und apathisch. Während sich die Angst noch auf ein Außerhalb beziehen kann und lebhaft davor warnt, dass etwas Schlimmes geschehen wird, zieht sich das Subjekt unter Schmerz bald in sich zurück. Der Schmerz saugt das Subjekt quasi in sich hinein. Wilhelm Busch (2002 [1883], S. 477) hat dies – unterstützt von seinem poetischen Galgenhumor – präzise auf den Punkt gebracht: »[J]ede Form gewohnten Seins/Die sonst real erscheint und wichtig,/Wird plötzlich wesenlos und nichtig./Denn einzig in der engen Höhle,/des Backenzahnes weilt die Seele.« Wenn der akute Schmerz noch anzeigt und zu spüren gibt, dass etwas Schlimmes geschieht oder geschehen ist, macht der chronische Schmerz immer stummer: »Das Subjekt kommuniziert nicht mit dem Schmerz«, so Pontalis (1998, S. 229). Unter der imperativen Wucht des Schmerzes wird das Subjekt, wie die Dichterin Hilde Domin (2009 [1959], S. 63) herausgestellt hat, im Laufe der Zeit

> zum »Würfel aus Schweigen« und zu einem »Haus ohne Fenster«. Darum ist die Arbeit mit chronischen Schmerzpatienten so schwer.

Im Angesicht von Schmerz ist es anstrengend, eine einfühlende Haltung einzunehmen und beizubehalten. Grubrich-Simitis (1979, S. 1015) hat auf das auffällige Fehlen von Äußerungen zur Gegenübertragung im Fall des Schmerzes hingewiesen und ursächlich mit »narzisstischen Wunden« und mit der »ungewöhnlichen Hemmung durch eigene Gefühle von Schuld und Scham« in Verbindung gebracht. Pontalis (1998, S. 238) sieht in der Psychoanalyse der Schmerzerfahrung eine dreifache Bewährungsprobe vor dem Anspruch »den andern für sich selbst [wieder; J.D.] zur Welt kommen zu lassen«: erstens gegenüber der Abwehr durch Verleugnung und Unterdrückung, die gegen den Schmerz aufrechterhalten wird, sodann gegenüber dem Aufkommen dieses Schmerzes und schließlich in der Überwindung des Schmerzes. »Es ist viel, was der Schmerz verlangt«, sagte der Philosoph Hans-Georg Gadamer (2003, S. 27) in seinem letzten Vortrag am 11. November 2000:

> »Unbedingt erforderlich ist es, den Mut nicht aufzugeben, ganz egal wie groß der Schmerz sein mag. Wer das fertig bringt, der kann die Schmerzen – es gibt im Deutschen ein wunderbares Wort dafür – ›verwinden‹ […]. Verwinden, was für ein Wort! […] Nichts lässt den Schmerz am ehesten erträglich werden als das Gefühl, es geht mir etwas auf, mir fällt etwas ein.«

Therapeutisch zentral ist darum die Frage, wie es gelingen kann, von den unerträglichen und zersetzenden Schmerzzuständen zu einer Verfassung zu gelangen, die Freud (1986, S. 191, Brief an Fließ vom 16. April 1896) als »Mittelelend« bezeichnet hat, als Zustand, der einen lebendigen Umgang mit sich und der Welt nicht ausschließt, sondern unter erträglichem Leidensdruck aus dem narzisstischen Rückzug wieder herausführen kann, damit jenes Objektinteresse wieder wach zu werden beginnt, das wir für die »intensive Arbeit« (ebd.) einer Auseinandersetzung mit den unbewussten Seiten unserer menschlichen Existenz benötigen.

Phantomschmerz als Deafferenzierungsfolge

Während es also Schmerzen und Traumata gibt, durch die jede Entwicklung und Reifung hindurch müssen, wie z.B. durch den Kastrationskomplex (Green, 1996) im Zuge der Ödipalisierung des Subjekts, ereignen sich krankheits- oder unfallbedingte Verstümmelungen von Körperteilen außerhalb der symbolischen Ordnungen. Sie stiften weder Sinn, noch folgen sie einer bedeutsamen Notwendigkeit, sondern erscheinen zufällig, absurd und wertlos für die individuelle und kollektive Entwicklung, insbesondere dann, wenn die Amputation und der sie begleitende Schmerz mit einer Erfahrung von Verlassenheit einhergehen. Paradigmatisch für diesen Verlauf steht der Phantomschmerz, der sich im verlorenen Körperteil einrichtet und für viele Patienten außerordentlich qualvoll, behandlungsresistent und in psychischer Hinsicht destabilisierend sein kann. Er hat dann keine Ich-stärkende, sondern eine Ich-schwächende Wirkung (Döser, 2009). Theoretisch interessant wird der Phantomschmerz für die Psychoanalyse nicht nur als Beleg, dass »das Seelische auf dem Organischen ruht« (Freud, 1910i, S. 101), sondern auch als Hinweis, wie sehr unser subjektives Wohlgefühl auf Resonanz, Feedback und das Bewahren eines psychosomatischen Ganzheitsgefühls angewiesen ist. Neurophysiologische Befunde (Döser, 2009) lassen nämlich vermuten, dass die »Deafferenzierung«, also der Ausfall des sensorischen Feedbacks, den die Abtrennung des Körperteils bewirkt, in der zentralnervösen Repräsentanz des verlorenen Organs eine Lücke schafft, die »maladaptiv« mit der Ausbildung eines Schmerzsyndroms gefüllt wird. Der Phantomschmerz tritt also dann auf, wenn die mit dem erogenen Organ verlorenen Sinnesempfindungen und ihre korrespondierenden motorischen und vegetativ-humoralen Efferenzen nicht ersetzt und ausgeglichen werden können (Karl, 1999). Dies zeigt die folgende Fallgeschichte auf anschauliche Weise.

> In der Trennungsphase von ihrem Freud kam es bei der jungen Frau zu einem »dummen« Unfall. Der Freund wollte sie mit einem Besuch überraschen und versteckte sich kauernd. Sie stolperte über ihn. Er richtet sich auf und stieß ihr mit dem Hinterkopf mit solcher Wucht gegen den Oberkiefer, dass ihr die vordere Zahnleiste brach. Die Schienung der Alveolarfortsatzfraktur misslang aufgrund von Entzündungen, und es war eine Abtragung des ganzen Alveolarbereichs notwendig, der nach der äußeren Abheilung mit einer provisorischen Prothese versorgt wurde. Bald darauf entwickelte die Patientin starke Zahn- und Kieferschmerzen, die zur Studierunfähigkeit führten. Sie waren aus dem Entzündungsschmerz nicht mehr erklärbar und wurden aufgrund ihrer Charakteristik und Intensität

als Phantomschmerz klassifiziert, wie er in zahnmedizinischen Veröffentlichungen beschrieben wird (z. B. Türp, 2001). Die Patientin entwickelte im Gefolge zunehmend Ängste und Hemmungen, »die ich sonst nur aus der Kindheit kannte«, etwa »die Angst, das Geringste falsch zu machen«. In den probatorischen Sitzungen stellte sich heraus, dass die Ängste und Hemmungen eine viel längere Geschichte hatten: »Sie hindern mich am Leben. Ich hatte bis jetzt noch keine intime Beziehung.« Es wurde offensichtlich, wie eng diese existenzielle Not der jungen Frau mit ihrer unglückseligen Familiengeschichte verschränkt und verwoben war: Die Ehe der Eltern und den familiären Hintergrund ihres Aufwachsens erfuhr sie als »zweigeteilte Welt«. Den Vater beschrieb sie als prüde, paranoid und cholerisch, die Mutter als unterwürfig, resigniert und voller Groll. Der Vater habe die mütterliche Verwandtschaft regelrecht amputiert und alles, was mit Gefühlen, Wünschen, Träumen, Sehnsüchten, insbesondere mit Sexualität zu tun hat, beargwöhnt, entwertet und unterbunden. »Es gab ständig Explosionen ohne Sinn und Verstand.« Abgeschnitten von ihren sinnlichen Bedürfnissen wuchs die Patientin in einem hellhörigen Durchgangsraum auf, der keine Intimität ermöglichte. Während eines Ehestreits wurde sie Zeuge, wie ihre Mutter die Kinderfotos, die sie in einem Rucksack aufbewahrte, demonstrativ und resigniert in den Müll warf. An dieser Stelle biete ich ihr eine Probedeutung an, die die Familiendynamik, den Unfall, die Schmerzkrisen, die Individuationsangst und ihre Abwehrmechanismen auf einen kleinsten gemeinsamen Nenner zu bringen versucht: »als hätten Sie ähnlich wie die Mutter den Rucksack Ihrer Fähigkeiten gerade in dem Moment aufgerissen und ausgeschüttet, als sie dabei waren, einen Sprung in Ihrer Entwicklung zu machen«. Daraufhin lacht sie mich mit entschlossener Miene und großen Augen an und sagt: »Stimmt!« Im weiteren Stundeverlauf entschieden wir uns zur Aufnahme einer Analyse. Über die Folgen des Gesprächs war ich überrascht: Die Schmerzen gingen signifikant zurück. Das Verstehen hat zu einer sofortigen Erleichterung und Befreiung geführt, die sich auch unmittelbar im besseren Musizieren niederschlug. »Ich kann wieder frei spielen, mit vollerem Klang. Ich bin total glücklich. Ich merke jetzt, ich brauche vier feste eigene Wände, um mich musikalisch zu entwickeln, und um meine Eindrücke verarbeiten zu können.« Im Rückblick aus einer späteren

Analysephase verriet mir die Patientin später, wie sie sich nach dem ersten Gespräch fühlte:

»Ich kam so gedemütigt und eingeschüchtert hierher, und dann war das Erstgespräch, und ich schaute in den Wolkenhimmel und sah lauter Bilder. Und ich hatte immer gedacht, ich könnte nicht phantasieren. Da habe ich wieder so etwas wie Hoffnung oder Glück gespürt.«

Die ersten 40 Stunden der Analyse standen nun ganz im Zeichen dieser Hoffnung und Festigung. Die Zahnimplantate gelangen endlich ohne entzündliche Komplikationen. Die Schmerzen verschwanden. Die Spannungen und Konflikte, die uns in teilweise dramatischen Übertragungswiederholungen herausforderten, konnten auf eine Weise durchgearbeitet werden, die ihr »düsteres Tunnelgefühl« allmählich in den Hintergrund rücken ließ, sodass auch der »graue Vorhang« vor ihrer Kreativität verschwinden konnte.

Schließlich träumt sie einen eindrucksvollen Initialtraum:

»Ich komme die Treppe runter. Ich habe einen blutigen Mund. Mir fallen alle Zähne aus, zum Teil blockweise, vier nebeneinander. Ich taste das alles mit meiner Zunge ab. Und es ist kein einziger Zahn mehr da ... Dann komme ich aus dem Traum raus, und ich taste noch im Schlaf mit der Zunge in meinem Mund, und ich merke, ich habe da noch Zähne. Dann träume ich einen zweiten Traum. Ich gehe von der einen Straßenseite auf die andere Straßenseite. Ich stelle fest, ich habe mein Gebiss – ich trag' ja ein Gebiss – liegen lassen. Ich gehe noch einmal zurück, nehme das Gebiss, will es in den Mund stecken, habe aber feste Zähne drin, stülpe es darüber. Sehr witzig.«

Ihre Einfälle und Assoziationen lassen erkennen, wie sehr der Traum ihr Gefühl des beschädigten und vereitelten Frauseins und ihre Wünsche nach der Überwindung ihres Abgeschnittenseins vom Leben und von der Sexualität auf die Mundregion verschoben hat. Bei aller Blutigkeit und Ängstlichkeit spürte sie nach dem Traum auch ein Gefühl der Erleichterung und Zuversicht. Könnte der Traum darauf hindeuten, dass es Hoffnung gibt, dass sie nicht nur ihren Biss und ihr ungeschmälertes Attraktivitätsgefühl wiedererlangen kann, sondern auch ihre unterschwellig äußerst qualvoll erlebte Virginität hinter sich lassen könnte, im Sinne einer frohen Prophezeiung, sich sowohl hinsichtlich ihrer fraulichen Attraktivität wie auch ihres künstlerischen Selbstbewusstseins Legitimation und Anerkennung verschaffen zu können und auch zu dürfen? Etwas später sagte sie:

»Wenn ich an meine erste Liebe denke ... ich habe zum Sterben geliebt, und mein Vater hat diesen Faden – nun wohl nicht abgeschnitten, aber doch abgeklemmt ... Meine Gefühle waren so stark – mich wundert es, dass ich die Schule so gut geschafft hab' ... Ich wollte Ohrringe. Da ist mein Vater durchgedreht. Dann habe ich geträumt, ich mache zwei Ohrringe dran, und immer mehr, bis mein Ohr voller Ohrringe hing ... Und jetzt stelle ich fest, und es ist so befreiend, und ich habe dafür alle Zeit der Welt, dass ich mich entdecken darf, und niemand kann mich hindern ... Als wäre ich lang durch einen Tunnel, eine graue Zeit gegangen, wo ich durch bin, und nun aber besorgt bin, ob ich alles, was an Gefühlen in mir ist, mitgenommen habe oder etwas zurückgelassen habe, was sich dann wie eine Verarmung anfühlt ... Und dann, beim Musikmachen, kommt so etwas wie ein Gefühl aus anderer Zeit, aus ganz früher, von vor dem Tunnel. Kann das sein?«

Unterdessen wurde ihre Analyse zu einem »Flussbett für ihre Gefühle« und zum »Ausweg aus dem Tunnel«, den die Analysandin als große Befreiung verspürte: »Ich darf mich entdecken, ich darf mich entwickeln, ich darf eigene Erfahrungen machen.« Sie konnte zunehmend Träume erinnern, in denen erotische Erlebnisse auftauchen, die ihre Entwicklung begleiten, u. a. vom Schwimmen im hohen Wellengang oder von einer »Blitzheirat« mit einem Mann, in den sie sich »verlieben könnte«. Sie unterscheiden sich von ihren Alpträumen, die in zwanghafter Weise in der Destruktivität endeten.

Versuchen wir, diesen Fall mit der Schmerztheorie zu verbinden: Da es zur Aufrichtung und Modulierung einer sinnvoll geordneten und differenzierten zerebralen Körperrepräsentanz eines permanenten sensorischen Rückstroms aus der Peripherie bedarf, kommt es beim Afferenzabriss zur Entregelung der »Neuromatrix« (Melzack, 1989) und zur Generierung abnormer Schmerzsignale. Das Schmerzgedächtnis überschreibt das allgemeine (Wahrnehmungs-)Gedächtnis, als würde die Reichhaltigkeit des (Er-)Lebens vom Schmerz eingezogen und ausgelöscht. Erinnern wir uns mit Freud an die »Erogenität« und die »Austausch«-Funktion als »allgemeine Eigenschaft aller Organe« (1914c, S. 150), können wir besser ermessen, was ein solcher

Angriff auf die (narzisstische) Integrität und auf den (objektalen) Austausch bedeutet, wenn das Subjekt keine Kompensation durch Aktivierung neuer Erregungsquellen findet, die das verlorene Organ bzw. Selbstobjekt als »erogene Zone« hinreichend ersetzen. In diesem Zusammenhang ist es höchst interessant, dass die frühe Verwendung von Prothesen nach Amputationen der Entwicklung von Phantomschmerzen entgegenwirkt (Fritsche, 2001). Gehen wir mit Freud und Gaddini von einem »psychischen Parallelismus« aus, könnten die »Deafferenzierungsvorgänge« auf der körperlichen Ebene durchaus analogisiert werden zum »Affektentzug« bzw. »libidinösen Besetzungsentzug« oder auch emotionalen Desinteresse in einer Notsituation, die als ein traumatisches Abgerissensein (Disruption) von einem vormals resonanten Zustand erfahren wird. Mithilfe des neurophysiologischen Phantomschmerzmodells könnte das seelische Trennungs- und Verlassenheitstrauma – in Parallele zur Amputation von Körpersubstanz als ihrem organischen Pendant – als eine chaotisierende »Verrauschung« des Wahrnehmungseinstroms begriffen werden. So würde theoretisch verständlicher, warum in einem vollständigen existenziellen Affekt- oder Liebesentzug, bei einem radikalen Objektverlust, bei einem Totalausfall der affektiven Resonanz, Leib und Seele auseinanderfallen und ihre Vitalität verlieren: Das Ich ist dann nicht mehr in der Lage, seine Selbsterhaltungsfunktionen und seinen libidinösen Haushalt aufrechtzuerhalten, und kann sich nur noch über den Schmerz seiner nackten Existenz versichern. So konnten die körperlichen Schmerzen ab dem Moment in den Hintergrund treten, als die Patientin die Möglichkeit fand, über ihr psychisches Abgeschnittensein zu sprechen und an ihre abgespaltenen Affekte anzuknüpfen. Die Lücke, die bis dahin mit dem Phantomschmerz gefüllt war, wurde mithilfe der Analyse zu jenem Übergangsraum, der ihr in ihrer Kindheit gefehlt hat. In der Übertragung konnte sie erstmals ihre emotionale Isolierung betrauern wie auch später ihr Getrenntsein vom Analytiker und beides mithilfe von Träumen symbolisieren und mentalisieren. »Trauer« bedeutet hier, im selben Zuge den traumatischen Verlust zu akzeptieren sowie die verdrängte Potenz zu entdecken.

Vom digitalen Subjekt und der Gefühlswelt der Gegenwart

Im Folgenden wage ich einen Zeitsprung von den innerseelischen Vorgängen der Patientin zu unserer eigenen seelischen Verortung in der Gegenwart.

Wir befinden uns inmitten einer beispiellosen Informationsrevolution, einer Revolution, deren Keimzelle der Computer ist, der sich »mit halsbrecherischer Geschwindigkeit weiterentwickelt, neuartige Formen angenommen und erstaunliche neue Fähigkeiten hinzugewonnen« hat, schreibt Yuval Noah Harari (2024, S. 273). »In den letzten Jahren wurden wir mit so vielen bahnbrechenden Erfindungen überschwemmt, dass es schwierig ist, zu bestimmen, was diese Revolution antreibt. Ist es das Internet? Sind es Smartphones? Soziale Medien? Die Blockchain? Algorithmen? Die künstliche Intelligenz?« (ebd.) Das Internet ist innerhalb einer Menschengeneration entstanden und seit etwa 15 Jahren mobil geworden. Mit seinem Tempo, seiner Medialität, seiner Logik und seinem Wesen nimmt es weitreichenden Einfluss auf unsere Lebensweise und hat unsere Art zu lieben, zu sprechen, zu arbeiten und zu kämpfen weltweit verändert. Es ist ein fester Bestandteil unseres Lebens geworden, unumkehrbar in seiner Entwicklung und ohne kulturelle Vorbilder. Ob zögerlich, begeistert oder widerwillig: Milliarden von Menschen haben sich mittlerweile im Internet »niedergelassen«. Die Zahl der verkauften Telefone hat die Zahl der Menschen auf diesem Planeten überschritten. Die Trennung zwischen online und offline ist verschwunden, und fast überall trägt fast jeder Mensch einen Gegenstand bei sich, der mit dem Internet verbunden ist. Rund um die Uhr im »Dienst«, unterscheidet es sich von unserem organischen Wesen und unseren Notwendigkeiten, abzuschalten, auszuruhen, zu entspannen. Ununterbrochen trägt diese riesige Gemeinschaft zum ständigen Auf- und Umbau unserer Gesellschaft bei: mit jedem Foto auf Instagram, jeder Kundenrezension bei Amazon, jeder Bewertung bei eBay, jedem Like, jedem Post, jedem Tweet, jedem Stream, jedem Blog, mit dem wir qualifizieren, was unseren kulturellen, wirtschaftlichen und politischen Alltag ausmacht. Kinder und Jugendliche überbieten sich, bei YouTube, Facebook, Instagram, Twitter bzw. X, WhatsApp, Signal und anderen Plattformen hip, verwegen und originell zu sein, und vergleichen sich ehrgeizig über die Anzahl ihrer *clicks*, *friends* und *followers*. Die amerikanische Publizistin Virginia Heffernan spricht deshalb vom »größten Gemeinschaftskunstwerk aller Zeiten«, von einer »neuen Form der Zivilisation«, von einer »neuen Entwicklungsstufe der Menschheit«, so »allgegenwärtig«, »transparent« und »selbstverständlich« wie die »Atemluft« (Heffernan, 2016b, S. 17; Übersetzung J. D.). Der Informationstheoretiker Luciano Floridi spricht in Anlehnung an Freud (1917a [1916]) von der »vierten Revolution«, in der sich der Mensch eine neue Umwelt – die

»Infosphäre« – schaffe (Floridi, 2015, S. 125), und die Art und Weise, »wie wir uns selbst verstehen, wie wir miteinander in Beziehung treten und wie wir unsere Welt gestalten und mit ihr interagieren« (ebd., S. 7), grundlegender verändert habe und verändere als je zuvor. Darüber hinaus ist das Internet als globales Kommunikations- und Informationsmedium dabei, sich zum »Internet der Dinge« auszuweiten, das Maschinen und Menschen von Küche, Kühlschrank, Heizung über das Auto, die Warenhäuser bis in die digitale Fabrik und ihr Transportwesen umfassend miteinander vernetzt. Das »Internet der Dinge« dringt rasant in immer neue Bereiche des materiellen Universums vor, sodass sich die Fantasie der »vollständigen digitalen Kopie des materiellen Universums« (Italo Calvino; zit. n. Ratti & Helbing, 2016, S. 11) in großen Schritten ihrer Realisierung nähert. Und der Quantencomputer steht bald vor der Marktreife.

Ein neuer Entwicklungsschritt im Cyberspace ist seit fast zwei Jahren die generelle Verfügbarkeit von ChatGPT, einer auf generative Weise intelligenten Maschine, die eigenständig Texte zu beliebigen Themen produzieren kann, so wie Stable Diffusion auf Textbefehle reagierend Bilder erstellen kann. Während bisherige Suchmaschinen Dinge suchen konnten, die schon existieren, ist ChatGPT in der Lage, Vorhandenes zu kombinieren und im Handumdrehen Texte herzustellen, die es bislang noch nicht gab. Manche sprechen von der größten Revolution in den Kulturtechniken seit Bestehen der Menschheit; andere wähnen ihre Auswirkungen wie eine Potenzierung aus Buchdruck und Atombombe, und Sam Altman, der CEO von OpenAI, jener Firma, die sich nach dem Ausstieg von Elon Musk mit einem Investitionskapital von 13 Milliarden mit Microsoft zusammengetan hat, um ChatGPT in deren Programme einzubauen, hat sich selbst und seine Rolle mit Oppenheimer und dem Manhattan-Projekt verglichen, in dessen Kontext die ultimative Bombe entwickelt worden ist. Nur ist der Unterschied zur Bombe die Tatsache, dass diese Maschinen eigenständige Entscheidungen treffen und eigene Ideen entwickeln können. Wir erleben dies als fremd und unheimlich, erst recht, wenn man die Größenverhältnisse der künstlichen und natürlichen Welten betrachtet: Denn wenn man unter künstlichen »Neuronen« Einheiten von Rechenoperationen versteht und die Zahl ihrer Verknüpfungen betrachtet, nähern sich die künstlichen »Synapsen« der natürlichen Anzahl von Synapsen im menschlichen Gehirn und sind dabei, diese zu überflügeln. Das Moore'sche Gesetz, nach dem sich die Computerleistungen alle 20 Monate verdoppeln, ist bereits hinfällig geworden, weil das »Neuronenwachstum« des *machine learning* schneller verläuft, als Rechenpower bereitgestellt werden kann.

Im Unterschied zu allen anderen Werkzeugen zeichnen sich der Computer und die Entwicklung der Künstlichen Intelligenz dadurch aus, dass letztere Dinge ausdenken kann, die kein Ingenieur programmiert, und Entscheidungen treffen kann, die keine Führungskraft vorausgesehen hat. Hingegen ist »das Computernetzwerk zum Nexus, zum Dreh-und Angelpunkt der meisten menschlichen Aktivitäten geworden« (Harari, 2024, S. 329). ChatGPT hat unterdessen auch den Turing-Test bestanden, will heißen: Der Mensch und seine Maschine sind sich zum Verwechseln ähnlich geworden: »Das ist der Wesenskern der KI-Revolution«, »[d]ie Welt wird gerade mit Millionen neuer mächtiger Akteure geflutet« (ebd., S. 283).

Die betrübliche Frage nun ist, warum sich die anfängliche Euphorie, dass die Menschheit durch diese technologischen Fortschritte einen weitreichenden Entwicklungsschub in Richtung einer liberalen und globalen Demokratisierung erfahren würde, nicht erfüllen konnte und sich in ihr Gegenteil verkehrt hat. Wieviel hatten wir doch von der willkommenen Aufwandsersparnis und liberalen und informativen Offenheit der digitalen Welt erhofft! Wie ist es zu erklären, dass die neuartige Macht der Algorithmen in sozialen Medien, statt uns Menschen glücklicher zu machen, ganz im Gegenteil Gewalt, Lügen, Hass und Diskriminierung steigert und statt globaler Kooperation den gesellschaftlichen Zusammenhalt schwächt und polarisiert? Was sollen wir Psychoanalytiker mit der gruseligen Warnung von Altman anfangen: »Wir müssen die Menschen hochleveln. Wir versklaven die KI oder sie versklavt uns« (Bovermann, 2023, S. 10). Ist es bloß ein Missverstehen der Verhältnisse aus paranoiden Gründen, weil es doch nicht die KI ist, sondern wir Menschen es sind, die sich nicht von der Sklaverei lösen können, stattdessen das digitale Wettrüsten und den *cyberwar* vorantreiben und die Bots in China außer Rand und Band geraten lassen, sobald einer aus Versehen den Dalai Lama mag, Taiwan einen eigenen Staat nennt und das Leid der Uiguren beklagt?

Afferenzabrisse: Zur Deplosion des Subjekts in der disruptiven Welt des Digitalen

Für meine weiteren Überlegungen ist nun die Frage, ob die »Disruption« im Sinne einer »Deafferenzierung«, also eines Afferenzabrisses, den wir als somatische Ursache des Phantomschmerzes ausgemacht haben, im Zuge gesellschaftlich-kultureller Vorgänge vergleichbare Ursachen hat und Wirkungen zeitigt wie im klinischen Fall.

Der Begriff »Disruption« – abgeleitet vom lateinischen Verb *disrumpere* (»zerreißen«, »zerbrechen«, »zerschlagen«, bzw. passivisch: »platzen«), das auch mit Bedeutungen wie »Unterbrechung«, »Störung«, »Bruch«, »Unordnung« oder »Zerstörung« im Zusammenhang steht, wurde vom Wirtschaftswissenschaftler und Unternehmensberater Clayton M. Christensen (2011) von der Harvard Business School 1997 zur Kennzeichnung bahnbrechender Innovationen verwendet, durch die ein bestimmtes Lebens- und Geschäftsmodell abgelöst bzw. »zerschlagen« wird. Im Überlebenskampf zwischen etablierten und innovativen Produkten wie etwa im Falle des Elektroautomobils können disruptive Innovationen zum Untergang marktbeherrschender Firmen führen, ähnlich wie die Transistor-Technologie, die die Vakuumröhren vom Markt wischte, oder das iPhone, das nicht nur die Fotoapparate zu Ladenhütern machte.

Christensen betrachtet ein solches Ereignis als ein Entwicklungssprung, d. h., bisherige Lebenswelten werden durch einen innovativen Schub verdrängt bzw. komplett umstrukturiert, in lockerer Hinsicht vergleichbar mit dem revolutionären Paradigmenwandel von Thomas S. Kuhn (1979), aber auch mit der »disruptiven Selektion« der Evolution, die unter besonderen Umständen unter- oder überdurchschnittlichen Individuen bei der Selbsterhaltung, etwa der Nahrungsbeschaffung, evolutionäre Vorteile bietet.

Weil menschliche Politik Computerpolitik geworden ist und wesentliche Entscheidungen im Cyberspace zustandekommen, müssen wir ein Verständnis dafür entwickeln, wie die neuen Technologien funktionieren, welche Beziehungen und Einflüsse unsere Online-Identitäten auf unsere Körper haben und wie der Cyberspace die Offline-Welt verändert. Computer mögen zu Fehlermeldungen und zur Korrektur von Prozessen in der Lage sein, aber dies ist etwas anderes, als sich als menschliches Wesen der eigenen Fehlbarkeit bewusst zu sein. Das digitale Netzwerk wird nicht böse aus sich selbst heraus, sondern weil es dem Zweck dient, das programmierte Ziel weitgehend unbewusster menschlicher Wunsch- oder Angstbildungen zu erfüllen. Facebook hat nur deshalb durch die Verbreitung von hasserfüllten Inhalten eine entscheidende Rolle bei der ethnischen Säuberungskampagne gegen die Rohingya in Myanmar gespielt, weil die Algorithmen des Geschäftsmodells zum Zweck der Steigerung der Nutzerbindung *(user engagement)* Empörungsbotschaften gegenüber Mitgefühlsäußerungen bevorzugt haben (Harari, 2024, S. 281). Mitgefühl ist in der Welt der Algorithmen nicht vorgesehen. Unterdessen haben sich die Lernmöglichkeiten der KI erweitert und vertieft, seit sie die Alltagssprache benutzen kann. Dadurch hat sie die Möglichkeit erhalten, zur Manipulation und Umgestaltung von Politik und Gesellschaft eingesetzt zu werden. Computer lernen durch die Sprache, auf automatischen Wegen Einfluss zu nehmen. Man muss keine Killerroboter mehr herstellen. Es reicht, Menschen als Influencer dahin zu bringen, den Abzug zu betätigen.

Da Computer anorganische Rechenmaschinen sind, sterben sie nicht und erleiden auch nicht den Tod, weil Sterbenkönnen Lebendigsein voraussetzt. Weil sie keinen Kastrationskomplex bewältigen müssen, sind sie auch von Todesangst befreit. Da sie keine Säugetiere sind, träumen sie nicht und empfinden weder Schmerz, noch Liebe, noch Sorge. Sie sind abgetrennt von einem Bewusstsein, das zur Agnoszierung des Unbewussten bereit wäre. Ob es im Metaverse Mark Zuckerbergs auf der nächsten Stufe in der Evolution des Internets, wo Nutzer in einer vollständig immersiven, dreidimensionalen Welt leben, arbeiten und spielen können, noch ein Unbewusstes gibt, sei dahingestellt. Ich vermute, dass gerade die Entlastung, die man sich von der Künstlichen Intelligenz verspricht, über die Zerstäubung des Unbewussten erfolgt. Geht es dabei um die Befreiung von unerträglichen Gefühlen und den schwer verarbeitenden Konflikten, die mit unserer Triebnatur und unbewussten Verfasstheit verbunden sind? Eine Spaltungsabwehr zwischen Leib und Seele? In der wunderbaren Satire von Stanislaw Lem (2016 [1989]) mit dem Titel *Also sprach GOLEM* entscheidet sich der Supercomputer GOLEM während seiner Entwicklung auf Erden am Ende dazu, sich von der unerlösten Menschzeit zu lösen und – endlich entbunden von physischen Apparaturen und ganz Kalkül und reine Vernunft geworden – einen Weg zu finden, sich von der Menschheit ins All zurückzuziehen.

Wenn auch der Anteil der Computer an der menschlichen Geschichte des Bewusstseins gigantisch gewachsen ist, besitzt ihre algorithmische Macht bis jetzt – »oh inch of nature« (Freud, 1930a [1929], S. 450) – keine essenzielle Verbindung zum biologischen Schicksal. Unbeeinträchtigt von emotionalen Skrupeln, Gefühlen und Zweifeln können Computer gerade deshalb viele Probleme besser berechnen und lösen als Menschen, wie etwa ein Flugzeug ohne Federn schneller fliegen kann als die Vögel. Wenn nötig, beziehen Algorithmen die Traumaktivität von Menschen – zur »Information« verwandelt – mit ein, ebenso seine sexuellen Erfahrungen. So übertrieben es sich anhört, ganz falsch ist es nicht, wenn McLuhan (1968) den Menschen zum Geschlechtsteil der Maschinenwelt werden sieht, ähnlich wie es die Bienen für die Pflanzenwelt sind, nur dass Maschinen und Pflanzen unterschiedlichen – lebendigen bzw. unlebendigen – Ordnungen angehören.

Der Computer hat das Zusammenspiel von Biologie und Kultur für uns Menschen auf jeden Fall komplexer gemacht. Gerade aber weil wir Menschen einen Teil unseres Intellekts an die KI überantwortet haben, fühlen wir uns weder sicherer, noch glücklicher, sondern haben Angst, dass die Algorithmen unsere Verhältnisse durcheinanderbringen, falls uns die KI außer Kontrolle gerät und dabei vielleicht genauso zerstörerisch oder noch zerstörerischer wird als die Viren auf dem Weg zu einer neuen Pandemie.

Ich komme noch einmal zurück zum Phantomschmerz: Prothesen helfen, den Phantomschmerz zu reduzieren, weil sie ein verlorenes oder verstümmeltes Organ im Selbstbild zumindest partiell ersetzen können. In gewisser Weise können wir auch die Medien als Prothesen betrachten, die unsere Wahrnehmungen nicht nur verlängern und erweitern, sondern darüber hinaus unsere natürlichen Sinnesorgane sogar zu ersetzen versprechen. Davon erhoffen wir eine Erleichterung. In Wirklichkeit aber versetzen uns diese Ersatzbildungen in einen Wahrnehmungsschock als Folgewirkung einer Disruption. In diesem Zustand der Betäubung, McLuhan spricht gar von »Narkose« (1968, S. 77), verlieren wir die Fähigkeit, die Grenze zwischen »uns« und dem Medium klar zu erkennen. McLuhans These, nach der Medien menschliche Prothesen sind, gipfelt in der Horrorvision einer betäubten Menschheit, die, statt ihre Maschinenwelt zu bedienen, zum blindwütigen, triebgesteuerten, grausamen Instrument der Maschinenwelt geworden ist: *Homo homini disruptor*.

Im Ursprung aber ist es die Kreativität des Menschen selbst, die nach Marshall McLuhan (ebd.) zur Disruption geführt hat, wenn nämlich die Erfindungen im Sinne eines plötzlichen Entwicklungssprunges unser Selbst ausdehnen und weiten. Es ist eine darin enthaltene »zerstörerische Kraft«, die wir zu bannen, zu bändigen, zu binden haben. Darum muss eine heiße neue Technik regelhaft durch eine kühle abgelöst werden (ebd., S. 31), wie eben auch sonst in menschlichen Verhältnissen: »[J]edes tiefe Erlebnis [muss] ›vergessen‹, ›zensiert‹, und in einen sehr abgekühlten Zustand versetzt werden […], bevor es in die ›Erfahrung aufgenommen‹ oder einverleibt werden kann.« Wie in Platons Höhlengleichnis produziert unsere Ausweitung der Sinne und Kräfte Angst, Alarm, Widerstand und Erschöpfung.

> »Eine solche Verstärkung kann das Nervensystem nur mit Betäubung und Blockierung der Wahrnehmung ertragen« (ebd., S. 51).

> »[…] mit Hilfe der ›Selbstamputation‹ wie beim psychischen oder physischen Trauma, wenn man eine geliebte Person verliert oder unerwartet ein Stück weit hinunterfällt […]. Schock führt zu allgemeiner Betäubung oder genereller Erhöhung der Bewusstseinsschwelle für alle Arten von Wahrnehmungen. Das Opfer scheint gegen Schmerz oder Empfindung gefeit« (ebd., S. 53).

Meine Überlegung oder Frage, die sich aus den psychoanalytischen Erfahrungen mit dem Prothesenschmerz im Einzelfall ableitet, ist nun die, inwieweit wir Social Media und KI im gleichen Zuge eine Disruption, wie auch eine Narkose und Prothesenfunktion verdanken, um jenen Phantomschmerz abzuwehren, den die gesellschaftlichen Verstümmelungen und Sinnesverluste nach sich ziehen. So verbreitet und wirksam sie sind, so wenig sind sie im Einzelnen zu orten. Aber sie zeichnen sich durch eine »Als-ob«-Natur und einen Verlust bzw. Ersatz der organischen Sinnlichkeit durch den technischen Apparat aus.

Die psychoanalytische Erfahrung legt die Vermutung nahe, dass der Schmerz über einen schwer zu ergründenden Verlust in verschiedenen Formen wiederkehrt: ob auf somatischer Ebene als konkretes Schmerzsyndrom – vergleichbar dem Kälteschmerz und der Fibromyalgie zu Zeiten des Wirtschaftswunders – oder auf psychischer Ebene als eine neue Form der Depression, die, von Panikattacken begleitet, sich am ehesten mit dem Begriff »Deplosion« beschreiben ließe: keine Explosion des Selbst, keine Implosion des Ichs, sondern nur ein scheiternder Versuch, sich über die Resilienz, die Erholung im Vertrauten, zu retten. Haben wir es dann mit einer verzweifelten Menschheit zu tun, die mit den Folgen ihrer Produktivität (Klimakrise, technische Revolutionen) im Anlauf, im verzweifelten Versuch eines zu großen Sprungs nach vorn steckengeblieben ist? Haben wir es mit einem »deplodierten« Subjekt zu tun, dem nichts anderes übrigbleibt, als sich am Ende lustlos einzufügen in die reibungslos funktionierenden Algorithmen der Bürokratie-Diktatur programmierter Programmierer? Beginnen hier auch die süchtigen Dimensionen der Abhängigkeit vom Smartphone und seines unaufhörlichen Informationsstroms? Was brauchen und erhoffen wir unter diesen Umständen für unser Wohlbefinden?

Zum Schluss möchte ich zurückkehren auf das Feld unserer psychoanalytischen Praxis. Dazu möchte ich die Passage eines Vortrags von Shmuel Erlich aufgreifen, den er auf dem EPF-Panel zur Identitätsfrage des Psychoanalytikers im Frühjahr 2024 in Florenz gehalten hat. Shmuel Erlich beschreibt hier die psychischen Auswirkungen der neuen Kommunikationstechnologien auf das berufliche Leben des Psychoanalytikers. Sie ermöglichen eine audiovisuelle »Psychoanalyse aus der Ferne«, d. h. die Durchführung einer Psychoanalyse, bei der die Protagonisten nicht physisch im selben Raum anwesend sind:

> »Die derzeitige hitzige Diskussion, die durch den Bericht der Task Force [der IPA; J. D.] ausgelöst wurde, berührt Kernthemen wie das Wesen der psychoanalytischen Ausbildung, wirft aber im Wesentlichen die Frage nach der psychoanalytischen Identität auf. Die aufgeladenen Emotionen, die dadurch ausgelöst werden, spiegeln den Kampf um die Identität wider, der, wie ich eingangs sagte, um Lichtenstein zu zitieren, ›jedes Lebewesen zum Sterben verurteilt ist, wenn es nicht seine wesentliche Natur bewahrt‹. Der Kampf um die psychoanalytische Identität kann zu einem Kampf auf Leben und Tod werden« (Erlich, 2024; Übersetzung J. D.).

Es gehört zur Realität unserer Epoche, dass »die Abhängigkeit von der Kommunikation über die Grenzen des analytischen Settings hinaus enorm gestiegen ist und die Verfügbarkeit von WhatsApp, SMS, E-Mail, X (Twitter), Facebook und ähnlichen Kanälen«, so Erlich (ebd.; Übersetzung J. D.), zu einer »unwiderstehlichen Versuchung für viele Patienten« geworden ist, um auf diese Art der Kommunikation außerhalb des Rahmens physischer Anwesenheit zurückzugreifen:

> »Sie stellt [...] ein Dilemma für den Psychoanalytiker dar. Sich einer solchen Kommunikation zu widersetzen, kann darauf hinauslaufen, als asozial, anachronistisch, vielleicht sogar unmenschlich und grausam wahrgenommen zu werden; sich jedoch auf diesen Austausch einzulassen, fühlt sich an, als würde man den analytischen Rahmen und seine Nützlichkeit unterminieren, was auch oft der Fall ist« (ebd.; Übersetzung J. D.).

Das konflikthafte Dilemma verdichte sich in der Frage, »inwieweit der Analytiker an der aktuellen sozialen Welt und ihrer Kultur teilhaben und Teil davon sein möchte« bzw. »inwieweit und auf welche Weise sich die analytische Identität verändern könne und trotzdem analytisch sei?« (ebd.; Übersetzung J. D.) Erlichs Antwort lautet:

> »Um uns in unserer Identität sicher und wohlzufühlen, müssen wir ihre wesentlichen Elemente bewahren, die flexibel und großzügig sind und nicht durch eine defensive Starrheit behindert werden. Was wir anbieten können, ist im Wesentlichen unsere beständige Präsenz und unsere Fähigkeit, zuzuhören, zu fühlen und Sinn zu machen, uns zu bemühen, unergründliche, unbewusste Bedeutungen zu verstehen. Unser gewohnter Rahmen ist dafür ideal geeignet, aber unwiderstehliche Bedingungen müssen uns nicht unseres Wesens und unserer Identität berauben« (ebd.; Übersetzung J. D.).

Die Wirkung der sozialen Medien und Kommunikationsgeräte ist auch deshalb so weitreichend, weil die »unmittelbare und unkontrollierte« Meinungsverbreitung auch die »Wahrnehmung und Bewertung der Realität« verändern:

> »Alternative Fakten sind zur Norm geworden, angetrieben durch die schädlichen Auswirkungen der Postmoderne und die Abwertung der Wahrheit. Die Subjektivität und ihre bewussten Gefühle sind an die Stelle der Fakten getreten und fordern ihren Anteil und gleichberechtigten Status. Es liegt auf der Hand, dass es eine größere Freiheit gibt, wenn man sich von der starren autoritären Festlegung dessen, was wahr und faktisch ist, befreit« (ebd.; Übersetzung J. D.).

Würden wir an einer »überholten kulturellen Haltung«, die Fakten und »Wahrheit« als absolut setzt, festhalten, würden wir »riskieren, als Dinosaurier aus der Zeit zu fallen«. Unkritisch mit der Zeit mitzulaufen und die »Relativität und Ungewissheit von allem« (ebd.; Übersetzung J. D.) bis zur Auflösung bewährter Einsichten und Theorien zu feiern, würde aber unsere psychoanalytische Identität der Beliebigkeit anheimstellen. Erlich fordert hier eine elastische Identitätsfestigkeit und warnt vor einer »starren Anwendung der zugrundeliegenden Prinzipien der Praxis oder des Rahmens, den wir schaffen und anbieten«. In der »rituellen Heiligung« und dem »mangelnden Verständnis« könne, so Erlich, auch ein »defensiver Versuch« zum Ausdruck kommen, »Unsicherheit und Zweifel zu verbergen« (ebd.; Übersetzung J. D.).

Als anschauliches Beispiel erinnert Erlich an die Corona-Pandemie, die einen weitreichenden Umstieg auf technologische Kommunikationsmedien erzwungen habe. Zwar sei uns als psychoanalytisch tätigen Psychotherapeuten klar gewesen, »dass nichts an die Stelle eines physischen Treffens im selben vertrauten Raum treten kann«,

> »[d]och die Erfahrung, Sitzungen per Telefon oder online abzuhalten, hat gezeigt, dass dies zumindest in einigen Fällen zu einer vorübergehenden Verbesserung und einer positiven Veränderung der gewohnten Muster führte, während es in anderen Fällen als unüberwindbarer Verlust und Degradierung erlebt wurde – eine Entwürdigung, die nicht nur für die Patienten galt, sondern auch für die Analytiker« (ebd.; Übersetzung J. D.).

Die »Reaktion«, die Erlich hier am Werke sieht, ist die Folge des tiefgreifenden »Angriff[s] auf ihre psychoanalytische Identität« (ebd.; Übersetzung J. D.).

Literatur

Bachmann, I. (2004 [1959]). Die Wahrheit ist dem Menschen zumutbar. In dies., *Werke. Band 4: Essays, Reden, Vermischte Schriften* (S. 275–277). Piper.

Bion, W. R. (2006). *Aufmerksamkeit und Deutung.* edition diskord.

Bolognini, S. (2003). *Die psychoanalytische Einfühlung.* Psychosozial-Verlag.

Bovermann, P. (2023, 25. April). Der Mann hinter Chat-GPT. *Süddeutsche Zeitung, 98,* 10. https://www.sueddeutsche.de/kultur/sam-altman-gruender-chatgpt-openai-weltuntergang-1.5820738?reduced=true

Burton, R. (1988 [1621]). *Anatomie der Melancholie. Über die Allgegenwart der Schwermut, ihre Ursachen und Symptome sowie die Kunst, es mit ihr auszuhalten.* Artemis.

Busch, W. (2002 [1883]). Balduin Bählamm, der verhinderte Dichter. In ders., *Die Bildergeschichten* (Historisch-kritische Gesamtausgabe. Band III) (S. 421–497). Schlütersche.

Christensen, C. M. (2011). *The Innovators Dilemma. Warum etablierte Unternehmen den Wettbewerb um bahnbrechende Innovationen verlieren.* Vahlen.

Deuber-Mankowsky, A. (2024). Das Geschlecht der Medien. Methodologische Überlegungen zu einer Medienwissenschaft unter der besonderen Berücksichtigung von Gender. *Spiel|Formen. Gender und Spielkultur, 4*(3), 17–32. https://doi.org/10.25969/mediarep/22845.

Devereux, G. (1984). *Angst und Methode in den Verhaltenswissenschaften.* Suhrkamp.

Döser, J. (2009). »Woran erinnert das Schmerzgedächtnis?« Zur Psychoanalyse des Phantomschmerzes – am Beispiel einer jungen Künstlerin nach unfallbedingtem Verlust der Oberkieferzähne. In K. Röckerath, V. Strauss & M. Leuzinger-Bohleber (Hrsg.), *Verletztes Gehirn – Verletztes Ich. Treffpunkte zwischen Psychoanalyse und Neurowissenschaften* (S. 211–255). Vandenhoeck & Ruprecht.

Domin, H. (2009 [1959]). *Nur eine Rose als Stütze. Gedichte.* S. Fischer.
Erlich, S. (2024). The Analyst's Identity in Times of Turbulence, Social Media and Anti-Semitism (unveröffentlichtes Tagungspaper im Rahmen des Panels »The Analyst's Identity« auf der Jahreskonferenz der EPF, Florenz, 22. März 2024).
Floridi, L. (2015). *Die 4. Revolution. Wie die Infosphäre unser Leben verändert.* Suhrkamp.
Freud, S. (1910i). Die psychogene Sehstörung in psychoanalytischer Auffassung. *GW VIII,* S. 93–102.
Freud, S. (1914c). Zur Einführung des Narzißmus. *GW X,* S. 137–170.
Freud, S. (1917a [1916]). Eine Schwierigkeit der Psychoanalyse. *GW XII,* S. 3–12.
Freud, S. (1926d [1925]). *Hemmung, Symptom und Angst. GW XIV,* S. 111–205.
Freud, S. (1930a [1929]). *Das Unbehagen in der Kultur. GW XIV,* S. 419–505.
Freud, S. (1986). *Briefe an Wilhelm Fließ 1887–1904.* Herausgegeben von J. M. Masson. S. Fischer.
Fritsche, K. (2001). *Phantomschmerz. Prothetik und neue medikamentöse Behandlung* (Dissertation Ruprecht-Karls-Universität Heidelberg). https://archiv.ub.uni-heidelberg.de/volltextserver/1885/1/KAIKOM~1.PDF
Gadamer, H.-G. (2003). *Schmerz. Einschätzungen aus medizinischer, philosophischer und therapeutischer Sicht.* Universitätsverlag Winter.
Gaddini, E. (1998). *»Das Ich ist vor allem ein körperliches«. Beiträge zur Psychoanalyse der ersten Strukturen.* edition diskord.
Goethe, J. W. (1972 [1774]). *Die Leiden des jungen Werthers.* Reclam.
Green, A. (1996). *Der Kastrationskomplex.* edition diskord.
Grubrich-Simitis, I. (1979). Extremtraumatisierung als kumulatives Trauma. *Psyche – Z Psychoanal, 33*(11), 991–1023.
Harari, Y. N. (2024). *Nexus. Eine kurze Geschichte der Informationsnetzwerke von der Steinzeit bis zur künstlichen Intelligenz.* Penguin.
Hegel, G. W. F. (1983 [1807]). *Phänomenologie des Geistes.* Ullstein.
Heffernan, V. (2016a). *Magic and Loss. The Internet as Art.* Simon & Schuster.
Heffernan, V. (2016b, 9. September). Der Zauber im Netz. *Süddeutsche Zeitung, 210,* 17. https://www.sueddeutsche.de/kultur/internet-der-zauber-im-netz-1.3155365
Jappe, G. (1998). Einleitung. In E. Gaddini, *»Das Ich ist vor allem ein körperliches«.* Beiträge zur Psychoanalyse der ersten Strukturen (S. 9–20). edition diskord.
Karl, A. (1999). *Reorganisation des motorischen Kortex bei Amputierten mit und ohne Phantomschmerz* (Dissertation Humboldt-Universität Berlin). https://edoc.hu-berlin.de/server/api/core/bitstreams/be70cb77-c847-4b84-8479-6a25e3133d47/content
Kuhn, T. S. (1979). *Die Struktur wissenschaftlicher Revolutionen.* Suhrkamp.
Lem, S. (2016 [1989]). *Also sprach GOLEM.* Suhrkamp.
McLuhan, M. (1968). *Die magischen Kanäle. Understanding Media.* Econ.
Melzack, R. (1989). Labat lecture. Phantom limbs. *Regional Anesthesia, 14*(5), 208–211.
Nietzsche, F. (1980). *Werke in sechs Bänden. Dritter Band.* Carl Hanser.
Ornstein, A. & Ornstein, P. H. (2001). *Empathie und therapeutischer Dialog. Beiträge zur klinischen Praxis der psychoanalytischen Selbstpsychologie.* Psychosozial-Verlag.
Pontalis, J.-B. (1998). *Zwischen Traum und Schmerz.* S. Fischer.
Ratti, C. & Helbing, D. (2016, 11. September). Rettet den Zufall! *Süddeutsche Zeitung, 208,* 11. https://www.sueddeutsche.de/wirtschaft/digitalisierung-rettet-den-zufall-1.3151849
Türp, J. (2001). Die atypische Odontalgie – ein wenig bekannter Phantomschmerz. *Der Schmerz, 15,* 59–64. https://doi.org/10.1007/s004820170049

Der Autor

Johannes Döser, Dr. med., ist Facharzt für Psychosomatik, Psychotherapie sowie Kinder- und Jugendpsychiatrie und Psychoanalytiker für Erwachsene, Kinder und Jugendliche (DPV/IPV) in freier Praxis in Essen-Werden. Darüber hinaus ist er Lehranalytiker, Supervisor und Dozent in der psychoanalytischen Arbeitsgemeinschaft Köln-Düsseldorf, Balintgruppenleiter (DBG), Gruppenanalytiker (D3G) sowie Leiter der Aus- und Weiterbildung für Kinder- und Jugendlichenpsychoanalyse der DPV/IPA. Er veröffentlicht zu klinischen, kulturpsychoanalytischen und metapsychologischen Fragestellungen.

Kontakt per E-Mail: doeser@t-online.de

Trans und der Schmerz, nicht im eigenen Körper wohnen zu können

Elisabeth Imhorst

Einleitung

Seit über trans Phänomene in Medizin und Psychoanalyse diskutiert wird, gibt es zwei unterschiedliche Auffassungen, wie diese einzuordnen und zu behandeln sind:

1. Das »eigentliche Problem sei nicht die Geschlechtsidentität, sondern vielmehr der nicht zu der Geschlechtsidentität passende Körper« (Nieder & Richter-Appelt, 2009, S. 2). Einige betonen auch die Stigmatisierung als wesentliche Ursache der psychischen Symptome von trans Personen (Günther, Teren & Wolf, 2019).
2. Andere Autor:innen betonen, »dass Menschen mit transsexuellen Entwicklungen direkt unter der fehlenden Übereinstimmung von Geschlechtsidentität und biologischem Geschlecht leiden [...]. Darüber hinaus könne ein transsexueller Wunsch bzw. eine transsexuelle Entwicklung ein Ausdruck schwerer Pathologie sein« (Nieder & Richter-Appelt, 2009, S. 2).

Die Ergänzung »darüber hinaus« ist wichtig. Sie verweist darauf, dass *nicht alle* trans Personen als psychisch schwer krank einzuschätzen sind.

Dass es zwei fachlich unterschiedliche diagnostische Einschätzungen gibt, die mit unterschiedlichen Behandlungsansätzen verbunden sind (etwas windschief an den Begriffen »affirmativ« versus »ergebnisoffen« aufgehängt), ist ein Teil der Realität, in psychoanalytischer Terminologie der »äußeren« Realität. Freud hat 1924 darauf hingewiesen, dass es alloplastische und autoplastische Abwehr- und Anpassungsformen gibt. Alloplastische Abwehr zielt darauf ab, die *äußere* Umwelt zu verändern, bei trans Patient:innen den Körper, während autoplastische Abwehr sich um die »Herstellung innerer Veränderungen« (1924e, S. 366) bemüht, bei trans Patient:innen etwa durch die Beschäftigung mit dem Verhältnis von äußerem Körper und innerem Körperbild.

Nach schmerzhaften Lernerfahrungen (Imhorst, 2023) übernehme ich mittlerweile keine »Begleittherapien« mehr von trans Patient:innen, die bereits eine medizinische Transition vorbereitet oder eingeleitet haben. Ich vermittle sie an psychoanalytische Kolleg:innen, die sich dieser Arbeit widmen und die dafür benötigten Bescheinigungen ausstellen. Ich nehme weiterhin gerne trans Personen in Behandlung, die ein psychisches Anliegen haben und einen ergebnisoffenen therapeutischen Prozess suchen.

Den klinischen und theoretischen Fragen widme ich mich mit der basalen psychoanalytischen Annahme, dass psychische Symptome, also auch trans Symptome, als Ergebnis einer langen, fortlaufend nachjustierten Geschichte von Abwehrprozessen bzw. Bewältigungsversuchen verstanden werden können. Mir geht es dabei nicht um Ätiologie[1], sondern um ein Verständnis von trans spezifischen Entwicklungsprozessen, die sich einerseits aus unbewussten *inneren* Quellen, andererseits aus den jeweils geltenden *äußeren* Rahmenbedingungen in Familie und Gesellschaft speisen. Ob spätere trans Personen die Fähigkeit haben und nutzen, *auch* realitätsbezogen über sich nachzudenken, hängt vom individuellen Entwicklungsverlauf ab.

Wenn wir trans Personen sehen, ist die Diskrepanz zwischen Körper und Körperbild *unser* Ausgangspunkt. Für trans Patient:innen ist trans zu sein der (aktuelle) Endpunkt einer langen, zum großen Teil unbewussten Entwicklungsgeschichte, als deren Ergebnis sie eine sprachliche Form gefunden haben, mit der sie sich bzw. ihre Identität stimmig beschreiben können.

Der Körper, auch der Geschlechtskörper, ist das Bindeglied zwischen Innen und Außen. Er ist zugleich ein anatomischer *und* ein phantasmatischer Körper (Laplanche, 2008, S. 116; Lemma, 2022, S. 40). Der medizinisch-anatomische Körper gehört zur äußeren Realität, die den trans Patient:innen in den Blicken der anderen und in ihrem Spiegelbild entgegentritt. Der phantasmatische Körper gehört zur inneren Realität, zu den subjektiven Empfindungen bezüglich des eigenen Körpers, zum inneren erogenen Körperbild (Dolto, 1987).

Der anatomische und der phantasmatische Körper sind nicht immer deckungsgleich. Denn es ist *nicht* automatisch so, dass wir unseren

1 *Das* auslösende Ereignis, falls es überhaupt *eines* geben kann, bleibt unzugänglich (Kadi, 2024, S. 80).

Geschlechtskörper bewohnen (Winnicott, 2024, S. 178). Wir sind also in psychoanalytischen Behandlungen von trans (und nicht-binären) Personen *immer* mit einem Spannungsverhältnis zwischen anatomischem und phantasmatischem Körper konfrontiert, dessen sich non-binäre Personen bewusster zu sein scheinen als trans Personen, weil sie – so meine klinische Hypothese – eine stärker ausgeprägte Fähigkeit oder Bereitschaft haben, innere und äußere Realität, phantasmatisches und realitätsbezogenes Denken zu unterscheiden.

Bevor ich nun mein aktuelles Verständnis von trans Phänomenen und Non-Binarität vorstelle (siehe dazu auch Imhorst, 2024), beginne ich mit einem kurzen Abriss zur Geschichte der gesellschaftlichen Debatten um sexuelle Themen, also mit der äußeren Realität, die die zeitspezifischen, je aktuellen alloplastischen Abwehr- und Anpassungsmöglichkeiten bereitstellt. Dass Patient:innen von diesen Möglichkeiten Gebrauch machen, können wir ihnen nicht verdenken. Ich werde dann noch kurz die Frage streifen, warum es hilfreich ist, dass wir uns als Psychotherapeut:innen und Psychoanalytiker:innnen dieser äußeren Realität und unserer eigenen Haltung dazu bewusst sind bzw. werden, um dann klinisches Material aus der Behandlung eines trans Jungen vorzustellen, der zunächst in Sorge war, vielleicht doch nicht trans zu sein, und der, als er endlich *nicht mehr* misgendert wurde, einen Symptomwechsel hin zu einem magersüchtigen Verhalten zeigte und parallel dazu immer wieder depressive Einbrüche hatte. In der Diskussion dieses Materials werde ich theoretische Überlegungen vor allem von Devereux, Lombardi und Winnicott aufnehmen, die mir geholfen haben, meine klinischen Erfahrungen mit trans Personen theoretisch (metapsychologisch) zu fassen.

Gesellschaftliche Debatten über das Sexuelle und die Sexualität[2]

Debatten über sexuelle Themen lassen aus psychoanalytischer Sicht immer nur eine vorläufige Befriedung zu. Das unorganisierte, polymorph Sexuelle (Morgenthaler, 1987) bzw. Sexuale (Laplanche, 2017) kann immer nur für begrenzte Zeiten gebändigt werden – in Form einer organisierten Sexuali-

2 Eine erste Fassung dieses Überblicks habe ich andernorts bereits veröffentlicht (Imhorst, 2024).

tät, die juristisch, sozial und moralisch innerhalb eines Landes als zulässig und damit als normal gilt.

Nach meinem Verständnis (Imhorst, 2019; siehe dazu auch Becker, 2016, S. 96) gehört zur sexuellen Identität nicht nur die sexuelle Orientierung, das begehrte Objekt, wie auch immer dessen Geschlechtskörper phantasiert wird, sondern auch die Geschlechtsidentität, das begehrende Ich mit seinem wie auch immer phantasierten Geschlechtskörper. Geschlechtsidentität und sexuelle Orientierung bilden *zusammen* die sexuelle Identität eines Menschen. Sie wurzelt in den unbewussten Zuschreibungen der Eltern, die von der Zeugung an wirksam sind (Laplanche, 2017), und in verdrängten, mehr oder weniger überarbeiteten eigenen Körperphantasien aus der autoerotischen Phase, die spätestens mit Eintritt in die Pubertät ins Bewusstsein drängen. In den Masturbationsphantasien wird nicht nur mit dem Objektwechsel experimentiert (Poluda, 2022, S. 173). Masturbationsphantasien sind auch ein wichtiger Baustein für die Aneignung des eigenen Geschlechtskörpers und die Ausbildung eines erogenen Körperbildes.[3] Dieser Prozess beginnt mit der psychischen Geburt (Mahler, Pine & Bergmann, 1987 [1975]), sobald das Kind nicht mehr auf dem Körper der Mutter lebt und sprechen und laufen lernt, sowie mit der Erkenntnis des Geschlechtsunterschiedes konfrontiert ist. In der analen Phase, d. h. vor dem reifen Ödipus, ist er ein wesentlicher Teil der Autonomieentwicklung. Und die in diesem Prozess phantasmatisch (primärprozesshaft) komponierten Bilder des eigenen Körpers sind höchst individuell. Ob sich daneben realitätsbezogene (sekundärprozesshaft generierte) Bilder des eigenen Körpers entwickeln und beibehalten werden können, hängt von den gesellschaftlichen Rahmenbedingungen, von der Realität der Beziehungen zu den Eltern und deren Beziehung zum Kind und von der Entwicklung seines Denkens ab.

Die individuelle Sexualität *und* die gesellschaftlichen Ideale und Normen zu Sexualität basieren immer auf Kompromissen.

- Das Individuum muss für sich zwischen Triebansprüchen, Ideal-Ich, Ich-Ideal und Über-Ich sowie familiären und gesellschaftlichen Forderungen vermitteln, und
- die Gesellschaft muss immer wieder einen Konsens suchen für die Formen der Sexualität, die in ihrem Geltungsbereich als akzeptabel gelten sollen.

3 Eva Poluda spricht hier von einem »kompletten Körperschema« (Poluda, 2022, S. 173).

Die Anteile des polymorph Sexuellen, die auf dem Weg zu einer individuell und kollektiv als akzeptabel definierten Sexualität verworfen, also unterdrückt werden müssen, bleiben dynamisch wirksam. Sie drängen ins Bewusstsein, drängen auf Befriedigung und Anerkennung und müssen immer wieder neu abgewehrt oder neu verhandelt werden.

- Dabei kann das Verworfene bekräftigt werden (etwa Sexualität mit Kindern und nicht-einwilligungsfähigen Personen),
- es kann etwas bislang Akzeptiertes nicht mehr zulässig sein (etwa Nötigung und Vergewaltigung in der Ehe), und
- es kann etwas, das bisher nicht legitim oder verboten war (etwa Homosexualität und Geschlechtswechsel), als Variante einer selbstbestimmten sexuellen Identität zugelassen werden.

Spätestens ab den frühen 1960er Jahren[4] ging es in den sexuellen Debatten um die (nicht nur) sexuelle Selbstbestimmung der Frau, die ohne die Verbreitung hormoneller Kontrazeptiva (»Pille«) so nicht hätte stattfinden können. Und obwohl die sexuelle Selbstbestimmung als Ziel juristisch erreicht und als gesellschaftliches Ideal implementiert wurde, muss sie immer wieder neu errungen werden. Nicht nur die MeToo-Bewegung zeigt, wie aktuell dieses Thema immer noch ist.

Ab den späten 1960er Jahren zentrierten sich dann leidenschaftliche Debatten um das Pro und Contra einer Entpathologisierung der Homosexualität und – zunächst mehr im Hintergrund – darum, wie mit Transsexuellen umzugehen sei.

Eine starke Schwulenbewegung und wissenschaftliche Erkenntnisse aus den USA trugen entscheidend dazu bei, dass

- seit 1990 laut Weltgesundheitsorganisation (WHO) Homosexualität per se[5] nicht mehr als Krankheit gilt und deshalb als Diagnose in der ICD-10 gestrichen wurde,
- Homosexualität mittlerweile in den Staaten des Westens nicht mehr strafbar ist, und
- seit der Einführung der »Ehe für alle« 2017 die Gleichberechtigung homosexueller Menschen in Deutschland juristisch weitgehend erreicht ist.

4 Für einen weiter gespannten Überblick siehe etwa Sigusch (2015).

5 Ich-dystone Homosexualität verblieb als Diagnose in der ICD-10; sie wird in der ICD-11 nicht mehr enthalten sein.

Gleichwohl ist der Hass auf homosexuelle *Männer* nach wie vor virulent. Verbale und körperliche Angriffe auf Schwule sind eine reale Bedrohung. Und sofern sie als solche erkannt werden, sind auch homosexuelle *Frauen* Angriffsziele. Mittlerweile sind auch erkennbar trans und non-binäre Personen regelmäßig Ziel körperlicher Angriffe – nicht nur anlässlich der CSD-Paraden.

Als vor 30 Jahren die Diagnose »Homosexualität per se« in der ICD-10 entfernt[6] (Drescher, 2015, S. 390, 392; Cochran et al., 2014, S. 672) und offiziell als Diagnose aufgegeben wurde, wurde *zugleich* eine Reihe von Diagnosen, die die Geschlechtsidentität betreffen, *neu* in die ICD-10 aufgenommen. Diese Koinzidenz verstehe ich als jüngste Verschiebung in der Diskussion sexueller Themen[7] (von der sexuellen Selbstbestimmung der Frau zur Homosexualität zu Transsexualität und trans Identitäten). Die erregten Debatten darüber können als Ausdruck von Widerstand gegen die Veränderungen der sexuellen Ordnung eingeordnet werden.

Nachdem »Homosexualität per se« zumindest offiziell keine Krankheit mehr war, brauchte es einen neuen Behälter für die Projektion derjenigen Anteile der eigenen Bisexualität[8], die verworfen und mehr oder weniger mühsam in der Verdrängung gehalten wurden. Nachdem die offen homosexuell begehrenden Personen dafür verbrannt waren, stellten nun die sichtbar weiblich identifizierten Schwulen (»Tunten«), die sichtbar männlich identifizierten Lesben *(butches)*, vor allem aber die Transsexuellen die heteronormative Ordnung *und* die innere Abwehr vieler Menschen infrage – allein durch ihre Existenz. Sie waren sichtbar *nicht* cis männlich und *nicht* cis weiblich, entsprachen also nicht den traditionellen Gendernormen. So transformierte sich das antihomosexuelle Ressentiment zum Ressentiment gegen trans Personen.

Nach der beschriebenen Änderung in der ICD-10 wurden zuerst Trans-

6 Die Forschung hatte keine Belege dafür finden können, dass homosexuelle Menschen psychisch kränker seien als heterosexuelle Menschen, was – auch in unserer Profession – nur widerstrebend zur Kenntnis genommen wurde.

7 »Although F66 categories mention gender identity, historically the categories emerged from earlier classifications of sexual orientation. […] It is explicitly stated in ICD-10 that sexual orientation by itself is not to be considered a disorder. […] Nevertheless, the descriptions of the F66 categories (Table 1) suggest that mental disorders exist that are uniquely linked to sexual orientation and gender expression« (Cochran et al., 2014, S. 672).

8 Bisexuelle Anteile können sowohl das bisexuelle Begehren als auch das bisexuelle Körperbild betreffen.

sexuelle Gegenstand fachlich und gesellschaftlich hitziger Diskussionen. War bisher Homosexualität die Provokation, so wurde es nun als Provokation empfunden,

- dass die Bestimmung des Geschlechts bei Geburt nicht mehr lebenslang gelten sollte,
- dass es nicht mehr selbstverständlich erwartbar sein sollte, einer der beiden Kategorien »Mann« *oder* »Frau« anzugehören,
- dass ein Erwachsener oder gar ein Kind das ihm zugewiesene Geschlecht wechseln wollte und
- dass eine Person, die sich ihren Geschlechtskörper *nicht* »aneignen« (Lacan), ihn nicht »bewohnen« (Winnicott, 2024, S. 178) konnte, nicht mehr als pervers oder als krank gelten sollte.

Da sich Transsexualität mit Psychotherapie aber nicht heilen ließ und Transsexuelle nicht mehr in der Unsichtbarkeit verschwanden, sondern zunehmend öffentlich für ihre Anliegen kämpften, wurde schließlich 1980 das Transsexuellengesetz (TSG) beschlossen, damals weltweit erst das zweite Gesetz, das eine Namens- und Personenstandsänderung rechtlich möglich machte. 1997 wurden »Behandlungsstandards zur Behandlung und Begutachtung von Transsexuellen« (Becker et al., 1997) veröffentlicht und 2009 die »Begutachtungsanleitung« durch die Medizinischen Dienste der Krankenkassen (GKV-Spitzenverband & MDS, 2009). Damit gab es für Menschen, die – im damals unhinterfragten Rahmen der Zweigeschlechtlichkeit – ins jeweils andere Geschlecht wechseln wollten, einen geregelten Zugang zur Finanzierung der für eine Transition notwendigen medizinischen Behandlungen durch die Krankenkassen. Aber die »Standards« wurden wegen der darin fixierten »starr[en]« Bedingungen (Güldenring, 2015, S. 33) zunehmend als erniedrigend und beschämend empfunden. Beide Regelwerke, die Behandlungsstandards und die Begutachtungsanleitung, waren ein typischer Kompromiss gewesen, getragen von

- dem bewussten Wunsch, den »echten Transsexuellen«, das war damals der Sprachgebrauch, die als krank und damit behandlungsbedürftig verstanden wurden, die notwendige Behandlung zukommen zu lassen (non-binäre Personen gab es terminologisch noch nicht);
- dem vorbewussten Wunsch, es den Menschen, die eine Transition anstrebten, nicht zu leicht zu machen, denn dass die Regelwerke der Be-

handlungsstandards und vor allem der Begutachtungsanleitung abschreckende Hindernisse waren, war vielleicht nicht gewollt, wurde aber in Kauf genommen, teils auch für sinnvoll gehalten;

- der unbewussten kollektiven Abwehr gegen die bewusste Zulassung der Vorstellung, dass trans Phantasien und gegengeschlechtliche Körperbilder potenziell in jedem Menschen vorhanden sind und folglich durch die Anerkennung als *nicht per se* pathologisch potenziell in jedem Menschen psychisch Auftrieb erhalten und ins Bewusstsein gelangen könnten.

Mit den Regelwerken wurde ärztlichen und psychologischen Psychotherapeut:innen eine »medizinische Behandlungs- *und* juristische Gutachtenfunktion in Personalunion« (ebd., S. 37; Kursivierung im Original gefettet dargestellt) übertragen, ohne dass dies, etwa von der DGPT, in die Psychotherapeut:innenschaft hinein kommuniziert worden wäre. Das führte in der Praxis zu oft schwer lösbaren Verwicklungen, da diese Doppelrolle vielen Psychotherapeut:innen nicht bekannt war, während es für »Begleittherapie«[9] suchende trans Personen eine Selbstverständlichkeit wurde, in der Psychotherapie ein Attest zu erwarten, wenn sie mit der Hormonbehandlung beginnen wollten. Bis heute wissen trans Patient:innen in der Regel nicht, dass keineswegs alle Psychotherapeut:innen die Begutachtungsfunktion übernehmen, und Psychoanalytiker:innen wissen in der Regel nicht, dass sie nicht verpflichtet sind, die Begutachtungsfunktion zu übernehmen.

Sexualität wird mittlerweile in moderner Lesart, so in den Gender Studies, in der Sexualwissenschaft und in der Rechtsprechung, *dimensional* und nicht mehr *kategorial* gedacht. Deshalb wird im Plural von »Sexualitäten« und »Identitäten« gesprochen. Das Verständnis von einem Kontinuum, auf dem sich eine Person geschlechtlich und mit ihrem sexuellen Begehren positionieren *kann*, aber nicht *muss*, wird in der europäischen Rechtsprechung mittlerweile als Geschlechtsfreiheit aufgefasst und als Menschenrecht gesehen.

2002 formulierte der Europäische Gerichtshof für Menschenrechte (EGMR), es gebe »heute einen klaren und unangefochtenen Trend in den europäischen Ländern, nicht nur von zunehmender sozialer Akzep-

9 Eine Psychotherapie war untergesetzlich verpflichtend, was durch Gerichtsurteile bekräftigt wurde.

tanz von Transsexuellen, sondern auch der rechtlichen Anerkennung der neuen geschlechtlichen Identität von *postoperativen Transsexuellen*« (zit. n. Büchler & Cottier, 2005, S. 120; Kursivierungen E. I.). Die Einschränkung »postoperativ« zog unter trans Menschen viel Kritik auf sich, denn mittlerweile war immer deutlicher geworden, dass nicht alle trans Personen die vollständige, medizinisch hergestellte Angleichung an das empfundene Geschlecht wollen. Und non-binäre Personen, die sich als männlich *und* weiblich verstehen oder die sich *zwischen* den Geschlechtern situieren, wollen nicht zu einer Vereindeutigung gezwungen sein, sondern die Dualität von »männlich« und »weiblich« transzendieren. Sie lehnen Geschlecht als Kategorie – »Mann« *oder* »Frau« – (jedenfalls für sich) ab und sehen Geschlecht dimensional so, »dass die Identität an jedem beliebigen Punkt zwischen männlich und weiblich liegen kann« (Pauli, 2023, S. 66). Diese am Individuum ausgerichtete Betrachtungsweise, wie sie etwa die Standards of Care der »World Professional Association of Transgender Health (WPATH) fordern, aber auch die S3-Leitlinie für erwachsene trans Personen (ebd.), war mit den Bedingungen des Transsexuellengesetzes immer weniger vereinbar, spätestens seit auch der Bundesgerichtshof (BGH) begonnen hatte, einige der darin enthaltenen Regelungen zu kippen, etwa den Zwang zur Sterilisation.

Mittlerweile ergibt sich laut

> »dem Europäischen Gerichtshof für Menschenrechte […] aus dem Recht auf Achtung des Privatlebens (Art. 8 EMRK), insbesondere des Verfügungsrechts über den eigenen Körper, das Recht auf geschlechtliche Identität. Bis heute wird dieses Recht […] verstanden als Recht, zu *einer* der beiden rechtlich vorgesehenen Geschlechtskategorien zu gehören. Diese Beschränkung genügt jedoch nicht. Eine echte Geschlechtsfreiheit muss auch das Recht beinhalten, sich jenseits der Zweigeschlechterordnung zu verorten« (Büchler & Cottier, 2005, S. 125f.; Kursivierung E. I.).

Die Schweizer Juristinnen Büchler und Cottier definieren das Recht auf Geschlechtsidentität als »Geschlechtsfreiheit« unter Wahrung des »Rechts auf körperliche Unversehrtheit« und verstehen darunter,

> »dass Menschen, die sich dazu entscheiden, die Geschlechterlinie zu überschreiten und als Angehörige des anderen als des ihnen zugedachten und biologisch als eindeutig eingestuften Geschlechts zu leben, den Anspruch

> haben sollen, dass diese neue Geschlechtsidentität auch rechtlich anerkannt wird, und dies unabhängig von körperlichen Merkmalen. Zum anderen bedeutet es aber auch die Freiheit, sich außerhalb oder zwischen den Kategorien ›männlich‹ und ›weiblich‹ zu verorten. Solche queere[n] Identitäten, die sich durch eine sich im Wandel begriffene Geschlechtsidentität oder durch Pluralität von Identitäten in einer Person auszeichnen, müssen als solche Anerkennung finden« (ebd., S. 125ff.).

2018 wurde die neue S3-Leitlinie zur Diagnostik, Beratung und Behandlung veröffentlicht (siehe dazu Nieder & Strauß, 2019).[10] Und die letzte Bundesregierung (»Ampel«) hat, initiiert von den Grünen, unter deren Abgeordneten zwei trans Frauen waren, das seit 1981 geltende Transsexuellengesetz (TSG) durch ein »Selbstbestimmungsgesetz (SBGG)« ersetzt, das es trans Menschen seit dem 1. November 2024 ermöglicht, ihren Geschlechtseintrag und ihren Vornamen *ohne* zweifache Begutachtung[11] zu ändern.

Was nützt uns ein Wissen um die Historie und den jeweils aktuellen Stand gesellschaftlicher Debatten um sexuelle Themen? Wenn wir um diese äußere (soziale, politische, juristische) Realität und deren Geschichte wissen, hilft es uns, das komplexe Zusammenspiel zwischen innerer und äußerer Realität bei unseren trans Patient:innen besser zu verstehen. Und es hilft uns, zunächst einmal wahrzunehmen, wie weit unsere eigene Position mit dem übereinstimmt, was in Deutschland fachlich, etwa in den S3-Leitlinien konsentiert ist. Denn das wird unsere Haltung und unsere Gegenübertragung beeinflussen.

Da Psychoanalytiker:innen üblicherweise den Theorien treu bleiben, die sie während der Ausbildung kennengelernt haben (Sandler, 1983; Lingiardi & Capozzi, 2004), kann dieser Punkt kaum überschätzt werden. In einer früheren Veröffentlichung (Imhorst, 2023) habe ich, ausgehend von eigenen, teils gescheiterten Behandlungen, beschrieben, wie sehr eine ungenügend reflektierte Gegenübertragung die Therapie von trans Pa-

10 Die neue Leitlinie »Geschlechtsinkongruenz und Geschlechtsdysphorie im Kindes- und Jugendalter: Diagnostik und Behandlung« ist im März 2025 veröffentlicht worden (DGKJP, 2025).

11 Der ursprünglich im Transsexuellengesetz (TSG) enthaltene Zwang zur Sterilisation und (bei heterosexuell verheirateten Menschen) zur Ehe-Scheidung wurde bereits seit 2011 nicht mehr angewendet.

tient:innen behindern oder zum Scheitern bringen kann (Nathans, 2021, S. 312).

Die Bereitschaft, sich empathisch in die Innenwelt von trans Patient:innen hineinzuversetzen, sollte einhergehen mit der Bereitschaft, eine passagere Identifizierung mit deren Vorstellungen und Phantasien zum eigenen Geschlechtskörper zuzulassen, wie groß der innere Widerstand dagegen auch sein mag. Dogan (2024, S. 163) nannte dies, bezogen auf die Objektwahl in der Übertragung, die Bereitschaft zur »inneren sexuellen Diversität«. Nur dann können wir »in konkordanter Probeidentifizierung [...] Wunsch, Affekt oder Selbstbild« (Storck, 2023, S. 406f.) von trans Patient:innen so deuten, dass sie sich in der psychoanalytischen Begegnung mit dem, was sie *jetzt* sind, richtig gesehen,[12] richtig verstanden und respektiert fühlen können.

Paschke (2024, S. 20ff.) hat in einer jüngst erschienenen Arbeit vor dem Hintergrund seiner langjährigen Erfahrung mit trans Personen vorgeschlagen, vorläufig drei Gruppen von trans Patient:innen zu unterscheiden:

1. Transsexualität oder Transidentität als Entwicklungsweg innerhalb binärer Geschlechtsdefinition
2. Transsexualität und Transidentität im Rahmen sekundärer Einflussfaktoren (etwa Traumatisierung)
3. Trans* als Freiheitsbegriff in Bezug auf die Definition der Geschlechtsidentität

Nach meiner Erfahrung unterscheidet sich die zweite Gruppe von der ersten vor allem darin, dass sich in der zweiten Gruppe zumindest die *sekundären* Einflussfaktoren eruieren lassen. Die *primären* Einflussfaktoren sind uns ja aus vielerlei Gründen in allen drei Gruppen nicht zugänglich (Kadi, 2024, S. 80). Trans Personen der dritten Gruppe sehen wir in der Praxis etwa, wenn sie sich ihrer Transgeschlechtlichkeit unsicher sind. In der dritten Gruppe finden sich auch die jungen Menschen, die die gesellschaftlichen Freiheitsgrade als individuelle Spielräume in Anspruch nehmen. Bei vorhandener Fähigkeit zur Realitätsprüfung (»Passt das zu mir?«, »Will ich bzw. kann ich so leben?«) entscheiden sich nach meiner Beobachtung

12 Warum es für trans Menschen so wichtig ist, »richtig« gesehen zu werden, hat Lemma als eine der ersten Psychoanalytiker:innen bereits 2014 beschrieben, damals noch von »Transsexuellen« sprechend.

die meisten von ihnen, weiterhin im zugewiesenen Geschlecht zu leben und dann z. B. in Kleidung und Verhalten mit Geschlechterklischees zu spielen.

Klinisches Beispiel

Max[13] stellte sich als trans vor, äußerte aber auch die Angst, »vielleicht doch nicht trans zu sein«. Er wollte auch den Kontakt zu seinem »alten Ich«, zu der Mia, die er gewesen war, nicht verlieren. Er litt unter Zwängen und massiver Trennungsangst. Angst und Abwehr waren in einem Ritual gebunden, das jeden Abend stattfinden musste: Die Mutter hatte aufzuzählen, wer alles *nicht* sterben würde.

Als er zwölf Jahre alt war, wurde bei Max eine Depression diagnostiziert, die sich über zwei Jahre hinzog. Nach deren Abklingen vermittelte ihn seine Verhaltenstherapeutin wegen einer Identitätsstörung zu mir.

Die erste Regelblutung mit zwölfeinhalb Jahren konnte Max zunächst ausblenden. Sie hatte, so sagte er zu Beginn, für ihn keine Bedeutung. Er verliebte sich in seine beste Freundin und dachte zuerst, dass er (damals noch sie) lesbisch sei. Dann las er schwule Literatur und konnte sich vorstellen, eine schwule Beziehung zu haben. Er probierte Pronomina aus und fand schließlich, dass »er« für ihn am besten passe. Bei diesem Stand seiner Überlegungen kam er zu mir. Seine Bereitschaft und Fähigkeit, sich ehrlich zu beobachten, nahmen mich für ihn ein. Ich war optimistisch, dass er von einem psychoanalytischen Ohr profitieren könnte, das offen für Fragen sein würde, und sagte ihm einen Therapieplatz zu. Ich sah ihn zunächst 14-tägig, dann mehr als eineinhalb Jahre lang einmal wöchentlich, danach zweimal pro Woche.

Ich stelle die ersten drei (Sprechstunden-)Termine in Auszügen vor. In ihnen sind seine mit dem Trans-sein verbundenen Probleme gut erkennbar, ebenso mein behandlungstechnisches Vorgehen, das die ersten fünfzehn Monaten bestimmte und dazu führte, dass Max schließlich nicht nur denken, sondern fühlen konnte, dass er nur er selbst war, wenn er die schmerzhafte Diskrepanz zwischen Körper und Körperbild empfinden, wenn er für Momente spüren konnte, wie wenig er mit seinem Geschlechtskörper verbunden war.

---

13 Max war bewusst, dass sein gewählter Name geschlechtlich mehrdeutig gelesen werden kann.

Erstgespräch

P: Ich bin trans. Ich möchte ein Junge sein. Nein, ich bin einer. Aber ich habe noch Zweifel. In den letzten Monaten habe ich mein altes Ich vermisst. Ich habe einen Teil des alten Ichs von vor der Depression verloren.

A: Was ist das, was Du vermisst?

P: Nicht meinen Körper, aber mein Bild, wie ich war, wie ich mich verhalten habe ... Als ich elf Jahre alt war, ist mein Opa gestorben. Das war schlimm. Obwohl, so genau kannte ich ihn gar nicht. Aber ich war mit meiner Mutter oft da ... das ist dann langsam in die Depression übergegangen.

A: Was war daran so schlimm?

P: Meine größte Angst war schon immer der Tod, vor allem die Angst vor dem Tod meiner Mutter. Es wurde immer schlimmer. Wir nennen es »Depression«. Es fühlt sich an, als wäre ich von mir selbst losgelöst. Surreal.

A: Wir nennen es »Depersonalisation«.

P: Es war das Schlimmste, was ich je erlebt habe ...

A: Ist das nie wieder aufgetaucht?

P: Nein ... doch, eine Sekunde nur, das war kurz vor Weihnachten.

A: Was war da?

P: Ich hab' gerade ein Kleid anprobiert und sah sehr feminin aus. Ich hatte kurz Angst, nicht trans zu sein. Das war im Zimmer meiner Mutter. Das ist unwichtig, glaube ich, oder? Nein, es ist doch wichtig. Bis ich zwölf war, habe ich im Zimmer meiner Mutter geschlafen ... Ich hatte immer Angst, sobald meine Mutter weg ging. Jetzt ist es etwas besser ...

Zweite Sitzung

A: Wie ist es Dir nach der letzten Stunde ergangen?

P: Gut. Ich habe mich gewundert, wie tief das gegangen ist, und das gleich in der ersten Sitzung. Ich habe viel nachgedacht, vor allem darüber, dass ich nicht sagen konnte, ob ich in der Depression befürchtete, dass etwas Schlimmes passieren würde, passiert sei oder gerade passiere. Inzwischen denke ich, das Schlimme passierte in dem Augenblick ... Wir treffen uns jetzt doch alle zwei Wochen, oder? Das finde ich gut. Dann habe ich Zeit, um nachzudenken. Ich habe im Internet über Depersonalisation gelesen. In dem Zustand war mir selbst meine Kommode fremd, obwohl ich wusste, dass es meine Kommode war; mein Leben kam mir nicht wie mein Leben vor, eher wie ein Film. Auch meine Mutter kam mir dann fremd vor, fremd und zugleich zu nah ... Ich erinnere mich, dass ich mich vor der Depression mit meinem Körper immer wohl gefühlt habe. Meine Therapeutinnen meinen, dass trans sein eine Flucht aus der Depression war. Aber das war es nicht. Aber es irritiert mich, dass ich früher nie ein Junge sein wollte oder mich wie einer fühlte ... Mein Kopf hat sich verändert, aber der Körper hat sich nicht mitverändert. Ich wollte dann wieder so sein wie vorher, aber das ging nicht ... Neulich [zu Karneval; E. I.] hatte ich eine blonde Perücke an. Die stand mir gut. Ich sah damit gut aus, aber es stimmte für mich nicht. Innerlich fühlte es sich nicht richtig an.

A: Dein inneres Körper*bild* war anders als das, was Du im Spiegel, außen, gesehen hast?

P: Ja!

Dritte Sitzung

P: Ich habe sehr viel nachgedacht und muss Ihnen einiges noch genauer erzählen. Den Wunsch, die Haare kurz zu schneiden, habe ich Ende 2020, Anfang 2021 gehabt ... [Es folgte eine lange, sehr detaillierte, in der exakten zeitlichen Reihenfolge aufgefächerte Schilderung seiner Gedanken und Handlungen zu seinen Haaren und den Friseurbesuchen, ehe er eine kurze Pause machte; E. I.]

A: Kannst Du mir sagen, wann Du Deine erste Regelblutung hattest?

P: Das weiß ich nicht genau ... Anfang 2021 vielleicht. Mit meinem Körper habe ich mich damals noch nicht unwohl gefühlt. Ich hab' zwar *crossdressing* gemacht und es geschätzt, wenn ich als Junge wahrgenommen wurde, aber es war nur »ich möchte ein Junge sein«. Irgendwann hat es angefangen, dass ich mich mit meinem Körper unwohl fühlte. Der Schmerz war da, aber noch nicht so tiefgründig.

Ich dachte einfach, der Körper definiert nicht mein Geschlecht. Je mehr ich gemerkt habe, dass es nicht so einfach ist, trans zu sein, um so schwieriger wurde es.

A: Wie bzw. wodurch hast Du das bemerkt?

P: Fragen wie »Bist du ein Junge oder ein Mädchen?«, die ich früher einfach beantwortet habe, haben begonnen, mich zu stören ... Vor einem halben Jahr gab es in der Schule [auf der Jungen-Toilette; E. I.] eine Toiletten-Situation. Ein Junge hat gestutzt, als er mich sah und dann immer wieder gesagt: »Du bist doch ein Mädchen!« Dass ich gesagt habe, er soll mich in Ruhe lassen, hat nichts geholfen. Er hat mir noch beim Rausgehen hinterhergerufen: »Du bist doch ein Mädchen!« Und dann kannte plötzlich jeder meinen Namen, nicht wirklich jeder, aber viele haben mich dann angesprochen ... Besonders schmerzhaft wurde es, wenn ich mich im Spiegel sah. Dann dachte ich, das kann ich später ändern ...

A: Was genau meinst Du mit »Das kann ich später ändern«?

P: Hormone und eine Brust-Operation ... aber meine Geschlechtsteile würde ich nie ändern! ... Ich verstehe bis heute nicht, warum ich so schlimm depressiv wurde.

A: Damit werden wir uns beschäftigen, aber nicht so sehr in logischen Schritten, sondern assoziativ, nach bedeutungsvollen Zusammenhängen suchend.

P: [nach kurzem Schweigen, in dem er etwas wie Überraschung, Berührung, Faszination zu empfinden schien; E. I.] Das ist gut ...

A: Es gibt unterschiedliche Formen der Depression, und es gibt unterschiedliche Gründe, warum jemand depressiv wird, aber immer gibt es Auslöser und Zusammenhänge, auch wenn die nicht leicht und nicht sofort deutlich werden.

P: Bisher hat man mir gesagt, es gibt keine Auslöser, sondern man rutscht da so rein. Einige Auslöser habe ich schon gefunden: den Geruch im Zimmer meiner Mutter; Dinge, die meine Eltern sagen, wenn ich ihnen mitteile, »Es geht mir schlecht«; jetzt fällt mir ein Traum ein. Monatelang habe ich geträumt, dass ich wieder meine langen Haare hab. Kurz bevor ich sie wieder abgeschnitten habe, war der Traum vorbei ... Es war ein Alptraum.

A: Was genau?

P: Dass ich wieder wie früher wäre.

Diskussion

Es ist wichtig, die individuelle Bedeutung zu verstehen, die trans zu sein für Patient:innen hat (Lemma, 2014, S. 68). Trans zu sein ist die psychische Oberfläche (Krejci, 2015). Nur wenn wir von ihr ausgehen, können wir »in die Tiefe gehen« und Facetten unbewusster Zusammenhänge finden, die auf verschlungenen Wegen zu der Entscheidung beigetragen haben könnten, trans zu sein. Ich verstehe Max so, dass trans zu sein der plausibelste Anker war, den er finden konnte, als er mit Eintritt in die Pubertät, psychisch völlig unvorbereitet, vor der Aufgabe der Loslösung von seiner Mutter und ihrem Körper stand – von der Mutter, von der getrennt zu sein, für ihn extrem bedrohlich, ja unvorstellbar war. Mit dem Tod des Großvaters mütterlicherseits aber war die Möglichkeit der Trennung von der Mutter real geworden. Mehr Trennung als durch Tod geht nicht. Und die Mutter hatte doch jeden Abend versichert, dass sie alle noch sehr lange leben würden. Er muss nicht nur schockiert, sondern auch wütend gewesen sein, sodass er in eine schwere Depression rutschte. Das kann ich *jetzt* sagen. Aber zu Beginn der Behandlung verstand ich gar nichts, außer dass Max es existenziell brauchte, trans zu sein, nachdem er bis zur Pubertät keine eigene Identität hatte (»Ich war als Mädchen keine Person«). Heute würde ich präziser sagen, er hatte seine Identität aufgegeben (Devereux, 2009)[14], sich aus seinem (damals ihrem) weiblichen Körper als einem eigenen, von der Mutter getrennten zurückgezogen in seinen »Kopf«, was eine chronische Depersonalisation zur Folge hatte, spätestens seit der Grundschule, denn er erinnert sich, seine Mutter damals gefragt zu haben, ob das Leben für alle Menschen wie ein Film sei.

Die Depersonalisation machte seine Trennungspanik zu einer erträglichen, weil »irrealen« Angst. Und Angst, so sollte er später sagen, hatte er »eigentlich immer«. Ich als seine Analytikerin wusste sehr lange nicht, warum er eine so große Angst hatte, nur dass er sie hatte und mit intellektuellen Überlegungen einzufangen suchte – das war immer spürbar.

Dass trans zu sein und das Pronomen »er« sich richtig anfühlten, dürfte damit zu tun gehabt haben, dass so in der Beziehung zur Mutter eine minimale Getrenntheit gesichert war, auf deren Grundlage er versuchen konnte, wieder in die innige Beziehung mit ihr zu kommen, die er – in seiner Phantasie – vorher gehabt hatte. Trans zu sein war für ihn eine Möglichkeit, weil

14 Den Hinweis auf Devereux verdanke ich meinem Kollegen Marian Juszczak.

es eine Verbindung mit einem Aspekt seines unbewussten, undifferenziert bisexuellen Körperbildes herstellte. Er griff damit auf etwas zurück, das in ihm bereitlag (Laplanche, 2017).

Trans war für Max zudem real, weil er damals in seiner mangelnden Abgegrenztheit von der Mutter[15] innere und äußere Realität nicht unterscheiden konnte. Deshalb gab es für ihn anfangs keinen Unterschied zwischen Körper und Körperbild. Der Körper stellt »das Bindeglied zwischen dem Konkreten und dem Metaphorischen her, durch ihn sind beide Bereiche miteinander verbunden« (Karacaoğlan, 2022). Aber Max war in seinem Körper nicht wirklich zu Hause. Seine »Leib-Seele-Beziehung« (Lombardi, 2009, S. 54) war empfindlich gestört. Er masturbierte zwar regelmäßig seit seinem achten Lebensjahr, weshalb er auch seine Genitalien nicht operieren lassen wollte, aber sein Körper war für ihn überwiegend ein konkretes Ding, das er nutzen konnte, da es nun mal da war. Max war nur in seinem Kopf zu Hause (»Ich dachte, der Kopf gehört nicht zum Körper«). Laut Winnicott »gehen [wir] mit größter Selbstverständlichkeit davon aus, daß die Psyche ihren Platz im Körper hat, und vergessen dabei, daß auch dieses Wohnen der Psyche im Körper einen Entwicklungsschritt darstellt, eine Errungenschaft, die keineswegs allen Menschen zuteil wird« (Winnicott, 2024, S. 178). Dass Max kaum eine eigene, gefühlte Verbindung zu seinem weiblichen Körper hatte, geschweige denn einen »erotischen Körper« (Dejours, 2022, S. 85) entwickelt hatte, wurde für ihn erst mit Eintritt der Pubertät zu einer existenziellen Bedrohung. Als Mädchen (noch) »keine Person« zu sein, war für ihn im Moment des Gewahrwerdens wie eine tödliche Bedrohung. Von »der essentiellen Verbindung zu den Emotionen abgeschnitten [zu sein, kann] das Risiko vom Tod der Persönlichkeit« (Lombardi, 2009, S. 55) bedeuten. In diesem Kontext bekam der Tod (bewusst: der des Großvaters, unbewusst: der mögliche Tod der Mutter) nachträglich seine Bedeutung als Auslöser der Depression.

Dass er unser Erstgespräch als »tief« empfand, hatte vermutlich damit zu tun, dass ich in Ergänzung zu seiner Mutter, die Max ihren physischen Raum (Schlafzimmer), ihre Sachlichkeit und ihre praktischen Fähigkeiten zur Verfügung stellte, einen emotionalen Raum öffnete, den wir beide teilen konnten. Das »Teilen der Erfahrung von Gefühlsregungen (Co-Sinnlichkeit)« (Bolognini, 2021, S. 97) stärkt die Verbindung zum eige-

15 Searles spricht von der »Fluktuation der Ich-Grenzen« (1965, S. 514).

nen Körper und zu den primären Bezugspersonen und verankert uns in der Realität. Dieser Konzeptualisierung folgend, besteht unsere Aufgabe als Psychoanalytiker:innen darin, die Verbindung zum Körper zu stärken. Max zeigte mir im zweiten Gespräch, dass mein Hinweis zur Diskrepanz von Körper und Körperbild für ihn hilfreich war.

In unserer dritten Begegnung habe ich vorbewusst wahrgenommen, dass in der Erzählung vom Abschneiden seiner langen Haare noch eine weitere, emotionale Mitteilung über seinen weiblichen Körper enthalten war: An seiner Monatsblutung konnte er nichts ändern, aber an seinen Haaren! Vielleicht war dies ein erster Versuch der Aneignung seines realen Geschlechtskörpers. Max' Gedanke »Der Körper definiert nicht mein Geschlecht« war für ihn eine intellektuell reizvolle Idee, die mit seinem Körper und seiner sozialen Realität zunächst nur wenig zu tun hatte. Die Schultoiletten-Szene war insofern ein Wendepunkt, als er, versteckt in Empörung über das ständige Misgendern, wahrzunehmen begann, dass andere ihn anders sahen, als er selbst sich sah. Sich im Spiegel anzusehen, war eine weitere Konfrontation mit der Realität, die er anfangs nur wenige Sekunden aushielt, der er sich aber immer wieder stellte. Er sah, dass er (von außen betrachtet) ein hübsches Mädchen war. Zugleich bemerkte er, dass sich dies (innen) nicht stimmig anfühlte. Später sah er manchmal »die männlichen Teile meines Körpers« und fühlte sich mit diesen verbunden. Dann wieder, etwa in der Dusche, sah er (selektiv) nur »die weiblichen Teile meines Körpers«. Verständlicherweise fand er es »schwierig, das zusammenzubringen«.

Die Arbeit mit Max hat mich bestärkt, die »Disharmonie [sein]er Leib-Seele-Beziehung«, wie Ferrari es nennt (zit. n. Lombardi, 2009, S. 56), in den Fokus der Behandlung zu rücken und auch die daraus abgeleitete Depersonalisation (Meyer, 1968; Wöller, 2008) und die Denkstörungen (im Sinne Bions) aus diesem theoretischen Blickwinkel zu verstehen. Darüber hinaus gehe ich davon aus, dass Max' fluktuierende Ich-Grenzen und die Ungetrenntheit von der Mutter nicht (nur) ein primäres strukturelles Defizit sind. Sie dienen *auch* der Abwehr unerträglicher, in realen Erfahrungen wurzelnder Gefühle; denn Bemerkungen zur Mutter, sachlich formuliert, ließen panische Angst und aggressive Affekte erahnen, die Max bewusst zunächst (noch) gar nicht wahrnehmen konnte. Auf Zustände der Ungetrenntheit mit der Mutter und des Nicht-da-Seins (als getrenntes Individuum) zu regredieren, dürfte Max geholfen haben, sich heftige, bedrohliche Affekte, vor allem Wut und Trennungspanik, buchstäblich vom Leib zu halten. Die Verbindung zu seinem Körper hielt er über exzessive Onanie aufrecht (»Ich war sexsüchtig«), die zur Außenwelt über seine schulischen Leistungen. Er war, anders als es bei Psychotiker:innen der Fall ist, nicht dissoziiert von seinem Körper (Karacaoğlan, 2018), aber eben auch nicht sicher in ihm verankert.

Searles weist darauf hin, »dass der Schwerkranke subjektiv keine Phantasie hat. [Er erlebt das, was wir für eine Phantasie halten würden; E. I.] als ein tatsächliches, untrügliches Attribut seiner Umwelt« (1965, S. 506). Deshalb war Max überzeugt, auch physisch ein Junge zu sein, auch wenn er dazu kein differenziertes inneres Körperbild hatte. Es war ein wichtiges Ergebnis unserer Arbeit, dass er sich der schmerzlichen Tatsache annähern konnte, physisch kein Junge zu sein. Die »gleichzeitige Annahme eines psychotischen und eines nicht-psychotischen Persönlichkeitsanteils« (Karacaoğlan, 2018; siehe dazu auch Bion, 1967 [1957]) und das Konzept eines »Ich-Kontinuums« (Paul Federn, zit. n. Hoffmann, 2023, S. 417) ermöglichen uns, Ich und Nicht-Ich, psychotische und nicht-psychotische Persönlichkeitsanteile dimensional zu denken. Max etwa behielt immer die Fähigkeit zur Selbstbeobachtung, egal wie verrückt die Zustände waren, in die er geriet. Er machte aber je nach Ich-Zustand unterschiedlich davon Gebrauch. Er verweigerte nicht einfach die Anerkennung der Realität seines Körpers (Sigusch, zit. n. Streeck, 2001, S. 95), er schob sie *temporär* zur Seite und schwankte extrem in seiner Fähigkeit und Bereitschaft, sich ihr zu stellen. Er wusste, dass er einen Mädchenkörper hat. Aber dieses Wissen war erst einmal ein »*abstraktes* Wissen ohne Äquivalenzen und Resonanzen mit […] Empfindungen, die in den Körper integriert sind, [und somit; E. I.] kein *wirkliches* Wissen« (Bolognini, 2021, S. 94f.; Kursivierungen E. I.). Neben der Förderung der Beziehung zu seinem Körper war ein zentraler Teil meiner Arbeit, Max' Fähigkeit zu stärken, innere und äußere Realität, phantasmatisches und realitätsbezogenes Denken zu unterscheiden, indem ich immer wieder nach Worten suchte, um seinen Schmerz zu erfassen und ihm zu beschreiben, der darin lag, dass

- Körper und Körperbild,
- innere und äußere Realität,
- Primärprozess und Sekundärprozess

eben nicht eins waren.

Im ersten Behandlungsjahr wurde Max immer klarer bewusst, dass er überwiegend nicht in der Realität lebte, und damit auch nicht in seinem

Körper, und dass die Zeit verging, ohne dass er sich »lebendig« fühlte. Das war eine sehr schmerzhafte Erkenntnis und zugleich die Motivation, sich der Realität zu stellen, der kaum erträglichen Diskrepanz zwischen seinem inneren Körperbild und seinem realen Körper sowie der Frage, wie er in Familie, Schule und Fitnessstudio gesehen wurde. »Einen Fuß in der Tür behalten« war seine Formulierung dafür, dass er dem Sog der Depersonalisation, des Nicht-da-Seins in seinem Leben, zu widerstehen suchte. Als er mir einmal weinend erzählte, dass er sich beim Dunkel-Duschen erstmals bewusst zwischen den Beinen angefasst habe, sagte ich mitfühlend: »Du warst schockiert, dort keinen Penis vorzufinden?« Er nickte und ergänzte: »Und da wird nie einer sein!« In solchen Momenten war er am Boden zerstört und schien froh zu sein, dass ich seine heftigen Gefühle nachempfinden und stehen lassen konnte. Zugleich ermutigte ich Max auch immer wieder, für sein männliches inneres Bild Ausdrucksformen zu suchen, etwa in Kleidung und Frisur, durch Training im Fitnessstudio, durch Stimmtraining und durch Einnahme der Pille, die seine Menstruation zum Verschwinden brachte.

Nach etwa fünfzehn Monaten hatte Max in einer Ferienpause Super-8-Filme aus seiner Kindheit angeschaut, und er berichtete mir von einer Sequenz, die ihn schockiert hatte, weil sie so stimmig war:

»Ich habe mir immer die Hose runtergezogen, um zu sehen, dass mein Körper wirklich da war. Ich wusste es ja, aber es ist so schmerzhaft zu sehen, ich bin dieser Körper, aber ich hab nicht wirklich eine Beziehung zu ihm. […] Ich bin mehr ich selber, wenn ich dysphorisch bin. Dann passt alles zusammen.«

Literatur

Becker, S. (2016). Geschlecht und sexuelle Orientierung in Auflösung – was bleibt? *Zeitschrift für psychoanalytische Theorie und Praxis, 31*(1), 94–118.

Becker, S., Bosinski, H. A., Clement, U., Eicher, W., Goerlich, T. M., Hartmann, U., Kockott, G., Langer, D., Preuss, W. F., Schmidt, G., Springer, A. & Wille, R. (1997). Behandlung und Begutachtung von Transsexuellen. Standards der Deutschen Gesellschaft für Sexualforschung, der Akademie für Sexualmedizin und der Gesellschaft für Sexualwissenschaft. *Psychotherapeut, 42*(4), 256–262.

Bion, W. R. (1967 [1957]). Differentiation of the psychotic From the non-psychotic Personalities. In ders., *Second Thoughts. Selected Papers on Psychoanalysis* (S. 43–64). Heinemann.

Bolognini, S. (2021). Über das Selbstgefühl (Sul Senso di Sé). *Zeitschrift für psychoanalytische Theorie und Praxis, 36*(1), 92–108.

Büchler, A. & Cottier, M. (2005). Intersexualität, Transsexualität und das Recht – Geschlechtsfreiheit und körperliche Integrität als Eckpfeiler einer neuen Konzeption. *Queering Gender – Queering Society. Freiburger FrauenStudien, 11*(17), 115–140.

Cochran, S. D., Drescher, J., Kismödi, E., Giami, A., García-Moreno, C., Atalla, E., Marais, A., Meloni Vieira, E. & Reed, G. M. (2014). Proposed Declassification of Disease Categories related to sexual Orientation in the International Statistical Classification of Diseases and Related Health Problems (ICD-11). *Bulletin of the World Health Organization, 92*(9), 672–679.

Dejours, C. (2022). Unfälle der Verführung und Theorie des Körpers. In S. Leikert (Hrsg.), *Das körperliche Unbewusste in der psychoanalytischen Behandlungstechnik* (S. 85–108). Brandes & Apsel.

Deutsche Gesellschaft für Kinder- und Jugendpsychiatrie, Psychosomatik und Psychotherapie (DGKJP) (2025). S2k-Leitlinie Geschlechtsinkongruenz und Geschlechtsdysphorie im Kindes- und Jugendalter: Diagnostik und Behandlung. AWMF-Registernr. 028-014. Version 1.0, 2025. https://register.awmf.org/de/leitlinien/detail/028-014

Devereux, G. (2009). *La renonciation à l'identité. Défense contre l'anéantissement.* Éditions Payot & Rivages.

Dogan, C. (2024). Die Bereitschaft zur »inneren Diversität« im Übertragungsgeschehen jenseits heterosexueller Liebesordnungen. *Forum der Psychoanalyse, 40*(2), 163–175.

Dolto, F. (1987). *Das unbewußte Bild des Körpers.* Quadriga.

Drescher, J. (2015). Queer Diagnoses revisited. The Past and Future of Homosexuality and Gender Diagnoses in DSM and ICD. *International Review of Psychiatry, 27*(5), 386–395.

Freud, S. (1924e). Der Realitätsverlust bei Neurose und Psychose. *GW XIII,* S. 361–368.

GKV-Spitzenverband & MDS (Hrsg.). (2009). Begutachtungsanleitung geschlechtsangleichende Maßnahmen bei Transsexualität. https://www.txkoeln.de/infothek/lexikon/behandlungsrichtlinien_2009.pdf

Güldenring, A. (2015). Zur Rolle der Medizin und aktuellen Trans*-Transgesundheitsversorgung in Deutschland. In Bundesministerium für Familie, Senioren, Frauen und Jugend (BMFSFJ) (Hrsg.), *Geschlechtliche Vielfalt. Begrifflichkeiten, Definitionen und disziplinäre Zugänge zu Trans- und Intergeschlechtlichkeiten. Begleitforschung zur Interministeriellen Arbeitsgruppe Inter- & Transsexualität* (S. 31–40). Bundesministerium für Familie, Senioren, Frauen und Jugend (BMFSFJ).

Günter, M., Teren, K. & Wolf, G. (2019). *Psychotherapeutische Arbeit mit trans* Personen. Handbuch für die Gesundheitsversorgung.* Ernst Reinhardt.

Hoffmann, S. O. (2023). Paul Federn (1934) Das Erwachen des Ichs im Traume. Die Orthriogenese. *Forum der Psychoanalyse, 39*(4), 411–418.

Imhorst, E. (2019). Wir wären so gerne eindeutig! Geschlecht – Gender – Identität. In I. Moeslein-Teising, G. Schäfer & R. Martin (Hrsg.), *Geschlechterspannungen* (S. 28–40). Psychosozial-Verlag.

Imhorst, E. (2023). Schwierigkeiten in der Analyse von trans Patient:innen. Zur Bedeutung von Abstand und (technischer) Neutralität. *Jahrbuch der Psychoanalyse, 86*(1), 19–30. https://doi.org/10.30820/0074-2363-2023-1-19

Imhorst, E. (2024). Identitätsdiffusion und trans Identität. Historischer Abriss und klinisches Beispiel. In D. Kammerer, H. Klug & J. Wolff Bernstein (Hrsg.), *Neu denken und handeln. Der Einfluss gesellschaftlicher Umbrüche auf die Psychoanalyse* (S. 233–252). Psychosozial-Verlag.

Kadi, U. (2024). Trans-Positionen der Körper. *Psychoanalyse im Widerspruch, 36*(1), 71–91.

Kammerer, D., Klug, H. & Wolff Bernstein, J. (Hrsg.). (2024). *Neu denken und handeln. Der Einfluss gesellschaftlicher Umbrüche auf die Psychoanalyse.* Psychosozial-Verlag.

Karacaoğlan, U. (2018). Welche Faktoren fördern die Gesundung bei psychotischen Erkrankungen? Psychotische Abwehr und die Rolle des Körpers in der Etablierung einer Grenze (unveröffentlichter Vortrag im Berliner Karl-Abraham-Institut am 26. Januar 2018).

Karacaoğlan, U. (2022). Kommentar zu »Der graue Wolf ist schon da!« von U. Dudziak (unveröffentlichter Vortrag im Rahmen der Vortragsreihe »Der Wahn und die Sinne« in der Psychoanalytischen Arbeitsgemeinschaft Köln-Düsseldorf am 12. August 2022).

Krejci, E. (2015). *Vertiefung in die Oberfläche. Ausgewählte Schriften.* Psychosozial-Verlag.

Laplanche, J. (2008). Gender, Geschlecht, Sexuelles. *Forum der Psychoanalyse, 24*(2), 111–124.

Laplanche, J. (2017). Gender, Geschlecht und Sexual. In ders. (Hrsg.), *Sexual. Eine im Freud'schen Sinne erweiterte Sexualtheorie* (S. 137–171). Psychosozial-Verlag.

Lemma, A. (2014). Der Körper, den man hat, und der Körper, der man ist. Warum es für Transsexuelle wichtig ist, gesehen zu werden. In A. Mauss-Hanke (Hrsg.), *Moderne Pathologien* (Internationale Psychoanalyse. Band 9) (S. 67–87). Psychosozial-Verlag.

Lemma, A. (2022). *Transgender Identities. A Contemporary Introduction.* Routledge.

Lingiardi, V. & Capozzi, P. (2004). Psychoanalytic Attitudes towards Homosexuality. An empirical Research. *The International Journal of Psychoanalysis, 85*(1), 137–157.

Lombardi, R. (2009). Der Körper in der analytischen Sitzung. Fokussierung auf die Leib-Seele-Verbindung. In A. Mauss-Hanke (Hrsg.), *Internationale Psychoanalyse 2009. Ausgewählte Beiträge aus dem International Journal of Psychoanalysis, Band 4* (S. 51–82). Psychosozial-Verlag.

Mahler, M., Pine, F. & Bergmann A. (1987 [1975]). *Die psychische Geburt des Menschen. Symbiose und Individuation.* S. Fischer.

Meyer, J.-E. (Hrsg.). (1968). *Depersonalisation.* Wissenschaftliche Buchgesellschaft.

Morgenthaler, F. (1987). *Sexualität, Heterosexualität, Perversion.* S. Fischer.

Nathans, S. (2021). Oedipus for Everyone. Revitalizing the Model for LGBTQ Couples and Single Parent Families. *Psychoanalytic Dialogues, 31*(3), 312–328.

Nieder, T. O. & Richter-Appelt, H. (2009). Neue Perspektiven psychischer Aspekte von Transsexualität. Störung der Geschlechtsidentität. *Gynäkologische Endokrinologie, 7,* 147–152. https://doi.org/10.1007/s10304-009-0313-x

Nieder, T. O. & Strauß, B. (2019). S3-Leitlinie zur Diagnostik, Beratung und Behandlung im Kontext von Geschlechtsinkongruenz, Geschlechtsdysphorie und Trans-Gesundheit. Hintergrund, Methode und zentrale Empfehlungen. *Zeitschrift für Sexualforschung, 32,* 70–79. https://doi.org/10.1055/a-0895-8176

Paschke, T. (2024). Über die ärztliche und psychotherapeutische Verantwortung im trans* Kontext. *Psychoanalyse im Widerspruch, 36*(1), 11–32.

Pauli, D. (2023). *Die anderen Geschlechter. Nicht-Binariät und (ganz) trans* normale Sachen.* C. H. Beck.

Poluda, E. S. (2022). *Der lesbische Komplex. Aufsätze zur psychosexuellen Entwicklung der Frau*. Psychosozial-Verlag.

Sandler, J. (1983). Die Beziehungen zwischen psychoanalytischen Konzepten und psychoanalytischer Praxis. *Psyche – Z Psychoanal, 37*(7), 577–595.

Searles, H. F. (1965). Der Übergang vom konkretistischen zum metaphorischen Denken im Gesundungsprozess des Schizophrenen. *Psyche – Z Psychoanal, 19*(9), 495–515.

Sigusch, V. (2015). Sexuelle Vielfalt – eine Geschichte zunehmender Akzeptanz? In Bundeszentrale für gesundheitliche Aufklärung (BZgA) (Hrsg.), *Geschlechtsidentität und sexuelle Orientierungen. FORUM Sexualaufklärung und Familienplanung, 1* (S. 3–7). Bundeszentrale für gesundheitliche Aufklärung (BZgA).

Storck, T. (2023). Versuch über die Probedeutung. *Forum der Psychoanalyse, 39*(4), 399–409.

Streeck, U. (2001). Der Körper im Blick des Anderen: Probleme der Darstellung von Geschlechtszugehörigkeit von Transsexuellen. *Zeitschrift für qualitative Bildungs-, Beratungs- und Sozialforschung, 2*(1), 93–110.

Winnicott, D. W. (2024). *Die menschliche Natur*. Psychosozial-Verlag.

Wöller, W. (2008). Depersonalisierung. In W. Mertens & B. Waldvogel (Hrsg.), *Handbuch psychoanalytischer Grundbegriffe* (S. 128–130). Kohlhammer.

Die Autorin

Elisabeth Imhorst, Dr. phil., Dipl.-Psych., studierte Psychologie in Köln und Nijmegen (NL) und hat über die Entwicklung und Transformation der sexuellen Identität bei mit Frauen verheirateten homosexuellen Männern promoviert. Sie ist niedergelassen in eigener Praxis und tätig als Dozentin, Supervisorin und Lehranalytikerin in der Köln-Düsseldorfer Arbeitsgemeinschaft der DPV. Sie war Lecturer am Lehrstuhl für klinische Psychologie und Psychotherapie der Universität zu Köln und hatte Lehraufträge an verschiedenen Hochschulen inne. Ihr besonderes Interesse gilt Themen rund um Körper, Geschlecht und Sexualität, wozu sie regelmäßig vorträgt und publiziert.

Kontakt per E-Mail: elisabeth.imhorst@dpv-mail.de

V
Schmerz aus kultureller Perspektive

Die Fähigkeit, seelischen Schmerz zu ertragen

Horst-Eberhard Richters psychoanalytisches und sozialphilosophisches Menschenbild

Hans-Jürgen Wirth

Vorbemerkung

Im Folgenden werde ich versuchen, die Person und das Werk Horst-Eberhard Richters lebendig werden zu lassen und dabei den Zusammenhang zwischen seinem Lebensweg und den von ihm entwickelten Theorien, insbesondere seinem psychoanalytisch-sozialphilosophischen Menschenbild, deutlich zu machen. Dabei kann ich die meisten Stationen dieses bewegten und erfüllten Lebens nur streifen, andere werde ich vertiefen, um das Charakteristische seiner Persönlichkeit und seines Denkens zu verdeutlichen.

Ich lernte Horst-Eberhard Richter 1970 als 19-jähriger Student der Psychologie im Rahmen einer studentischen Initiativgruppe kennen, die sich in der Gießener Randsiedlung »Eulenkopf« sozialpolitisch engagierte (Richter, 1972). Später war ich etwa 20 Jahre lang wissenschaftlicher Mitarbeiter an dem von ihm geleiteten Zentrum für Psychosomatische Medizin an der Universität Gießen. Ich arbeitete in zahlreichen wissenschaftlichen und politischen Projekten mit ihm zusammen. 1993 gründete ich den Psychosozial-Verlag und wurde wenig später Verleger von manchen seiner Bücher. Ich habe Horst-Eberhard Richter also in ganz unterschiedlichen Situationen und aus ganz verschiedenen Perspektiven erlebt.

Biografisches

Horst-Eberhard Richter wurde am 28. April 1923 in Berlin geboren und wuchs als Einzelkind auf. Seine Mutter schilderte er als eine sehr emotionale Frau, die sich stark an ihn geklammert habe. Seinen Vater, ein erfolgreicher Ingenieur bei Siemens, erlebte Richter als »stillen, in sich gekehrten Grübler«. Nach dem Arbeitsdienst wurde Richter mit 18 Jahren zum Militär eingezogen und diente in einem Artillerieregiment an der Front in Russland.

Kurz vor der Verlegung seiner Truppe nach Stalingrad erkrankte er und entging so dem sicheren Tod. Mit 22 Jahren geriet er in Kriegsgefangenschaft und erfuhr erst nach seiner Rückkehr nach Berlin vom Tod seiner Eltern. Sie waren zwei Monate nach Kriegsende von zwei betrunkenen Russen grausam ermordet worden. Trotz dieses traumatischen Schocks setzte er sein bereits während des Krieges begonnenes Studium der Medizin, Philosophie und Psychologie in Berlin mit großem Elan fort. Noch während des Studiums heiratete er und hatte mit seiner Frau Bergrun drei Kinder.

1948 promovierte Richter zum Doktor der Philosophie mit einer Arbeit über den Schmerz, die erst kürzlich wiederentdeckt und veröffentlicht wurde (Richter, 2023). Richter griff sein Promotionsthema 30 Jahre später in seinem Buch *Der Gotteskomplex* (Richter, 1979) wieder auf.

Nur ein Jahr nach seiner philosophischen Promotion promovierte er zum Doktor der Medizin. Parallel hatte er seine psychoanalytische Ausbildung am Berliner Psychoanalytischen Institut begonnen.

Bereits fünf Jahre nachdem er sie abgeschlossen hatte, wurde er Leiter dieses Instituts und übte diese Funktion drei Jahre lang aus, bis er 1962 auf den ersten deutschen Lehrstuhl für Psychosomatische Medizin nach Gießen berufen wurde.

Im gleichen Jahr gründete er das Gießener Psychoanalytische Institut, das heute den Namen »Horst-Eberhard-Richter-Institut für Psychoanalyse und Psychotherapie« trägt. Im Alter von 41 Jahren wurde er 1964 zum Vorsitzenden der Deutschen Psychoanalytischen Vereinigung (DPV) gewählt – ein Amt, das er bis 1968 innehatte.

Richter wirkte auch bei der Vorbereitung der neuen ärztlichen Approbationsordnung von 1970 mit. Es gelang, Psychosomatik und Psychotherapie, Medizinische Psychologie und Medizinische Soziologie als Pflichtfächer in der neuen Studienordnung zu verankern. So konnten in den nächsten Jahren eine ganze Reihe von Psychoanalytikerinnen und Psychoanalytikern an deutschen medizinischen Fakultäten Lehrstühle besetzen.

Die Erfindung der psychoanalytischen Familientherapie

Als Richter nach Gießen kam, brachte er bereits die theoretische Grundlage für seine gesamte weitere Arbeit mit: das Manuskript seines Buches *Eltern,*

Kind und Neurose (Richter, 1963). Schon als Kinderpsychotherapeut in einem Berliner Kinderkrankenhaus hatte Richter eine psychoanalytische Theorie entwickelt, die kindliches Fehlverhalten als symptomatischen Ausdruck eines unbewussten Konflikts verstand, unter dem die Eltern oder die ganze Familie litten.

»Die Rolle des Kindes« – so schrieb Richter (ebd., S. 73) damals – »bestimmt sich also aus der Bedeutung, die ihm im Rahmen des elterlichen Versuches zufällt, ihren eigenen Konflikt zu bewältigen«. Welche spezifischen Rollen dem Kind in der Familie zugewiesen werden können, hat Richter in seinem Buch ausführlich beschrieben und typische Familienkonstellationen mit eingängigen Begriffen charakterisiert, wie die »angstneurotische Familie« (Stichwort: »Sanatorium«), die »hysterische Familie« (Stichwort: »Theater«) und die »paranoide Familie« (Stichwort: »Festung«).

Als Richter 1970 sein zweites grundlegendes Buch zur psychoanalytischen Familientherapie *Patient Familie* veröffentlichte, war er bereits ein bekannter Autor, und die psychoanalytische Familientherapie, als deren Nestor er in Deutschland gelten kann, befand sich auf dem besten Wege, ein einflussreiches psychotherapeutisches Konzept zu werden. Das beziehungsdynamische Denken bildete die theoretische Grundlage für Richters gesamtes weiteres Schaffen. Welchen Themen er sich in den folgenden Jahrzehnten auch zuwandte, seine Erkenntnisse über die unbewusste Dynamik in der Eltern-Kind-Beziehung bildeten eine verlässliche theoretische Basis, auf die er immer wieder zurückgriff. So basiert beispielsweise auch seine Analyse des Freund-Feind-Denkens in den internationalen Beziehungen auf diesem Konzept.

In der Entwicklung der Psychoanalyse spielte die Selbstanalyse ihres Begründers Sigmund Freud eine wichtige, wenn nicht die entscheidende Rolle. Ebenso ist für Richter die selbstanalytische Auseinandersetzung mit seiner eigenen Familie, mit den Rollenerwartungen seiner Eltern an ihn und den daraus resultierenden psychischen Schwierigkeiten für die Entwicklung seines familiendynamischen Konzepts von entscheidender Bedeutung.

In seiner ersten Autobiografie *Die Chance des Gewissens* (1986, S. 18) beschreibt er, dass seine Herkunftsfamilie ganz dem Typus der angstneurotischen Familie (Stichwort: »Sanatorium«) entspreche, den er in seinem Buch *Patient Familie* entworfen hatte. Zudem habe sich seine Mutter an ihn als Einzelkind geklammert, sodass er »die größte

Mühe [hatte], mit der in *Eltern Kind und Neurose* porträtierten Ersatzpartnerrolle halbwegs fertig zu werden« (ebd.). Beeindruckend ist die Offenheit, mit der er über die problematischen Seiten seiner Familie, über sein eigenes Leiden und seine eigene Verletzlichkeit spricht, ohne dabei wehleidig, larmoyant oder exhibitionistisch zu wirken.

Selbstanalyse und Selbstreflexion führten Richter nicht zu einer ausschließlichen Betrachtung des eigenen Leidens und damit zu Selbstbespiegelung und Selbstgenügsamkeit. Er nahm seine eigenen Gefühle zwar ernst, betrachtete sie jedoch als Reaktion auf die ihn umgebende soziale Gemeinschaft, d. h., er wandte sein Interesse wieder von seinem Selbst ab und der Umgebung zu. In dieser Pendelbewegung zwischen Außen und Innen bewegte er sich speziell als Forscher und Psychotherapeut. Richter erweiterte das Konzept der Gegenübertragung, die sich ursprünglich allein auf die Zwei-Personen-Beziehung der Psychoanalyse bezog, auf soziale Situationen und systematisierte es mit seinem »introspektiven Konzept« (Richter, 1974, 1977). Damit entwickelte er völlig neue Perspektiven für die psychoanalytische Erforschung größerer sozialer, politischer und gesellschaftlicher Verhältnisse. Diese systematische Berücksichtigung der eigenen Person und ihrer Verwicklungen mit den Personen des professionellen und gesellschaftlichen Umfeldes ist das besondere Kennzeichen seiner Arbeitsweise.

Der Weg zu Psychosomatik und Psychoanalyse

Für Richters Hinwendung zur Psychosomatik und die Entwicklung seiner eigenen Theorien und seines Menschenbildes spielten seine eigenen Krankheiten eine zentrale Rolle. Während seiner Zeit als Soldat im Zweiten Weltkrieg erkrankte er zweimal auf schicksalhafte Weise. Das erste Mal befand er sich mit seiner Truppe auf dem Vormarsch auf Stalingrad, als er an Diphtherie erkrankte und der Truppenarzt ihn ins Lazarett schickte. »So wurde ich ahnungslos vor der Katastrophe bewahrt, die meinen Kameraden bevorstand, die direkt in den Todeskessel von Stalingrad hineinmarschierten« (Richter, 2000, S. 22f.). Seine Krankheit und der Arzt, der sie erkannte und angemessen reagierte, retteten ihm das Leben.

Bei seiner zweiten Erkrankung kam er unmittelbar mit dem Gedankengut der psychosomatischen Medizin in Berührung (Rimpau, 2023). Im Rahmen einer Vortragsreihe an der Universität Gießen mit dem Titel

»Emeriti erinnern sich« rekapituliert er dieses Ereignis rückblickend wie folgt:

> »1944 lagen hinter mir zwei Jahre als Soldat zunächst an der Russlandfront. Richtkanonier in der Artillerie bis kurz vor Stalingrad. Dann Studienurlaub. Überwechseln in eine medizinische Studentenkompanie. Dort hatte ich ein Schlüsselerlebnis, das mich zur Psychosomatischen Medizin führte. Nach einer kränkenden Drangsalierung durch einen Hauptfeldwebel erwachte ich eines Morgens mit sehr starken Schmerzen in verschiedenen Gelenken und leichtem Fieber. Eine Blutsenkung von 100/114 war zum Glück ein untrüglicher objektiver Krankheitsnachweis. Im Lazarett geriet ich an den Stabsarzt Werner Hollmann, einen Schüler Viktor von Weizsäckers. Der entlockte mir in einem ausführlichen Gespräch die angestaute kochende Wut, die meiner Krankheit vorausgegangen war. Er gab mir noch zu weiteren entlastenden Gesprächen Gelegenheit. Obwohl mein rheumatisches Fieber nur langsam abklang, war ich innerlich wie befreit. Hollmann ließ mich manchen seiner Gespräche mit kranken Soldaten beiwohnen. Ich war fasziniert, wie er sich in die Ängste, in traumatische Erlebnisse, in die Resignation der Patienten im Hintergrund ihrer Krankheiten einfühlen konnte. Durch Hollmann gelangte ich an die psychosomatischen Fallgeschichten Weizsäckers in dessen großartigem Buch ›Klinische Vorstellungen‹. Bis heute bin ich so etwas wie ein Weizsäckerianer in dem Sinne geblieben, dass ich mich bemüht habe, die psychische Innenseite der verschiedensten Krankheiten auch jenseits der Neurosen und anderer psychogenen Störungen zu verstehen« (Richter, 2005, S. 5).

Im Gespräch mit dem Psychosomatiker Werner Hollmann erfährt Richter die heilende Wirkung des psychotherapeutischen Gesprächs. Zugleich wird ihm bewusst, dass er sich durch die »Drangsalierung« des Hauptfeldwebels erniedrigt und gekränkt fühlte, aber in seiner Position als Untergebener keine Chance sah, sich dagegen aufzulehnen. So blieb ihm als Ausweg nur die »Flucht in die Krankheit«.

Der seelische Schmerz, den er in dieser Episode erleidet, besteht in dem Gefühl narzisstischer Kränkung, Ohnmacht und Demütigung. In seinem wissenschaftlichen Werk wird Richter immer wieder auf Gefühle der hilflosen Ohnmacht und der narzisstischen Kränkung zurückkommen. Das dafür maßgebliche psychoanalytische Konzept des Narzissmus steht im Mittelpunkt vieler seiner Arbeiten. So heißt sein erstes programmatisches

Werk zur Eltern-Kind-Beziehung »Die narzißtischen Projektionen der Eltern auf das Kind« (Richter, 1960). Und auch im *Gotteskomplex* (Richter, 1979), den er auch als »Ohnmachts-Allmachts-Komplex« charakterisiert, steht der Narzissmus im Mittelpunkt.

Als Richter aus der Kriegsgefangenschaft nach Berlin zurückkehrte, wurde er mit der Nachricht konfrontiert, dass seine Eltern nach Kriegsende bei einem Spaziergang von betrunkenen russischen Soldaten ermordet worden waren. Dieses traumatische Ereignis warf ihn seelisch und körperlich aus der Bahn. Er erkrankte an einer Lungenentzündung, die er rückblickend als heilendendes »Krank-sein-Können« (Richter, 2000, S. 272) deutet.

> »Mein Zusammenbruch 1946 bei der Heimkehr, als kein Heim mehr da war, kein Mensch aus meiner Nähe – da war die Lungenentzündung eine rettende Regression gewesen. Ich hatte die Hilfe von Menschen gebraucht, die mich auffingen, pflegten, bis ich mich wieder aufrichten konnte. Und dann benötigte ich die drei Jahre meiner Doktorarbeit über den Schmerz, in denen ich mit mir selbst über mein Elend und meine Schuld sprechen konnte. Ich selber war es gewesen, der beide Eltern zur Flucht aus dem bombengefährdeten Berlin gedrängt hatte, wo sie vermutlich unversehrt hätten überleben können« (ebd., S. 273).

Das »Schuldgefühl des Überlebens«, von dem der Psychiater und Psychoanalytiker William Niederland (1980) spricht, hat auch Richter empfunden, dann aber die produktive Kraft von Schuldgefühlen erkannt und in praktisches Handeln umgesetzt.

So wie für Freud die Analyse der eigenen Träume, Fehlleistungen und Ängste eine zentrale Inspirationsquelle für seine Theorie der Psychoanalyse war, so basiert Richters Nachdenken über den seelischen Schmerz auf der Auseinandersetzung mit eigenen Schuldgefühlen und eigenen Leiderfahrungen.

Richter begann seine philosophische Dissertation 1946 im Alter von 23 Jahren und schloss sie 1948 im Alter von 25 Jahren ab. Zu den Motiven für dieses Doppelstudium schreibt er:

> »Trotz aller äußeren Widrigkeiten trieb ich mein Medizinstudium und die Vorbereitung meiner philosophischen Dissertation zum Thema ›Die Phänomenologie des Schmerzes‹ voran. Mit dieser Arbeit verfolgte ich

zwei Interessen, deren eines ich erst nachträglich voll verstanden habe. Es war das Bedürfnis, für das aus dem Krieg mitgebrachte Gefühl von Trauer und Schuldgefühlen, das ich unausgesprochen in mir verbarg, Begriffe zu finden« (Richter, 2000, S. 73).

Der Begriff, den Richter damals fand, war der des Schmerzes. Im *Gotteskomplex* hingegen verwendet er fast ausschließlich den Begriff des Leidens. Was ist der Unterschied zwischen diesen beiden Begriffen? Schmerz ist eine unmittelbare Sinneswahrnehmung, die sowohl physischer als auch psychischer Natur sein kann. Schmerz zeichnet sich durch seine Unmittelbarkeit und Plötzlichkeit aus. Leiden hingegen bezeichnet eine psychische Reaktion auf Schmerz und umfasst ein länger andauerndes Erleben. Es ist keine direkte Sinneswahrnehmung, sondern stellt die psychische Verarbeitung des Schmerzes dar, bei der Gefühle, Gedanken und deren Kommunikation oder Nicht-Kommunikation mit anderen eine Rolle spielen. Der Leidende versucht, dem Schmerz einen Sinn zu geben.

Mit seiner Dissertation über den Schmerz war zudem die Suche nach einem Menschenbild verbunden, das »von der Verleugnung, der Verachtung und der projektiven Umfälschung der Leidensseite des Menschen [gereinigt war]« (ebd.).

Tatsächlich ist Richter an zahlreichen Stellen seines Werks auf den Grundgedanken, den er bereits in seiner Dissertation über den Schmerz herausgearbeitet hat, zurückgekommen. Exemplarisch untersucht hat er ihn immer wieder an den Rollenmustern der Geschlechter und dem entsprechenden Krankheitsverhalten. Während zum männlichen Rollenklischee Angstunterdrückung, Demonstration von Selbstbewusstsein, Stärke, Dominanz und Ehrgeiz (Richter, 1973, S. 294) gehören, zeichnet sich das weibliche Rollenmuster durch offen eingestandene Ängstlichkeit, Neigung zu Depressivität, Klagsamkeit und emotionale Beeinflussbarkeit aus.

Klinisch beobachtete er in der Paartherapie eine »Leidensfähigkeit der Frau« (Richter, 1974, S. 30) und fand dafür auch empirische Belege in Untersuchungen mit dem Gießen-Test (Richter & Wirth, 1978). Er interpretierte die im Vergleich zum Mann erhöhte Ängstlichkeit, Depressivität und Klagsamkeit der Frau als emotionale Sensibilität, die sie empfänglicher für zwischenmenschliche Beziehungen, die Bedürfnisse anderer Menschen und die eigene körperliche und seelische Belastung mache.

Das heroische Männlichkeitsideal der »maximalen Frustrationstoleranz« und der Leidensverleugnung führe hingegen zu einer »Unfähigkeit zu leiden« und mache die Männer anfälliger für Herzinfarkte, Risikoverhalten, Unfälle und die projektive Abfuhr destruktiver Impulse auf äußere Feinde. Richters Auseinandersetzung mit den Themen Schmerz, Leiden und Verletzlichkeit, die er bereits in seiner Dissertation begonnen hat, ist ein zentraler Schlüssel zu seinem Gesamtwerk, das sowohl sein publizistisches Wirken als Autor zahlreicher Bücher und Artikel als auch sein Engagement als Initiator, Kommentator und Wegbegleiter sozialtherapeutischer Projekte und friedenspolitischer Initiativen umfasst.

»Erinnern hilft vorbeugen«

Die erinnernde Bearbeitung der nationalsozialistischen Vergangenheit stellte das zentrale Motiv für Richters politisches Engagement dar. Schon mit *Eltern, Kind und Neurose* hatte er ein theoretisches Konzept formuliert, mit dem die unbewusste Verstrickung der Generationen, die transgenerationale Weitergabe von Traumata und von unbewussten Konflikten, psychoanalytisch verstanden werden konnte. Der Begriff der transgenerationalen Weitergabe sollte erst viele Jahre später von der Holocaustforschung geprägt werden, aber die zugrundeliegende Psycho- und Beziehungsdynamik wurde von Richter bereits Anfang der 1960er Jahre konzeptuell begriffen.

Bemerkenswert ist allerdings, dass sich Richter damals der übergreifenden geschichtspolitischen Bedeutung seines Eltern-Kind-Konzepts nicht bewusst war. Der Holocaust und die anderen Verbrechen des Nationalsozialismus waren in den unmittelbaren Nachkriegsjahren noch so weit aus dem allgemeinen Bewusstsein verdrängt, dass sie nicht thematisiert werden konnten.

Erst im Zusammenhang mit der Nachrüstungsdebatte und dem erneuten Wettrüsten zwischen NATO und Warschauer Pakt Anfang der 1980er Jahre wurden Richter die Erinnerungen an die Gräuel des Zweiten Weltkrieges, seine eigenen Kriegserlebnisse und die Unmenschlichkeit des Nationalsozialismus wieder bewusst. Rückblickend vermutet Richter, dass er bereits bei der Wahl seines Dissertationsthemas »eine Möglichkeit [gesucht hatte], mich mit meiner persönlichen Depression, aber zugleich mit der Ideologie des Nazi-Heroismus und deren Version des Opfer-Mythos auseinander zu setzen – ein Problem, das mich nie mehr losgelassen hat«

(Richter, 2000, S. 69f.). Das sei aber geschehen, »ohne mir dessen von Anfang an bewusst zu sein« (ebd., S. 69).

Richter verband die Aufarbeitung der NS-Zeit mit dem Kampf gegen das Wettrüsten. Er prägte das Motto »Erinnern hilft vorbeugen«. Die Erinnerung an die deutschen Verbrechen war für ihn die wichtigste Voraussetzung, um den Willen zur Abrüstung glaubhaft vertreten zu können. Umgekehrt führte ihn sein aktives Eintreten für die Abschaffung der Atomwaffen fast zwangsläufig in die Auseinandersetzung mit der NS-Zeit. Er war überzeugt: Die trauernde Aufarbeitung der traumatischen Vergangenheit kann den Einzelnen und die Gemeinschaft von dem Zwang befreien, die alten Traumata wiederholen zu müssen. Gleichzeitig eröffnen sich neue Denk- und Handlungsräume. Ab 1980 engagierte er sich in der Friedensbewegung und war 1981 einer der maßgeblichen Mitbegründer der westdeutschen Sektion der Ärzte gegen den Atomkrieg (IPPNW). Sein Motto »Erinnern hilft vorbeugen« wurde von der IPPNW als Slogan übernommen.

Vom »Prothesengott« zum »Gotteskomplex«

Sigmund Freud (1930a [1929]) hat in seinem berühmten Essay *Das Unbehagen in der Kultur* die religiösen Vorstellungen von Gott als Kompensationsversuch für die kindliche Hilflosigkeit des Menschen interpretiert. Die Götter verkörpern die Idealvorstellung von Allmacht und Allwissenheit. Indem sich der Mensch mithilfe von Wissenschaft und Technik diesem Ideal annähert, ist er »sozusagen eine Art Prothesengott« (ebd., S. 451) geworden.

Diese theoretische Figur taucht im *Gotteskomplex* wieder auf und wird zu einer Psychoanalyse des Zeitgeistes verdichtet. Richters weit ausholende These setzt beim Übergang von der religiösen Geborgenheit des Mittelalters zur aufgeklärten Neuzeit an. Das Phänomen, das er als »Gotteskomplex« bezeichnet, ist eine besondere Form narzisstischer Störung, die im *Zeitalter des Narzißmus* (Lasch, 1995) zu einer zeittypischen seelischen Krankheit wird, an der viele Individuen leiden, die aber auch das Denken der Moderne generell prägt.

In der Auseinandersetzung mit der Geschichte der neueren Philosophie entwickelt Richter ein Menschenbild, das die Schattenseiten des Lebens – Alter, Krankheit, Verletzlichkeit, Schwäche, »Leidanfälligkeit,

Zerbrechlichkeit« (Richter, 2000, S. 274), Ohnmacht und Tod – als zentrale Bestandteile des menschlichen Lebens versteht. Alle Versuche, diese »verdrängte Kehrseite, die unterdrückte negative Identität unserer Zivilisation« (Richter, 1986, S. 192) durch die Überbetonung der entgegengesetzten Eigenschaften – Jugendlichkeit, Gesundheit, Fitness, Stärke, Macht und Todesverachtung – zu verleugnen, bezeichnet er als »die Krankheit, nicht leiden zu können« (ebd., S. 127).

Aber: *Wer nicht leiden will, muss hassen* (Richter, 1993), und sucht sich dafür Sündenböcke, auf die er seine eigenen verleugneten schwachen Seiten projizieren kann, lautet die psychoanalytisch fundierte Schlussfolgerung. Im modernen Fortschrittsglauben, im quasi-religiösen Glauben an Wissenschaft und Technik, insbesondere an die Medizin, im Vertrauen auf die eigene militärische Überlegenheit, aber auch im alltäglichen Jugendlichkeits- und Fitnesskult, sah Richter eine Abwehr von Leiden, Ohnmachtsgefühlen und Todesängsten. In seiner Kritik am Jugendlichkeits- und Fitnesskult erkannte er schon damals eine Problematik, die wir heute unter dem Stichwort der »Selbstoptimierung« diskutieren.

Richter unterscheidet drei Techniken der »Leidensausschaltung« (Richter, 1979, S. 129):

1. Die *Leidensvernichtung*, die in dem Versuch besteht, »das Leiden als ein von außen gemachtes Übel dadurch zu vernichten, daß man seinen bösen Urheber draußen bekämpft« (ebd., S. 129f.). Das Leiden wird in »projektiven Hass« (ebd.) verwandelt. Beispiele für diese Strategie sind Hexenverfolgung, Antisemitismus, Rassismus und alle Formen der Verfolgung von Sündenböcken, mit deren Vernichtung man sich von allem Leid zu befreien glaubt.
2. Die zweite Technik der Leidensvernichtung ist die *Leidensverleugnung*. Sie zeichnet sich dadurch aus, dass das Leiden durch hysterisches Theater überspielt wird. Eine permanente Partystimmung liefert Ersatzbefriedigungen, die das Leiden verharmlosen und verleugnen.
3. Die dritte Technik besteht in der *Leidensverachtung*, d. h. in dem Versuch, »sich über das Leiden zu erheben, es in heroischer Weise zu überwinden« (ebd., S. 130). Diese Strategie gipfelt in der »heroischen Bezwingung des Todes« (ebd., S. 185), die jedoch illusorisch bleiben muss. »Die Demonstration von Todesverachtung ist mithin in aller Regel nur eine Überkompensation des Gegenteils, nämlich einer ganz besonders schlimmen Sterbeangst« (ebd., S. 186).

Das Bewusstsein von der Unausweichlichkeit des Todes – sowohl des eigenen als auch des Todes anderer – und die Angst vor dem Tod sind nach Richter ein anthropologisches Wesensmerkmal des Menschen, das einen ganz erheblichen Einfluss auf das bewusste und unbewusste Seelenleben und die Lebenseinstellungen hat. Von Kindheit an und über die gesamte Lebensspanne hinweg trägt das Wissen um den Tod entscheidend zur psychischen Entwicklung bei und wirkt als existenzielle Herausforderung für die Gestaltung und Entwicklung der psychischen Innenwelt.

Richters Theorie findet Bestätigung in Überlegungen, die Thomas Fuchs angestellt hat. Er spricht von einer »existenziellen Vulnerabilität« (Fuchs, 2020, S. 100) des Menschen, die er in einer »besonderen Empfindlichkeit für die Konflikte und Widersprüche der Existenz« (ebd.) begründet sieht. Diese existenzielle Vulnerabilität macht ihn »anfällig für bestimmte Situationen, nämlich Grenzsituationen, in denen diese Widersprüche unabweisbar werden und zur Dekompensation und schließlich zur Erkrankung führen« (ebd., S. 101). Eine solche Grenzsituation stellt auch der Tod dar, der zu einem *Leiden an der Sterblichkeit* (Fuchs, 2002) führt. Das Wissen um die (eigene) Sterblichkeit kann eine bewusstere Lebensführung erlauben, stellt aber auch eine Verletzbarkeit dar, weil die Frage nach dem Sinn des Lebens aufgeworfen wird, die zu Depression und Verzweiflung führen kann.

Auch Jan Assmann (2000, S. 14) sieht im Bewusstsein des Todes einen Faktor, der die Verletzbarkeit des Menschen begründet, der jedoch auch zur Quelle von Kreativität werden kann. Indem das Wissen um die Unausweichlichkeit des eigenen Todes mit Sinn ausgestattet wird, wird es zu einem »Kultur-Generator ersten Ranges« (ebd.). »Ein wichtiger Teil unseres Handelns, und gerade der kulturell relevante Teil, Kunst, Wissenschaft, Philosophie, Wohltätigkeit, entspringt dem Unsterblichkeitstrieb, dem Trieb, die Grenzen des Ich und der Lebenszeit zu transzendieren« (ebd., S. 14f.). In Richters Leben spielten Kunst, Wissenschaft, Philosophie und Wohltätigkeit die zentrale Rolle.

Die Aufgabe: Überwindung der psychischen und sozialen Selbstspaltung des Menschen

Richter begnügt sich nicht mit der Analyse, sondern entwickelt auch Vorstellungen davon, wie der Gotteskomplex überwunden werden könnte. Er sieht die Aufgabe darin, die Spaltung in einen schwachen, ohnmächtigen, verletzlichen Teil und einen starken, omnipotenten, heroischen Teil zu überwinden. Diese Spaltung findet zum einen auf der individuellen innerpsychischen Ebene statt.

Die heroischen, grandiosen und omnipotenten Persönlichkeitsanteile müssen innerpsychisch überwunden werden. Dabei geht Richter im Einklang mit psychoanalytischen Theorien davon aus, dass seelische Spannungen nie gänzlich aufgehoben werden können. Vielmehr schwebt ihm vor, dass sich das »Selbstverständnis auf mittlerer Höhe zwischen kläglicher Insuffizienz und überkompensatorischer Großartigkeit« (Richter, 1986, S. 248) einpendeln sollte. Insofern vertritt Richter eine Ethik der Mäßigung.

Zum anderen geht es um die Überwindung und Versöhnung von Spaltungen, die auf gesellschaftlicher Ebene zwischen verschiedenen Gruppen bestehen, indem man sich in den schwachen oder auch negativ bewerteten Anteilen des Anderen wiedererkennt. Dies gilt z. B. für das Verhältnis der Generationen, für das Verhältnis der Geschlechter, aber auch für das Verhältnis der Mehrheitsgesellschaft zu sozialen Außenseiter- und Randgruppen, wie es Richter im Projekt »Siedlung Eulenkopf« praktiziert hat (Wirth, 2023).

Auch die wechselseitigen projektiven Feindbilder zwischen Nationen können im Dialog bearbeitet werden, wie wir es in unserem Projekt »Russen und Deutsche« (Richter & Wirth, 1991) untersucht haben. Obwohl russische Soldaten seine Mutter vergewaltigen wollten und – als sein Vater seine Frau verteidigte – beide Eltern ermordeten, suchte Richter die Versöhnung mit Russland.

Zur Zeit unseres Projekts »Russen und Deutsche« aber war Michail Gorbatschow an der Macht. Die Zeichen standen auf Annäherung, Entspannung und Versöhnung. Der Untertitel des Buches, das aus diesem Projekt hervorging (Richter, 1990), lautete dementsprechend: *Alte Feindbilder weichen neuen Hoffnungen*. Die Frage, welche Analyse und welche Haltung Richter heute zu Putins Krieg gegen die Ukraine einnehmen würde, muss unbeantwortet bleiben.

Grundsätzlich geht es Richter darum, die verdrängte Kehrseite in das eigene Selbstbild und in das Menschenbild zu integrieren – also um einen Prozess der Selbstreflexion. Dieser wird nicht als rein kognitiver Vorgang begriffen, sondern schließt kognitive, emotionale und soziale Prozesse ein. Nach der »jahrhundertelange[n] Diskriminierung der Emotionalität« (Richter, 1979, S. 247) gelte es, der »Logik des Herzens« (Pascal) und der »Logik der Emotionalität« (ebd., S. 248) zu folgen, die auf dem »Urphänomen der Sympathie« (ebd., S. 247) beruhe. Dieser Prozess der Selbstreflexion müsse zugleich ein sozialer Prozess sein, bei dem der einfühlende Umgang mit gesellschaftlichen »Außenseiter-Kulturen« (ebd., S. 250) dazu führt, dass deren »gesellschaftlich wichtige Regenerationsimpulse« (ebd.) aufgegriffen werden. Das Menschenbild, das Richter entwickelt, beschreibt die wechselseitige Sympathie, die Fähigkeit zum Mitfühlen als eine anthropologisch gegebene Grundeigenschaft des Menschen. »Die Sympathie ist also von vornherein da« (ebd., S. 255).

Vulnerabilitätsbewusstsein und Leidensfähigkeit

Richters Menschenbild der »Leidensfähigkeit« findet in jüngerer Zeit Unterstützung durch die noch relativ junge Vulnerabilitätsforschung (Burghardt et al., 2017; Aktas, 2020; Burghardt & Krebs, 2022; Dederich & Zirfas, 2022). Die gemeinsame Einsicht besteht darin, Leiden und Vulnerabilität als Grundtatsachen menschlichen Lebens zu begreifen. Sie können nicht abgeschafft, sondern nur im Prozess des Annehmens gemildert, transformiert und auf ihre möglicherweise indirekte »Heilsamkeit« hin befragt werden. So kann z.B. eine Krankheit, wenn sie angenommen wird, eine regenerative Kraft entfalten.

Alle Versuche, Leiden und Verletzlichkeit durch technische Mittel, durch Heroismus, durch »göttliche Prothesen« oder durch Stärkung der Resilienz zu überwinden, erzeugen oft das Gegenteil, nämlich neues Leid, neuen Schmerz und neue Verwundbarkeiten. So führt die Hochleistungsmedizin häufig dazu, dass »lebensverlängernde Maßnahmen [...] zu einer Verlängerung des Leidens oder zu einer (zumindest subjektiv so empfundenen) Entwürdigung Sterbender« führen (Burghardt et al., 2017, S. 11).

Ausgelöst durch die Pandemie, den Krieg gegen die Ukraine, die Klimakatastrophe und den Rechtspopulismus hat der Begriff der Verletzlichkeit sowohl in die öffentliche als auch in die psychologische und sozialwissenschaftliche Diskussion Eingang gefunden (Wirth, 2022). Der Medizinethiker Giovanni Maio (2024) entwickelt eine *Ethik der Verletzlichkeit*.

Es gilt, Leiden und Verletzlichkeit als anthropologische Kategorien in unser Menschenbild zu integrieren und ihren Widerfahrnischarakter zu akzeptieren. Das bedeutet nicht, Leiden, Schmerz, Verwundbarkeit, Traumata klaglos hinzunehmen oder gar sie als ethisch besonders wertvolle Eigenschaften zu idealisieren. Der Schutz vulnerabler Menschen ist ebenso notwendig wie präventive Maßnahmen zur Verhinderung von Traumatisierungen. Aber Leiden und Verwundbarkeit markieren immer auch einen wertvollen und sinnvollen Zustand, in dem sich Humanität ausdrückt. Hartmut Rosa (2020, S. 8) schreibt in seinem Buch *Unverfügbarkeit*: Gerade in »der Begegnung mit dem *Unverfügbaren* [entstehen] Lebendigkeit, Berührung und wirkliche Erfahrung«.

Richter entwirft ein Bild des Menschen, das seine existenzielle Verletzlichkeit in den Mittelpunkt stellt. Damit entwickelt er ein Gegenmodell zu Stärkekult, Gewalt- und Allmachtsphantasien, wie sie den heroischen Männlichkeitsidealen entsprechen. Richter hat die pathogene Wirkung heroischer Idealisierungen erkannt. Sie führen dazu, dass das Schwache, Verletzliche, Sensible, Weiche abgewertet und damit verdrängt wird. Daraus entwickelt er die Gegenthese, dass die Integration gerade dieser schwachen Seiten zu einer Humanisierung beiträgt. Es ist ihm wichtig, »Schwachheit und Verletzlichkeit als wertvollen Teil des Selbst zu hüten« (Richter, 1986, S. 25).

Wer seine eigene Verletzlichkeit und Unzulänglichkeit akzeptiert, kann auch die Unzulänglichkeiten und Schwächen seiner Mitmenschen leichter tolerieren und gerade deshalb offener auf sie zugehen.

Richter war in den 1970er und 1980er Jahren einer der einflussreichsten psychoanalytischen und sozialkritischen Autoren im deutschsprachigen Raum. Vor allem in den helfenden Berufen und in den Neuen Sozialen Bewegungen fanden seine Ideen große Resonanz.

Sein Werk spiegelt die Aufbruchstimmung wider, die sich seit Beginn der 1970er Jahre in den westlichen Industriegesellschaften ausbreitete und in den Neuen Sozialen Bewegungen ihren Ausdruck fand. Diese waren geprägt von der Einsicht in die Gefahren einer zunehmenden Technisierung, Rationalisierung, Instrumentalisierung und Funktionalisierung aller Lebensbereiche – Jürgen Habermas (1981) spricht von der »Kolonialisierung der Lebenswelt« – und zugleich von der Hoffnung auf das emanzipatorische Potenzial von Selbstbestimmung und der »Initiativen von unten«. Richter sympathisierte mit der Frauen-, der Ökologie- und der Anti-Atomkraft-Bewegung und engagierte sich besonders intensiv in der Initiativgruppen- und in der Friedensbewegung. All diese ökologisch-emanzipatorischen Bewegungen finden sich heute in der Klimabewegung wieder. Sie alle eint das Bewusstsein der Verletzlichkeit allen Lebens auf diesem Planeten.

Aus Sicht dieser Neuen Sozialen Bewegungen – so könnte man mit Richter formulieren – wird die Überwindung des »Gotteskomplexes« zur Überlebensfrage der Menschheit. In einer Zeit, in der die Existenz der Menschheit durch die Klimakatastrophe bedroht ist, wird deutlich, wie aktuell das Menschenbild ist, das Horst-Eberhard Richter im *Gotteskomplex* und eben auch schon in seiner philosophischen Dissertation *Der Schmerz in phänomenologischer Klassifikation* formuliert hat.

Literatur

Aktas, U. (Hrsg.). (2020). *Vulnerabilität. Pädagogisch-ästhetische Beiträge zu Korporalität, Sozialität und Politik*. transcript. https://doi.org/10.1515/9783839454442

Assmann, J. (2000). *Der Tod als Thema der Kulturtheorie. Todesbilder und Todesriten im Alten Ägypten*. Suhrkamp.

Burghardt, D., Dederich, M., Dziabel, N., Höhne, T., Lohwasser, D., Stöhr, R. & Zirfas, J. (2017). *Vulnerabilität. Pädagogische Herausforderungen*. Kohlhammer.

Burghardt, D. & Krebs, M. (Hrsg.). (2022). *Verletzungspotenziale. Kritische Studien zur Vulnerabilität im Neoliberalismus*. Psychosozial-Verlag.

Dederich, M. & Zirfas, J. (Hrsg.). (2022). *Glossar der Vulnerabilität*. Springer VS.

Freud, S. (1930a [1929]). *Das Unbehagen in der Kultur. GW XIV*, S. 419–506.

Fuchs, T. (2002). Leiden an der Sterblichkeit. In ders., *Zeit-Diagnosen. Philosophisch-psychiatrische Essays* (S. 95–109). Die Graue Edition.

Fuchs, T. (2020). Warum gibt es psychische Krankheit? *Paragrana. Internationale Zeitschrift für Historische Anthropologie, 29*(2), 99–113.

Habermas, J. (1981). *Theorie des kommunikativen Handelns*. Suhrkamp.

Lasch, C. (1995). *Das Zeitalter des Narzißmus*. Hoffmann & Campe.

Maio, G. (2024). *Ethik der Verletzlichkeit*. Herder.

Niederland, W. G. (1980). *Folgen der Verfolgung: Das Überlebenden-Syndrom, Seelenmord*. Suhrkamp.

Richter, H.-E. (1960). Die narzißtischen Projektionen der Eltern auf das Kind. *Jahrbuch der Psychoanalyse, 1*, 62–81.

Richter, H.-E. (1963). *Eltern, Kind und Neurose. Zur Psychoanalyse der kindlichen Rolle in der Familie*. Rowohlt.

Richter, H.-E. (1970). *Patient Familie. Entstehung, Struktur und Therapie von Konflikten in Ehe und Familie*. Rowohlt (Neuauflage 2007 Psychosozial-Verlag).

Richter, H.-E. (1972). *Die Gruppe. Hoffnung auf einen neuen Weg, sich selbst und andere zu befreien. Psychoanalyse in Kooperation mit Gruppeninitiativen*. Rowohlt (erweiterte Neuauflage 1998 Psychosozial-Verlag).

Richter, H.-E. (1973). Konflikte und Krankheiten der Frau. In D. Claessens & P. Milhofer (Hrsg.), *Familiensoziologie. Ein Reader zur Einführung* (S. 293–308). S. Fischer Athenäum.

Richter, H.-E. (1974). *Lernziel Solidarität*. Rowohlt (erweiterte Neuauflage 1998 Psychosozial-Verlag).

Richter, H.-E. (1976). *Flüchten oder Standhalten*. Rowohlt (Neuauflage 1996 Psychosozial-Verlag).
Richter, H.-E. (1977). Randgruppenarbeit und »introspektives Konzept«. In F. Barabas, T. Blanke, C. Sachße & U. Stascheit (Hrsg.), *Jahrbuch der Sozialarbeit. Analysen, Berichte, Materialien* (S. 196–217). Rowohlt.
Richter, H.-E. (1979). *Der Gotteskomplex. Die Geburt und die Krise des Glaubens an die Allmacht des Menschen*. Rowohlt (Neuauflage 2005 Psychosozial-Verlag).
Richter, H.-E. (1986). *Die Chance des Gewissens. Erinnerungen und Assoziationen*. Hoffmann & Campe (Neuauflage 2002 Psychosozial-Verlag).
Richter, H.-E. (1990). *Russen und Deutsche. Alte Feindbilder weichen neuen Hoffnungen*. Hoffmann & Campe.
Richter, H.-E. (1993). *Wer nicht leiden will, muss hassen. Zur Epidemie der Gewalt*. Hoffmann & Campe (Neuauflage 2007 Psychosozial-Verlag).
Richter, H.-E. (2000). *Wanderer zwischen den Fronten. Gedanken und Erinnerungen*. Kiepenheuer & Witsch.
Richter, H.-E. (2005). 30 Jahre Psychosomatik an der Gießener Medizinischen Fakultät. Vortrag bei der »Medizinischen Gesellschaft Gießen« im Rahmen der Reihe »Emeriti erinnern sich«. *Spiegel der Forschung, 22*(1–2), 4–11. http://geb.uni-giessen.de/geb/volltexte/2005/2522/pdf/SdF-2005-04-11_Richter.pdf
Richter, H.-E. (2023). *Der Schmerz in phänomenologischer Klassifikation*. Herausgegeben von Wilhelm Rimpau und Hans-Jürgen Wirth. Psychosozial-Verlag.
Richter, H.-E. & Wirth, H.-J. (1978). Sieben Jahre Erfahrung mit der analytischen Zwei-Wochen-Paartherapie. *Familiendynamik, 3*(1), S. 20–46.
Richter, H.-E. & Wirth, H.-J. (1991). Russen und Deutsche. Eine vergleichende sozialpsychologische Studie. *Spiegel der Forschung. Wissenschaftsmagazin der Justus-Liebig-Universität Gießen, 8*(2), 27–32.
Rimpau, W. (2023). Nachwort. In H.-E. Richter, *Der Schmerz in phänomenologischer Klassifikation* (S. 123–129). Herausgegeben von Wilhelm Rimpau und Hans-Jürgen Wirth. Psychosozial-Verlag.
Rosa, H. (2020). *Unverfügbarkeit*. Residenz.
Wirth, H.-J. (2022). *Gefühle machen Politik. Populismus, Ressentiments und die Chancen der Verletzlichkeit*. Psychosozial-Verlag.
Wirth, H.-J. (2023). Initiativgruppen als psychosoziales Experimentier- und Lernfeld. Ein Rückblick auf die 1970er Jahre. *psychosozial, 171*(1), 79–94.

Der Autor

Hans-Jürgen Wirth, Prof. Dr., Dipl.-Psych., ist Psychotherapeut, Psychoanalytiker und psychoanalytischer Paar- und Familientherapeut und Professor für Soziologie und Psychoanalytische Sozialpsychologie an der Universität Frankfurt am Main. Er ist Gründer des Psychosozial-Verlags, Mitherausgeber der Zeitschriften *psychosozial* und *Psychoanalytische Familientherapie*.

Kontakt per E-Mail: hjw@psychosozial-verlag.de

Schmerzhafte Impressionen: Paul Parin und seine Erzählungen über die Jagd

Christine Korischek

Paul Parin schreibt am 8. Oktober 1973 in einem Brief an Alexander Mitscherlich:

> »Sehr spät danke ich für die Einladung zur Feier Ihres 65. Geburtstages und schliesse mich der Reihe der Gratulanten an.
>
> Dass wir nicht gekommen sind und nicht einmal geschrieben haben liegt daran, dass wir mit dem Auto in Jugoslavien (und 14 Tage in Kreta) unterwegs waren. Die Einladung fanden wir erst in der letzten Woche bei unserer Rückkehr vor. Doch wusste ich von Herrn de Boor das Datum. Erst an meinem eigenen (!) Geburtstag, ebenfalls dem 20. September (57) haben wir herben Dafniswein, und nicht nur ein Glas, auf Ihr Wohl getrunken. Offenbar war es die gute alte Vätersitte, um die heilige Weihnachtszeit zur Zeugung von Söhnen zu schreiten«[1] (Parin, 2021b, S. 322).

Wie Parin hier humorvoll bemerkt, schreiben sich gesellschaftliche Verhältnisse mit allen moralischen Ge- und Verboten ab dem Zeitpunkt der Zeugung in das Individuum ein. Der Zeugungsakt selbst wird vom französischen Soziologe Marcel Mauss in einem Vortrag 1934 über »Die Techniken des Körpers« als Technik der Fortpflanzung gelistet. Er merkt dazu an, dass nichts technischer sei als sexuelle Stellungen, und dass diese in sehr enger Beziehung mit der Sexualmoral stehen würden (Mauss, 1975, S. 217). In seinem Essay zur Novelle *Lokis* von Prosper Mérimée aus dem Jahr 1896 weist Parin darauf hin, dass der Autor einen Zusammenhang herstellt zwischen der Zeugung in einer Vergewaltigung während einer Jagd und dem Wesen des Protagonisten, des Grafen Michael Szémioth,

1 Das Zitat aus dem Brief von Paul Parin an Alexander Mitscherlich ist ein Hinweis darauf, dass es sich um den Geburtstag der beiden handelt.

der dadurch zum Menschen und zur Bestie gemacht wurde (Parin, 2018a, S. 84).

Die »englische Erziehung«, die der 13-jährige Jüngling Parin »genießen« durfte, können wir auch als Körpertechnik betrachten, mittels derer sich die Macht- und Herrschaftsverhältnisse, die »gute alte Vätersitte« also, in seinen Körper eingeschrieben haben. Erst im Alter erzählt der Schriftsteller Parin in seiner Geschichte über »Die englische Fuchsjagd«, was er als 13-Jähriger erlebt hat (ebd., S. 20–33).

Diese und weitere 22 Erzählungen und Essays über die Jagd sind Inhalt des letzten Erzählbandes des Neurologen, Psychoanalytikers, Ethnopsychoanalytikers und Schriftstellers Paul Parin, der am 20. September 1916 in Graz, noch in der Zeit der ehemaligen Habsburgermonarchie, geboren wurde und am 18. Mai 2009 in Zürich verstorben ist. Parin wuchs in einer assimilierten jüdisch-großbürgerlichen Familie am elterlichen Gut Neukloster in der Untersteiermark, in der heutigen Republik Slowenien, auf. Er schreibt: »Der Lebensstil der Familie war patriarchalisch in der Färbung des österreichischen Landadels, mit Elementen der Ideologie der englischen und französischen Oberklasse« (Parin, 2020, S. 565). Anpassung an die familiären Herrschaftsverhältnisse und Auflehnung und Widerstand dagegen prägten bereits Parins Kindheit und Jugend. Der Vater Otto Parin wird von Sohn Paul als absoluter Herrscher im Habitus von Haile Selassie und als leidenschaftlicher Jäger beschrieben. »Der Jagdaspekt war in unserer Familie alpenländisch, gleichzeitig privilegiert-elitär und penetrant: unübersehbar« (Parin, 2018a, S. 66). Jagdtrophäen u.a. von den väterlichen Jagdexpeditionen nach Oberägypten und Ceylon zierten die Wände von Schloss Noviklošter. Die Feste und Rituale der Jagd waren einschneidende Ausbrüche aus dem Einerlei des Alltags und eine Entlastung für das »immer spannungsreiche Familiengewebe und -idyll«. Schon als Bub war es für ihn und seinen jüngeren Bruder gewiss: »Dass es für uns Männer nichts Schöneres, Begehrenswerteres gibt, als zu jagen« (ebd., S. 67). Ab 1934 studierte Paul Parin Medizin in Graz, Zagreb und Zürich, wo er 1943 promovierte. 1938 lernte er in Zürich seine Lebensgefährtin Goldy Parin-Matthèy kennen. Gemeinsam mit ihr war er während des Zweiten Weltkriegs als Antifaschist aktiv und nahm von 1944 bis 1945 an der Chirurgischen Mission bei der Jugoslawischen Befreiungsarmee teil. Seine Erinnerungen darüber hat Parin im Buch *Es ist Krieg und wir gehen hin. Bei den jugoslawischen Partisanen* (1991b) beschrieben und hierfür u.a. 1992 den Erich-Fried-Preis erhalten. In der Ausbildung zu Psychoanalytikern und in ihrer psychoanalytischen Praxis ab 1952 am Utoquai 41 in Zürich gemeinsam mit Fritz Morgenthaler sahen sie eine Möglichkeit, ihren Befreiungskampf gegen Unterdrückung und zur Aufklärung von Macht- und Herrschaftsverhältnissen fortzusetzen. Sie haben Psychoanalyse als eine »subversive Wühlarbeit« verstanden und gelebt. Ab 1954 bis 1977 unternahmen sie acht Forschungsreisen nach Westafrika, erprobten die Technik der psychoanalytischen Gesprächsführung als Methode in der ethnologischen Feldforschung und begründeten damit die Ethnopsychoanalyse im deutschen Sprachraum. Paul Parin war ein wichtiger Vertreter einer gesellschafts- und kulturkritischen Psychoanalyse und stand in engem Austausch mit Gleichgesinnten, z. B. mit Alexander Mitscherlich, worauf das erwähnte Brief-Zitat hinweist. Nachdem Parin ab 1990 seine psychoanalytische Praxis beendet hatte, widmete er sich dem Verfassen von Erzählungen und probierte eine neue Identität als Schriftsteller. Zeitlebens blieb er ein interessierter und genauer Beobachter des Zeitgeschehens und nahm öffentlich Stellung zu politisch relevanten Themen.

In meinem Diskussionsbeitrag zum Thema Schmerz möchte ich den Fokus auf die Erzählungen Paul Parins über die Jagd legen. Der Schmerz über den Tod seiner Frau Goldy am 25. April 1997 war eine tiefe Erschütterung für Paul Parin und stellte eine Zäsur in seinem Leben dar. Er entschloss sich dennoch, seinen Freunden zuliebe weiterzuleben und einen Epilog hinzuzufügen. Zunächst vom Schmerz überwältigt, gelang es ihm erst allmählich, wieder zu erzählen. Im Band *Der Traum von Ségou. Neue Erzählungen*, der 2001 erschienen ist, beschreibt Parin im einleitenden »Prolog zum Epilog«:

> »Ich hatte kein Wort für den Zustand, nur ein Bild: einen dunklen, leeren Raum, unten am Grund tausend bunte Erinnerungen. Dann sah ich, wie ich am Rand des leeren Raums etwas zusammenfügen, mit brüchigem Material ein Stückchen Gegenwart basteln wollte. Bricolage, das Basteln, soll nach Claude Lévi-Strauss der einzige Zugang zu neuen Ideen sein. Keine Aussicht, dass die Konstruktionen die Leere einmal decken oder ausfüllen« (Parin, 2001a, S. 13).

Mit dem Lesen von englischer und französischer Literatur konnte er sich wieder langsam der vom Tod kontaminierten und vergifteten gemeinsamen Sprache, dem Deutschen, annähern. Zunächst verfasste er Artikel und Rezensionen, aber das Erzählen stieß auf ein inneres Hindernis, einen

»Block aus Schmerz« über den Tod von Goldy. Genau diesen Zustand, den Willen zu schreiben, zu erzählen, aber es nicht zu können, machte Parin zum Rahmen der neuen Erzählungen: 50 Jahre Widerstand. Noch etwas Zeit, Anregungen von Freunden und die Lektüre von eigenen Erzählungen sowie Werken anderer Schriftsteller, verhalfen ihm dazu, sein literarisches Schaffen wieder aufnehmen zu können. Diesen kreativen Zustand beschreibt Parin wie folgt: »Wenn ich aber nicht mehr weiß, ob eine Erinnerung wahr ist oder erfunden, dann ist die Fantasie freigesetzt, und ich kann erzählen wie früher« (ebd., S. 16). Mit der Arbeit an zwei Aufgaben gleichzeitig, an den Erzählungen und an einem Essay über die Psychoanalyse der Macht, war die Blockade überwunden und der Epilog auf das gemeinsame Leben eingeleitet. Das Jagd-Buch als Epilog zum Epilog stellt eine eindrückliche erzählerische und analytische Bastelarbeit dar, in der Parin die zentralen Themen seines Lebenswerkes ineinander verstrickt.

Im folgenden Beitrag möchte ich Aus- und Zuschnitte von Parins Erzählstücken, Reflexionen und Analysen über die Jagd präsentieren und mich damit seinem Verständnis über das dialektische Verhältnis von Individuum und Gesellschaft und über Mechanismen und Techniken der Macht- und Herrschaftsausübung annähern. Menschen sind soziale Wesen. Die gesellschaftlichen Verhältnisse schreiben sich in unsere Körper ein, mitunter in schmerzhafter Weise und aus dieser Perspektive der Soziosomatik könnten wir die Erfahrung von Schmerz auch im Sinne des amerikanischen Medizinanthropologen Arthur Kleinman als ein soziosomatisches Retikulum, als ein Netzwerk begreifen, in welchem menschliche Beziehungen verhandelt werden.

Das Jagd-Buch ist keine leichte Lektüre und mitunter auch verstörend. Parin, der 86-jährige »weise Pharma-Greis« (Parin, 1997e), erzählt scheinbar ohne Scham und hemmungslos von seinem Jagdfieber und seiner Lust am Töten. Seine Schilderungen beginnen mit der heimlichen Jagd auf einen Haselhahn, als er 13 Jahre alt ist. Beim Schuss auf den Haselhahn erlebt er zum ersten Mal einen bewussten Samenerguss (Parin, 2018a, S. 15), ein unvergessliches Ereignis. »*Es* ist mir unerwartet passiert, hat alle Sinne gelöscht: Seither gehören Jagd und Sex zusammen« (ebd., S. 16). Das Buch schließt mit der Erzählung »Ende einer Leidenschaft«, in der ihn im Alter von knapp 80 Jahren ein heftiges Jagdfieber beim Fliegenfischen und Landen eines »Stealhead«, der größten Forelle seiner Anglerkarriere, erfasste, einen lustvollen Orgasmus bescherte und ihn ein »Gewirr von Bildern und Geschichten« überkam (ebd., S. 203). Parin erzählt nicht nur von lustvoll-sexuellem Erleben, sondern auch von körperlicher Gewalt und sexuellem Missbrauch, die er in minutiöse Beschreibungen der Umgebung und der Jagdgeräte einbettet und mit detaillierten Beobachtungen des soziokulturellen Milieus ergänzt.

Die Erzählungen bieten eine Mischung aus zoologischen und biologischen Fakten der Jagdtiere in ihrem Habitat, der Menschen in ihrem Erscheinungsbild und einer Ausschmückung der Szenen mittels der Beschreibung von sinnlichen Eindrücken, wie etwa bei der Jagd auf den Haselhahn: »Ich nehme das wundervolle Tier in die Hand, warm ist es noch, kein Blut, keine Wunde. Ich rieche daran, Pilzgeruch, Fichtennadeln, frischer Samen. Der Tau auf dem abgefallenen Buchenlaub verdunstet rasch an der Sonne« (ebd., S. 16). Vielleicht ist es diese Mischung aus Fakten und Empfindungen, rationalen Analysen und leidenschaftlichem Erleben, die in der Leserin und im Leser einen Sog des Hinschauen-Müssens und des Sich-betroffen-abwenden-Wollens erzeugt. Vielleicht wird man damit in eine ähnliche Ambivalenzspannung versetzt, in der sich der Jüngling Parin befand, als er bei der Jagd diesen anderen, grausamen Vater beobachtete, der ihn erschreckte und faszinierte, wenn er den geliebten Vorsteherhund bestrafte, wenn diesem der Instinkt durchgegangen war. Parin erzählt:

> »Nach wenigen Minuten kommt der Hund von seiner wilden Jagd zurück, oft kriecht er schuldbewusst am Boden. Der Vater hat die englische Peitsche in der Hand. Unser gütiger Papa packt den Fehlbaren am Kragen und peitscht ihm den Rücken, so fest und lang es ihm gefällt. Er hört erst auf, wenn der Hund nicht mehr winselt, und auf jeden Schlag nur noch zuckt. Manche Hunde lernen die Lektion und sind sofort wieder brav. Manchmal begreift ein Hund nicht, was ihm die Züchtigung eingebracht hat. Er wird am nächsten Jagdtag wieder ausgepeitscht, und so fort, bis er sich wieder erinnert, was er soll, und sich nach dem Schuss duckt. So eine Züchtigung habe ich oft gesehen, der Hund tat mir leid, der Papa, der zuschlug, machte mir Angst, das ganze Schauspiel war mir peinlich. Ich brachte es aber nie fertig wegzuschauen« (ebd., S. 27).

Paul Parin schreibt über die Jagd als »einen Freiraum für Verbrechen bis zum Mord und für sexuelle Lust, wann und wo und von wem immer gejagt wird« (ebd., S. 7). Seine Erzählungen handeln von Mordlust, »und weil es sich um Leidenschaft, Gier, Wollust handelt – um ein Fieber eben –, geht es in diesem Buch um sex and crime, um sexuelle Lust und Verbrechen jeder Art, um Mord und Mordlust« (ebd., S. 9). Parin eröffnet Einblicke in die mit Verboten und Tabu belegten Rituale und Verhalten. »Ein ›Jude jagt nicht‹ und ein ›aufgeklärter Mensch jagt nicht‹ sind gleichermaßen Gesetze abendländischer Ethik« (ebd., S. 63), schreibt Parin, zählt sich selbst zu den Ausnahmen und schildert offen diesen tabuisierten gesellschaftlichen Raum. Die erste Ausgabe seiner Erzählungen im Jahr 2003 wurde auf Wunsch des Verlages stark gekürzt und unter dem harmloseren Titel *Die Leidenschaften des Jägers. Erzählungen* veröffentlicht. Das Buch wurde als Band 1 der 19-bändigen Paul Parin Werkausgabe mit Parins ursprünglichen Titel *Die Jagd – Licence for Sex and Crime* in seiner originalen Fassung rekonstruiert und »unzensuriert« von Michael Reichmayr herausgegeben. Im »Nachwort des Herausgebers« werden Teile der Korrespondenz mit dem Verlag wiedergegeben. In Anmerkung zu den vom Verlag gewünschten Streichungen nimmt Parin Stellung. Exemplarisch hierfür in der Erzählung »Lebensroman eines Truthahnjägers« sollte der Markenname »Lux« gestrichen werden – der Name jener Seife, mit der der junge Truthahnjäger vom Erzieher gebadet wurde, um später zur Erziehung mit einer Weidenrute gepeitscht und sexuell missbraucht zu werden. Parin antwortet:

> »Ein Beispiel dafür, dass es auf jedes Wort ankommt: Der Erzieher badet den ratlosen Jungen mit duftender Seife, Marke Lux. Er hat ihn zu seinem Lustobjekt bestimmt. Die Erzählung kann ohne ›Marke Lux‹ weitergehen. Ich lasse dies fort. Doch war Lux Jahrzehnte lang in weiten Teilen Europas die einzige duftende Seife, die sich arme Leute kaufen konnten und die überall erhältlich war. In allen meinen Erzählungen ist der unbewusste Anteil der Kultur, der Politik, der Umwelt einbezogen. Das erwartet man von mir, darf aber ohne Schaden einmal wegfallen« (Reichmayr, 2018, S. 213).

Es sind also die »unbewussten Anteile der Kultur, der Politik und der Umwelt«, denen Parin in seinen Erzählungen über die Jagd nachgeht, die er herauszuarbeiten bemüht ist. In den Nachbemerkungen lässt Parin den Truthahnjäger sagen: »Der Akzent der Erzählungen liegt auf Pornografie und kriminellen Handlungen. Das entspricht meiner Absicht, vor allem jene Erlebnisse zu schildern, die in unserem Geschichtsbewusstsein ausgespart oder nur angetönt werden« (Parin, 2018a, S. 198). Parin versteht die Jagd im Sinne des französischen Soziologen Marcel Mauss als ein totales soziales Phänomen:

> »Es gibt keine organisierte Gemeinschaft – kein Gesellschaftsgefüge – und hat keine gegeben, die für die Jagd kein Ritual entwickelt hat. Die Regeln und Gesetze der Jagd gelten für jede Einzelperson. Sie sind gesellschaftlich bestimmt und werden von Individuen getragen, oder verletzt. Sexuelle Lust ebenso wie die Übertretung von Regeln sind obligat individuelle Phänomene, die ohne kulturelle Regelung, Einschränkung oder Erlaubnis nicht denkbar sind« (ebd., S. 11).

Das Phänomen Jagd wird von Parin in seinen vielfältigen Facetten beleuchtet: die Jagd als ökonomisches, als rechtliches, als soziales, als kulturelles und religiös-rituelles Phänomen, und mit der Erzählung über seine eigenen Jagderfahrungen in ihren Auswirkungen auf das Individuum. Aus seiner Sicht ist der Jäger »nicht der archaische Naturmensch«, sondern »der Mensch in seiner jeweiligen Kultur. In seiner Sozialisation hat er den verbotenen Genuss des Verbrechens, von Grausamkeit und Mord, und die Lust ungehemmter Sexualität übernommen« (ebd., S. 19). Ein Mensch ist »nicht tugendhafter als das Gesellschaftsgefüge oder das Milieu«, das ihn erzogen hat (ebd.). Mario Erdheim plädiert dafür, das Jagd-Buch als eine ethnopsychoanalytische Studie zum Thema Macht und Herrschaft mit der speziellen Frage, wie sich diese auf die Herrschenden selbst auswirkt, zu verstehen.

Für die Bestimmung jeder ethnopsychoanalytischen Beobachtung sieht Paul Parin ein Koordinatensystem unerlässlich, das aus dem konservativen Faktor, der kulturspezifischen Sozialisation auf der einen Seite und dem progressiven Faktor, den gesellschaftlichen Verhältnissen auf der anderen Seite besteht (Parin, 1976a, S. 94). Auch den Erzählungen, in denen Parin über die Jagd als *licence for sex and crime* schreibt, sich von seiner Jagdleidenschaft ergriffen zeigt, das Tabu über das lustvolle Morden des jagenden Menschen zu sprechen bricht, ist dieses Koordinatensystem eingewoben. Ich möchte auf den konservativen Faktor der kulturspezifischen Sozialisation eingehen und Ausschnitte aus den Schilderungen über sein familiäres Umfeld und Erziehung heranziehen, um die schmerzhafte Einschreibung von Traditionen aufzuzeigen.

Paul Parin wuchs auf dem Gutshof Noviklošter im heutigen Slowenien auf, in einem Milieu und in einer Atmosphäre, »in denen Jagd unbestritten als ein köstliches Vergnügen und Privileg galt« (Parin, 2018a, S. 64). Vom einjährigen Aufenthalt im Alter von 20 Jahren bei Vettern in England, reichen Tuchfabrikanten in Manchester, brachte Vater Otto Parin nicht nur eindrückliche, leidenschaftliche Erzählungen über die englische Fuchsjagd und die dazu gehörenden Utensilien, wie eine Hetzpeitsche für den Master der Hundemeute, eine Reitpeitsche und zwei Jagdsättel mit, sondern auch den Erziehungsstil der englischen Oberklasse. Ein unumstößliches Prinzip des Vaters war:

> »Mit sieben oder acht Jahren muss ein Kind bereits ein Gentleman sein, wohlerzogen, selbständig, fair und vornehm. Ein Kind, das hieß ein Junge. Mädchen wurden von den Frauen der Familie betreut, gerieten genügend sittsam und waren später als Mütter tauglich« (ebd., S. 22).

Parin verstrickt in seiner Erzählung »Die englische Fuchsjagd« geschickt die Dressur der Jagdhunde mit der dressurartigen Erziehung der Söhne. Die jungen Hunde wurden von Bauernjungen für »gutes Geld« abgerichtet: gepeitscht zur Bestrafung, wenn der Hund seinem Instinkt gefolgt war, und belohnt mit Lob und einem Stück Fleisch, wenn er gut gejagt hat. Nach einem Jahr darf der Hund in der Meute jagen. Sowohl die »ungehobelten Buben der Unterklasse« als auch die »feinen Herrn selber waren nicht viel anders erzogen worden« (ebd., S. 25), und den adeligen Herrn blieb es erspart, mit ihren hochgeschätzten Hunden bzw. Söhnen grausam zu verfahren. Paul Parin schreibt:

> »Unser Vater zählte sich zu den Liberalen. Er war korrekt, auch gegenüber einfachen Leuten anständig. Gerne rühmte er sich: Ich habe meine Kinder nie geschlagen. Unsere Erziehung war in jeder Hinsicht zivilisiert und entsprach dem Luxus von Schlossbesitzern. Früh schon war ich leidenschaftlich der Jagd ergeben« (ebd., S. 27).

Und auf der Jagd begegnete er dem grausamen Vater, der ihn erschreckte und faszinierte, der weder zivilisiert noch modern in seinem Verhalten war, sondern sich dem Verhaltenskodex der englischen Fuchsjagd entsprechend verhielt und der Ideologie dieses Rituals folgte.

In dieser Erzählung schildert Parin seine Erfahrung als 13-Jähriger, als er bei einer Treibjagd vom »Alten« angeherrscht wurde, in der Reihe zu bleiben. Dieser Übertretung der väterlichen Anweisungen folgt eine Bestrafung mit der »englischen Methode«. Auf Wunsch des Vaters und mit dessen Reitpeitsche, von jungen Knechten, die als Treiber dabei sind, festgehalten, wird er vom Förster Ivan ausgezogen und auf den nackten Hintern gepeitscht. Parin erzählt:

»Endlich ist er fertig. ›Is es recht so?‹, fragt er den Alten. ›Ich glaub', wir haben den Buben nicht richtig erzogen. Solche Prügel hat er nie gekriegt. Darum folgt er nicht. Es sieht nett aus, wenn er zuckt. Man kann's richtig sehen, wie's ihm unter die Haut geht. Gib ihm noch ein paar.‹ ›Noch so gern‹, sagt der Ivan und fängt wieder an. Endlich macht er Schluss. Die Burschen stellen mich grad vor den Vater hin. ›Du weißt‹, sagt der Ivan, ›dankeschön und aufpassen versprechen‹. Ich schäme mich, nackt vor den Leuten – der Kutscher schnalzt mit den Fingern – und bring kein Wort heraus. ›Herr Chef, is es recht wenn ich ihm grad noch eine Lektion geb?‹ ›Mach nur, es geht ganz wie es soll.‹ Papa nimmt noch einen Schluck und zündet sich eine Zigarette an. Wieder lieg ich da, und die zweite Serie ist noch schlimmer. Am Ende heißt es: ›Zieh dich an. Es wird weiter gejagt.‹ Ich passe gut auf, in der Treiberlinie zu bleiben. Dem Ivan war ich nicht böse. Er hat sich auf den Alten ausgeredet. Der hat zugeschaut und es genossen, ohne sich anzustrengen. Auf ihn war ich wütend!« (ebd., S. 30)

Diese Wut führte zu weiterem Ungehorsam gegenüber dem Vater und zu einer weiteren Züchtigung durch Ivan und die Knechte im Beisein des Vaters in der Sattelkammer. Der Herr Papa »genoss das Schauspiel«. Am Ende steht der 13-Jährige verweint und voll Rotz auf den Boden schauend da. Die beiden Herrn, Ivan und der Vater, drehten sich um und stiegen die Treppe hinunter. Nun konnten sich die jungen Knechte austoben, und am Ende zog sich ein Bursche auch nackt aus, legte sich neben ihn:

»[Er] nahm meinen Pimmel in die Hand, steckte ihn in den Mund und fing an zu saugen und mit der Zunge zu streichen. ›Er will mich trösten‹, dachte ich, und drehte mich so, dass ich seinen Pimmel auch zu fassen kriegte und steckte ihn meinerseits in den Mund. Es war wirklich ein Trost. Es kam uns beiden« (ebd., S. 33).

Danach ging Parin nie mehr ohne Flobertgewehr aus dem Haus: »Ich glaube, der Alte verstand, dass ich schießen würde, wenn es wieder nach einer englischen Züchtigung aussah« (ebd.).

Immer wieder platziert Parin historische Fakten zwischen seine eigenen Erfahrungen. So weiß er zu berichten, dass in England Körperstrafen in öffentlichen Schulen nach dem Ersten Weltkrieg verboten wurden. In den teuren Privatschulen aber hatten die älteren Jahrgänge die Misshandlungen der neuen Schüler anstelle der Lehrer längst übernommen. Diese konnten dann in ein bis zwei Jahren »ihre sadistische Lust an den neu Eintretenden« genießen. »Gerade im Pubertätsalter stimmen sexuelle Lust und Grausamkeit so gut zusammen, dass sadistische Verbrechen eingeübt und genossen werden« (ebd., S. 26).

Szenen dieser Züchtigung mit anschließendem sexuellen Missbrauch, der in weiterer Folge als lustvoll erlebt wird, werden in abgewandelter Form in anderen Jagd-Erzählungen wiederholt. In der Erzählung »Lebensroman eines Truthahnjägers« wird der auf diese Weise »erzogene« Junge im Erwachsenenalter selbst zum »Erzieher«, zum Täter. Die Redundanzen wurden vom Erzähler Parin bewusst eingesetzt, wie sich aus der Korrespondenz mit dem Verlag erschließt, um zu zeigen, dass er diese Erfahrung nicht verdrängt hatte. In der Erzählung »Ungeschehen« im Band *Zu viele Teufel im Land. Aufzeichnungen eines Afrikareisenden*, erschienen 1985, hatte Parin geschildert, wie er vom Pferdeknecht Polda, einem seiner vielen Ersatzväter, misshandelt wurde, obwohl er ihm über Monate bei der Feldarbeit half und von ihm darin geschult wurde. Das Schamgefühl darüber war geblieben, und erst 20 Jahre später in der eigenen Psychoanalyse konnte er darüber sprechen. Parin schreibt:

> »Der Professor war sehr interessiert und schien sich mehr darüber aufzuregen als ich selber. Er sprach von einer Perversion, wollte wissen, dass noch eine Vergewaltigung dabei gewesen sein müsse, deren Erinnerung ich verdrängte, und dass ich den Polda wahrscheinlich selber sexuell verführt hätte. Ich wurde etwas ärgerlich. Was ich in Erinnerung hatte, war doch wirklich genug Vergewaltigung« (Parin, 1985a, S. 124).

Es ist die Scham, über das, »was einem ohne eigene Schuld zugefügt worden ist, während man selber hilflos war« (ebd.), die den Betroffenen schweigen lässt. Das Vergessen schützt davor, sich in der Erinnerung wieder derart ohnmächtig zu fühlen.

Paul Parin hatte den Mechanismus der »erzieherischen Züchtigung« in der Geschichte mit dem Pferdeknecht bereits beschrieben: Dem Brauch seines deutschen Meisters folgend, tat Polda seine Pflicht und lies seiner Wut auf den harten Arbeitgeber, den Gutsherrn Parin, mit der Züchtigung des Sohnes freien Lauf. Auf seinen Reisen in Afrika war Parin diesem Mechanismus wieder begegnet, und er analysiert anhand seiner eigenen Erfahrung, wie Herrschafts- und Unterdrückungsverhältnisse im gesellschaftlichen Beziehungsgefüge des »großen« und »kleinen« Bruders entstehen und aufrechterhalten werden. Er war von Polda zu einem »kleinen Afrikaner« gemacht worden:

> »Erst durften sie vom kolonialen Meister lernen, ein prächtiger neuer Vater. Dann kamen die Hiebe. Einfach weil der Weiße so ist, weil es ihm ums Geld geht und er die Peitsche im Stiefel mitgebracht hat und weil das zur Zivilisation gehört« (ebd.).

Mit Polda zeichnet Parin in seiner Erzählung einen Afrikaner mit »weißer Maske«, einen großen Bruder, der gelernt hat, die kleinen Brüder zu unterdrücken.

Wie Mario Erdheim feststellt, beschreibt Parin in »Die englische Fuchsjagd« den Mechanismus der Initiation, mit deren Hilfe herrschende Werte einer Gesellschaft im Individuum verankert werden und Unbewusstheit darüber hergestellt wird, wer die Schmerzen zugefügt hat. Dies ist die Voraussetzung für die weitere Identifizierung mit den Machtausübenden und ihrer Tradition. Erdheim führt weiter aus: »Initiationen sind immer mit Angst, Schmerzen und Unterwerfung verbunden, der Schmerz schreibt sich in den Körper ein, und auf diese Inschrift ist man dann auch noch stolz« (Erdheim, 2018, S. 279). Diejenigen, die an der Macht sind, sind überzeugt, dass sie den Initianden etwas Gutes tun. Die paradoxe Intervention der Initiation ist, dass das hochbesetzte Ziel, ein Mann, ein Jäger, ein Mitglied einer Gruppe, Frau oder Wissenschaftlerin zu werden, nicht eintritt, sondern im Gegenteil in eine »absolute Ohnmachtssituation« führt. »Durch diesen Widerspruch«, resümiert Erdheim, »wird der Wunsch fixiert und eingefroren« und weiterhin zum sinngebenden Faktor, den »man mit Leidenschaft zu realisieren versucht« (ebd., S. 280). Mario Erdheim stellt sich die Frage, ob die Identifikation mit dem Jäger-Vater und der resultierenden Jagdleidenschaft Parins im »Hinblick auf die Analyse der Herrschaft blinde Flecken« verursache (ebd., S. 284).

Im Essay »Rudolfs Bärenjagd« gibt der Psychoanalytiker Paul Parin eine Erklärung, wie er ohne inneren Zwiespalt den Widerspruch leben kann, sowohl ein leidenschaftlicher, mörderischer Jäger zu sein, als auch ein Leben als Mensch mit einer aufgeklärten, zeitgemäßen und humanen Einstellung zu führen. Er stellt fest:

> »Das Jagdfieber beruht auf einer Aufspaltung des Vaterbildes, der Imago des Vaters. Der Vater des ödipalen Konflikts ist bedrohlich. In der Pubertät will

> der Sohn ihn töten. Dazu ist er nicht stark genug. Er muss sich unterwerfen und bewahrt dem leiblichen Vater, oder vielmehr den Geboten und Verboten, Treue und übt Gehorsam. In der Pubertät hat sich die Möglichkeit ergeben, ein Symbol für den Vater zu ermorden: Er wird Jäger. Damit setzt er den aufgezwungenen Willen des Vaters fort und tötet das Symbol. Söhne haben ihre Emanzipation nicht kampflos aufgegeben« (Parin, 2018a, S. 97).

Damit war vielleicht für Parin die heimliche Jagd auf den Haselhahn ein erstes Erleben der Rebellion und der Tötung der Vater-Imago. In der »Magie des Herbstwaldes« ist der 13-Jährige in einen »seltenen und köstlichen Dialog« mit dem Haselhahn eingetreten, der in der »Herbstbalz« Rivalen aus seinem Territorium vertreiben möchte, und hat das wundervolle Tier zur Strecke gebracht (ebd., S. 16).

Allein diese Erklärung wäre nicht ausreichend, denn »unbewusst gewordene Konflikte beeinflussen das Verhalten des Erwachsenen nie alleine. In der Adoleszenz greift die Außenwelt ein, greifen die gesellschaftlichen Verhältnisse ein« (ebd., S. 98). Während es seinen Vater in der adoleszenten Revolte geschichtsbedingt zu Mussolini hingezogen hatte, fand Sohn Paul eine »moderne ›liberale‹ Ideologie, Mitkämpfer und Mitkämpferinnen« (ebd., S. 99). Er wich auf die Wissenschaft und in »modern-liberales Getue – als Arzt – aus« (ebd.). Und Parin resümiert: »Antifaschist, Sozialist und Lustmörder (als Jäger) fanden abwechselnd in mir eine seltsame Entsprechung: Linksintellektueller Publizist, psychoanalytischer Therapeut, ohne rassistisches Vorurteil modern-liberaler Forscher und immer wieder verbrecherischer Jagdmörder« (ebd.).

In der Offenlegung seiner Jagdleidenschaft bietet Parin eine Analyse, wie sich Macht- und Herrschaftsverhältnisse durch Schmerz, Erniedrigung, Ohnmacht und lustvoller Belohnung in Körper einschreiben und in einer Art süchtigem Verhalten weitergetragen werden. Durch die Überwindung seiner Scham und die detailreichen Schilderungen auf literarisch hohem Niveau gehen seine Erzählungen unter die Haut und wühlen in der individuellen und kollektiven Unbewusstheit althergebrachter Rituale. Und Parin weiß: »Traditionen überleben Generationen, dauern länger als staatliche oder politische Formen und Ideologien« (ebd., S. 100).

Parin bezeichnet die Jagd als die kleine Schwester bzw. den kleinen Bruder des Krieges. In Zeiten soziopolitischer Ausnahmezustände werden ethisch-moralische Grenzen überschritten, Gesetze aufgehoben, und es wird Jagd auf Menschen gemacht. Eine *licence for sex and crime* wird erteilt. Im Winter 1945 sind etwa 500 russische Kriegsgefangene aus dem KZ Mauthausen in Oberösterreich ausgebrochen und wurden auf Befehl der SS-Lagerleitung mit Unterstützung der Zivilbevölkerung der Umgebung gejagt. Dieses Ereignis wird im kollektiven Gedächtnis als »Mühlviertler Hasenjagd« erinnert. Elf Personen konnten die Jagd überleben.[2] Auch in der Gegenwart sehen wir uns mit einer zunehmenden Gewaltbereitschaft und der Lust an der Jagd auf »Sündenböcke«, etwa auf Migranten und Migrantinnen, konfrontiert. Die Lust am Töten, von der Parin unzensuriert erzählt, finden wir in der Untersuchung *Das Lachen der Täter: Breivik u. a. Psychogramm der Tötungslust* von Klaus Theweleit (2015) wieder. Wenn der erlaubte Mord kein *Ausnahmefall* ist, sondern in einer Gesellschaft zum *Normalfall* ausgerufen wird, dann erfüllen, so Theweleit, »ganz normale Männer« ein »Grundgesetz« »ihrer jeweiligen Gesellschaftsgebilde oder ›Kultur‹; sei das der Ostkongo, Afghanistan, Indien, das zerfallende Jugoslawien, Argentinien, Guatemala, Ruanda, Syrien, Irak, die Gefängnisse und Straflager der britischen wie amerikanischen Armee oder ihrer Geheimdienste« (ebd., S. 91). Denn diese »normalen Männer« und Frauen hatten oftmals schmerzhafte Einschreibungen der Gewalt- und Herrschaftsverhältnisse in ihre Körper erfahren und gelernt, diese widerstandslos hinzunehmen, z. B. in der Ausbildung zum Soldaten. Die Außenwelt wird durch den von Schmerz und Gewalt fragmentierten Körper in unseren Gehirnen kartografiert. Jeder biologische Organismus und der Mensch in seinem soziokulturellen Umfeld streben einen Zustand des Spannungsausgleichs, der Homöostase an, stellt der Neurowissenschaftler António Damásio fest. Und Theweleit folgert daraus:

> »Die Homöostase des zur Aktion freigesetzten Fragmentkörpers geht übers Töten. […] Zur Homöostase des Fragmentierenden gehört das Schauspiel des Tötens, kulminierend im exzessiven Gelächter der Ausübung *höchster Macht*. Die Entladung *äußert* sich in Rauschgefühlen. Der Rausch ist *zum Brüllen*. Das Gelächter ist das *orgiastische Gefühl* des Killers« (ebd., S. 92).

2 Informationen dazu finden sich auf der Homepage der Gedenkstätte des Konzentrationslagers Mauthausen: https://www.mauthausen-memorial.org/de/Wissen/Das-Konzentrationslager-Mauthausen-1938-1945/Muehlviertler-Hasenjagd

Literatur

Alle zitierten und angeführten Texte von Paul Parin sind in der 19 Bände umfassenden Paul Parin Werkausgabe (PPW), herausgegeben von Johannes und Michael Reichmayr, enthalten und werden aus dieser Quelle zitiert. Die Angaben zu den Jahreszahlen folgen der Gesamtbibliografie, online verfügbar unter https://paul-parin.info/archiv/texte/

Erdheim, M. (2018). Paul Parin, die Jagd und die Ethnopsychoanalyse. In *Paul Parin Werkausgabe (PPW). Band 1: Die Jagd – Licence for Sex and Crime* (S. 270–286). mandelbaum.

Mauss, M. (1975). *Soziologie und Anthropologie. Band 2: Gabentausch – Soziologie und Psychologie – Todesvorstellungen – Körpertechniken – Begriff der Person*. Carl Hanser.

Parin, P. (1976a). Das Mikroskop der vergleichenden Psychoanalyse und die Makrosozietät. In *Paul Parin Werkausgabe (PPW). Band 7: Zurück aus Afrika. Die ethnopsychoanalytische Erweiterung der Psychoanalyse. Schriften 1975–1982* (S. 90–112). mandelbaum.

Parin, P. (1985a). *Zu viele Teufel im Land. Aufzeichnungen eines Afrikareisenden. Paul Parin Werkausgabe (PPW). Band 4*. mandelbaum.

Parin. P. (1991b). *Es ist Krieg und wir gehen Hin. Bei den jugoslawischen Partisanen. Paul Parin Werkausgabe (PPW). Band 6*. mandelbaum.

Parin, P. (1997e). Weise Pharma-Greise. *Kursbuch, 128,* 142–149.

Parin, P. (2001a). *Der Traum von Ségou. Neue Erzählungen. Paul Parin Werkausgabe (PPW). Band 14*. mandelbaum.

Parin, P. (2003a). *Die Leidenschaften des Jägers. Erzählungen*. Europäische Verlagsanstalt.

Parin, P. (2018a). *Die Jagd – Licence for Sex and Crime. Erzählungen und Essays. Paul Parin Werkausgabe (PPW). Band 1*. mandelbaum.

Parin, P. (2020). An Stelle eines Nachwortes. Angaben zum Lebenslauf für die Einleitung zur »Sammlung ethnopsychoanalytischer und gesellschaftskritisch-psychoanalytischer Schriften«. In *Paul Parin Werkausgabe (PPW). Band 7: Zurück aus Afrika. Die ethnopsychoanalytische Erweiterung der Psychoanalyse. Schriften 1975–1982* (S. 563–570). mandelbaum.

Parin, P. (2021b). *Wissensflüsse. Korrespondenzen zur Ethnopsychoanalyse, Transkulturellen Psychiatrie und Psychoanalyse. Paul Parin Werkausgabe (PPW). Band 9*. mandelbaum.

Reichmayr, M. (2018). Nachwort des Herausgebers. In *Paul Parin Werkausgabe (PPW). Band 1: Die Jagd – Licence for Sex and Crime. Erzählungen und Essays* (S. 211–218). mandelbaum.

Theweleit, K. (2015). *Das Lachen der Täter: Breivik u. a. Psychogramm der Tötungslust*. Residenz.

Die Autorin

Christine Korischek, Mag. phil., Dr. scient. pth., ist wissenschaftliche Mitarbeiterin an der Fakultät Psychotherapiewissenschaft der Sigmund Freud PrivatUniversität Wien. Darüber hinaus ist sie als Psychoanalytikerin in freier Praxis in Wien tätig.

Kontakt per E-Mail: christine.korischek@sfu.ac.at

VI
Schmerzvolle Aspekte in gesellschaftlichen Entwicklungen

Nach Corona: Was hat sich in unserer psychoanalytischen Praxis und der Gesellschaft verändert?

Die Verarbeitung der Folgen zwischen Abwehr und Krisenbewältigung

Reiner Dilg, Andrea Ide & Beate Sohns

1 Die Dynamik von Verleugnung, Wut und Unsicherheit (Reiner Dilg)

Ich möchte die Hypothese vertreten und belegen, dass sowohl gesellschaftlich als auch individuell der Umgang mit Corona stark durch den Abwehrmechanismus der Verleugnung geprägt war – und zwar schon zu Beginn, im Verlauf und jetzt auch wieder bei den Konsequenzen und Folgen der Pandemie.

Es begann im Übergang 2019/2020 mit einem Vorlauf von etwa drei Monaten, bis erste Maßnahmen in Europa ergriffen wurden (noch im Januar 2020 zogen Flugpassagiere ihre Masken z. B. in Amsterdam aus und reisten ungetestet weiter). Erst erschreckende Bilder aus Italien lösten dann panische Reaktionen und teilweise übertriebene Maßnahmen aus (z. B. die Isolation von Kindern und Alten).

Man könnte manche Maßnahmen (z. B. Menschen zu verbieten auf einer Parkbank sitzend ein Buch zu lesen) wie auch die verspäteten Maßnahmen als Abwehr von schwer erträglichen Unsicherheitsgefühlen und Ängsten verstehen. Zur »Bedeutsamkeit von Sicherheitserleben« in der Corona-Krise schreibt Küchenhoff: »Der Psychoanalytiker Joseph Sandler hat vor Jahrzehnten (1960) bereits von einem ›basalen Sicherheitsgefühl‹ gesprochen, das jeder Mensch braucht – und dieses Sicherheitsgefühl ist fundamental angegriffen« (Küchenhoff, 2022, zit. n. Brockhaus, 2024, S. 13).

Bis heute sind die Fehler bei den Maßnahmen nicht genügend aufgearbeitet worden, wenn, dann oft nur mit folgenlosen halbherzigen Entschuldigungen, z. B. dass die Schließung von Kitas übertrieben war. Im Nachhinein entsteht der Eindruck, dass oft lieber eine unüberlegte Maßnahme angeordnet wurde als gar keine, um das sowohl gesellschaftlich als auch individuell schwer zu ertragende Gefühl der Unsicherheit abzuwehren. Was aus den Fehlern gelernt werden könnte, will ich am Ende nochmal aufgreifen.

Die Pandemie hatte auch enorme Auswirkungen auf unsere Behandlungen und das Setting. Die äußere Realität brach als verunsichernde Realität in ungewohntem Maße in unsere Behandlungszimmer ein. Ich will dies am Beispiel des Händeschüttelns bei der Begrüßung und dem Abschied in der Therapie verdeutlichen. Viele von uns gaben vor Corona den Patienten zu Beginn der Behandlung und am Ende die Hand. Es ist zum Ritual geworden und wird damit meist nicht mehr bewusst erlebt (es sei denn, wir achten als Analytiker darauf, reflektieren darüber und bringen es vielleicht auch in den Prozess der Auseinandersetzung und Bewusstwerdung ein).

Ich selbst habe das Händeschütteln während der Pandemie aufgegeben, da empfohlen wurde, einen Abstand von mindestens 1,50 Meter zu halten. Jetzt nach der Pandemie spüre ich die Nachwirkung: Ich habe nicht zurückgefunden zum alten Ritual. Das hat den Vorteil, dass ich mir schon bei Beginn des Kontakts mit den Patienten bewusster geworden bin, was am Anfang der Stunde passiert. Vor der Pandemie habe ich jedem Patienten die Hand gegeben, jetzt handhabe ich es sehr unterschiedlich.

Ich will hier zwei Fälle skizzieren, bei denen sich das Händeschütteln sehr unterschiedlich gestaltete. Beide Patienten positionierten sich gegenüber der Bedeutung des COVID-19-Virus und den Maßnahmen der Regierung kritisch bis skeptisch. Ich stelle sie also auch als Beispiele für das individuelle Verleugnen der Bedrohung durch COVID-19 dar.

> Patient A habe ich vor der Pandemie die Hand gegeben. Ich habe es dann während der Pandemie bei ihm unterlassen. Jetzt danach ist es selbstverständlich, dass wir uns keine Hand geben. Ich merke aber, dass ich ohne dieses Ritual sehr viel aufmerksamer bin für die jeweiligen Stimmungen, mit denen er kommt. Bei ihm führte Corona bzw. die Tatsache, dass ich die Maßnahmen und Veränderungen durch Corona (Impfung, größere räumliche Distanz usw.) ansprach, fast zum Therapieabbruch.
>
> Der Patient neigte dazu, die Bedrohung durch Corona zu leugnen, er ging z. B. auf verbotene Veranstaltungen mit vielen Menschen. Als ich im Januar 2021 mit der Verbreitung der Omikron-Variante mit

> ihm das erhöhte Ansteckungsrisiko besprechen wollte, reagierte er empört und wütend. Er wolle nichts mehr von Corona hören, er verstieg sich in Verschwörungstheorien. Das Risiko würde aufgebauscht, Corona sei wie eine normale Grippe, seine Freiheit werde ihm genommen. Wenn ich weiter darauf bestehen würde, würde er die Therapie abbrechen. Ich versuchte, ihm entgegenzukommen, wir müssten ja nicht über Corona reden. Dennoch schien es mir wichtig, soviel Realität zu benennen, dass wir uns zumindest über den Umgang mit den Regelungen zum Coronaschutz verständigen müssten. Dazu war er dann nicht mehr bereit. Er sprang auf, beschimpfte mich als Teil des »Corona-Regimes«, das ihm sinnlose Regeln aufzwingen wolle, ging und beendete damit die Stunde vorzeitig. Ich könne mir ja noch überlegen, ob ich die Therapie fortsetzen wolle unter der Bedingung, nie wieder über Corona zu sprechen. Er kam dann zur nächsten Stunde, bestand weiter darauf, nie wieder über Corona sprechen zu wollen. Er habe aber entschieden, die Therapie fortsetzen zu wollen, weil ich wie die »Wirrologen« sei, aber ansonsten hätte ich ihm schon gut geholfen.

Ich sehe dieses Verhalten als eine besonders hartnäckige Verleugnung der Realität. Mein Benennen der Realität der Coronaschutz-Maßnahmen löste bei ihm Wut aus. Es entsteht eine Dynamik von Verleugnung der Realität und Wut, weil die Verunsicherung nicht ertragen werden kann. Wenn ich die Realität anspreche, aktualisiert dies die narzisstische Wut. In der Gegenübertragung ist die Unsicherheit deutlich spürbar. Ich bin unsicher, wie ich mit der Situation umgehen soll. Ich denke, hier ist es wichtig, sich im Sinne des Containings zurückzuhalten, d.h. auch zu akzeptieren, nicht über Corona-Maßnahmen zu reden.

Bei rigiden bzw. frühen Abwehrmechanismen wie der Verleugnung ist vom Therapeuten gefordert, Unsicherheit zu ertragen, was unter Corona-Bedingungen deshalb besonders schwer war, weil wir auch selbst als Therapeuten diese Unsicherheit und das Risiko der Ansteckung aushalten mussten.

> Nach einem längeren Prozess der Analyse, den ich hier nicht ausführlich darstellen kann, kommt der Patient inzwischen zur Beschäftigung mit dem Unsicherheitsgefühl; er sagt, er brauche Orientierung, wünsche sich jemand, von dem er geleitet werde. Er

> berichtet von seinen jahrelangen und erfolglosen Anstrengungen, Zusammenhänge zu finden, die ihm Orientierung geben (z. B. in Sportvereinen und politischen Organisationen, er sagt, er sympathisiere mit der AfD).

Man kann seine heftige Wut, seine Freiheit gegen staatliche Corona-Maßnahmen zu verteidigen, als Abwehr der Gefühle der Orientierungslosigkeit, auch der Unsicherheit verstehen. Interessant sind dazu die Einordnungen von Wirth (2022), der verschiedene Formen der Anti-Corona-Demonstrationen als Abwehr der »untergründigen Angst vor der Pandemie« deutet und Zusammenhänge zu tieferen strukturellen Defiziten sieht, wenn er ein »trotziges Verharren in der Gegenidentifikation« bei den Corona-Leugnern mit Bezug auf Erikson konstatiert (ebd., S. 122).

> Ich komme zu Patientin B, die sich bei mir nach der Corona-Pandemie meldete. Auf sie ging ich – ohne groß darüber nachzudenken – im Sinne des alten Rituals zu und gab ihr im Warteraum die Hand. Dies stellte sich später als vertrauensbildende Maßnahme heraus, als sie mir im ersten Kontakt berichtete, dass sie ihre letzte Therapie mitten in der Corona-Pandemie abgebrochen habe, weil die Therapeutin nicht mit ihr ohne Maske weiterarbeiten wollte, wenn sie nicht geimpft sei. Ich hingegen sei offensichtlich anders, da ich ihr ja die Hand gegeben habe. Sie beschreibt eine Auseinandersetzung mit der Therapeutin, in der sie auch wütend geworden sei. Die Patientin gerät in einen Redefluss, steigert sich in ihre Theorien gegen die Regierung und die Medien hinein, die nur Propaganda verbreiten würden. Ich frage sie, ob sie das von anderen Situationen kenne. Ja, das sei oft in ihrem Leben so. Wenn sie Streit in der Familie habe, entstehe in ihr diese Wut, die schwer zu bändigen sei.

Mit der Hypothese der Dynamik von Verleugnung, Wut und Unsicherheit kann man auch mit dieser Patientin produktiv arbeiten, weil ich im Sinne des Containings nicht auf die Ebene der Ideologisierung, also die Diskussion der Corona-Maßnahmen, einging, die Unsicherheit und die Wut ertragen konnte und sich so Situationen der Wut in der Familie und tiefe Unsicherheiten in ihrem Verhalten als Mutter thematisieren ließen.

Ich wollte zeigen, dass die Dynamik von Verleugnung und Wut der Abwehr der Verunsicherung dient, die durch die äußere Bedrohung der Corona-Pandemie entstanden oder aktualisiert ist. Für die therapeutische Arbeit halte ich dafür das Konzept des Containings für sehr hilfreich. Wir Therapeuten standen damit vor großen Herausforderungen, weil wir selbst auch durch die Corona-Pandemie in unserem basalen Sicherheitsgefühl – wie Sandler (1961) es nennt – erschüttert waren. Wir mussten nicht nur die Verunsicherung durch die äußere Bedrohung ertragen, sondern auch die dadurch entstandene stärkere Verunsicherung und teilweise Wut der Patienten. Im Sinne des Containings müssen wir Verunsicherung und Wut ja gerade deshalb aushalten, weil die Patienten sie nicht ertragen und mentalisieren können und sie verleugnen oder in anderer Form abwehren.

Ich möchte zum Schluss noch die Frage stellen, ob sich aus der Dynamik von Verleugnung, Wut und Unsicherheit etwas schlussfolgern lässt für die gesellschaftliche und politische Verarbeitung der Corona-Pandemie: Der Verlauf der Pandemie entwickelte sich aus einer anfänglichen Verleugnung der Bedrohung hin zu dann plötzlich durch Panik getriebenen Überreaktionen. Auch gesellschaftlich war die Unsicherheit nicht zu ertragen. Politiker haben aus meiner Sicht ebenfalls vor dem Hintergrund der Verunsicherung reagiert und wollen meist mit dem Ziel agieren, Sicherheit zu geben, weil sie sich mit dem Wunsch bzw. der Erwartung danach konfrontiert sehen. Die vernachlässigte Verarbeitung der Folgen der Corona-Pandemie kann man dann auch als erneute Verleugnung verstehen, da damit das Eingeständnis von Fehlern und von Unsicherheit verbunden wäre. Ich halte die fehlende Verarbeitung auch deshalb für problematisch, weil so nicht genügend Schlussfolgerungen für zukünftige Bedrohungen gezogen werden. Es stellt sich die Frage, ob bei einem erneuten Ausbruch einer Pandemie wieder überstürzte Maßnahmen ohne fundierte Auseinandersetzung zu befürchten wären. Die Verarbeitung von Verleugnung und panischen Reaktionen könnte dagegen die Möglichkeit eröffnen, für neue Bedrohungen Maßnahmenkonzepte für die Bewältigung einer Krise zu entwickeln. Für Analytiker könnte als Vorbereitung für den zukünftigen Umgang mit Krisen die Auseinandersetzung mit folgenden Fragen sinnvoll sein: Welche Veränderungen des therapeutischen Verfahrens entstehen, wenn durch äußere Krisen Unsicherheit bzw. Verunsicherung ins Behandlungszimmer drängen? Wie lässt sich mit den durch Krisen bedingten Regeln umgehen, die die üblichen Rahmenbedingungen und das Setting beeinflussen?

2 Die Suche nach Beruhigung in unsicheren Zeiten: Die Rückkehr zum Äquivalenzmodus (Andrea Ide)

Die Schutzmaßnahmen, die in der Zeit der Pandemie vor Infektionen schützen sollten, verursachten eine soziale Deprivation, die diejenigen Gruppen besonders schwer traf, die aufgrund ihres jungen oder hohen Alters, wegen Krankheit, Schwangerschaft, oder aufgrund anderer Lebensereignisse, besondere Unterstützung gebraucht hätten. So wurden gerade die Schutzbedürftigen und Schutzbefohlenen, die bereits mit Anpassungs- und Bewältigungsprozessen zu kämpfen hatten, einer schweren zusätzlichen Belastung ausgesetzt. Folgende Zusammenhänge können postuliert werden und sind in der Traumaforschung bekannt: Je mehr soziale Deprivation, desto mehr Belastung, und – je nach Belastbarkeit der Ich-Struktur – mehr Regression. Was macht Regression in Überforderungssituationen mit der Ich-Struktur, wenn die Regulierung misslingt? Es treten vermehrt auch unreife Abwehrmechanismen auf, um die Angst zu mildern. Regression hat aber nicht nur Folgen auf der Ebene der Ich-Struktur und der Abwehrmechanismen, sondern auch auf der Ebene des Bindungssystems und des Bindungsverhaltens.

Die hohe Belastung einzelner Teilnehmer in analytischen Gruppen können wir an plötzlich aufbrechenden Anzeichen einer unsicheren Bindung erkennen. Wir sprechen dann davon, dass das Bindungssystem aktiviert ist, denn das Bindungsverhalten dient nach Bowlby (K.E. Grossmann & K. Grossmann, 2009 [2003]) dazu, wieder in Sicherheit spendenden Kontakt zu kommen. Besonders bereits vorbelastete Menschen sind auf den sozialen, emotionalen und kognitiven Austausch unter vertrauten Menschen angewiesen, denn dieser Kontakt gibt Sicherheit in ängstigenden Zeiten. Was passierte denn bei den Demonstrationen gegen die Corona-Maßnahmen? Sich völlig fremde Menschen, mit sehr unterschiedlichen politischen Überzeugungen, einigten sich plötzlich auf eine Gemeinsamkeit, nämlich die, dass sie sich in ihrer Freiheit eingeschränkt fühlen. Diese Einigung auf ein einziges gemeinsames Merkmal schaffte so die Illusion, zu einer Gemeinschaft zu gehören, die gemeinsam gegen empfundenes Unrecht kämpft. Diese Strategie kann auch als ein regressiver Versuch gedeutet werden, wieder in einen beruhigten Zustand zu gelangen, denn die Zugehörigkeit zu einer Gruppe wirkt beruhigend, weil man nicht allein einer Gefahr ausgesetzt ist, deren Bedrohlichkeit durch die Nicht-Verfügbarkeit sinnvoller Strategien noch zunimmt. Gleichzeitig stellte die Situation in der Pandemie ein Dilemma dar, denn jeder Versuch, sich durch Rückversicherung und Orientierung mit anderen Menschen zu beruhigen, war damit verbunden, Kontakt nicht vermeiden zu können. Die Bindungstheorie beschreibt, wie durch Mentalisierung Sicherheit wieder erlangt werden kann. Thomas Bolm (2010) schreibt, dass in der Folge von Belastung die Mentalisierungsfähigkeit (zeitweise) zerbrechen kann. In der Zeit der Pandemie konnte man beobachten, dass der Äquivalenzmodus, welcher eines der Durchgangsstadien in der kindlichen Entwicklung hin zur reifen Mentalisierung ist, auf die Infektionsgefahr angewendet wurde, denn wer keine Bedrohung fühlt, sieht im Äquivalenzmodus auch keinen Grund für eine Verhaltensänderung. Bolm (ebd.) zitiert Fonagy (Fonagy et al., 2004) und beschreibt die drei Modi, die in der Regel Durchgangsstadien kindlicher Entwicklung sind, aber auch im Erwachsenenalter durch Reparationsmechanismen ausgelöst werden können.

- Im *Äquivalenzmodus* werden Innenwelt und äußere Realität in ihrer Bedeutung kognitiv nicht unterschieden (Innen und Außen wird gleichgesetzt) und können auch nicht relativiert werden.
- Im *Als-ob-Modus* stehen Realitätsaspekte bzw. Selbstanteile unverbunden nebeneinander und werden z. B. ausgeblendet.
- Im *teleologischen Modus* zeigen sich Konkretismus und Angewiesenheit auf unmittelbar wahrnehmbare Aktion des anderen (Bolm, 2010, S. 59).

Psychoanalytisch betrachtet, handelt es sich dabei um den Abwehrmechanismus der Verleugnung, bindungstheoretisch gesprochen handelt es sich um die zusammengebrochene Mentalisierungsfähigkeit, in welcher Zuflucht zum Äquivalenzmodus genommen wird, der dann als Wahrheit angesehen wird – deshalb die Hypothese, dass Regression nicht nur auf der Ebene der Ich-Struktur stattfindet, sondern ebenso hinsichtlich der Bewältigungsstrategien im Verhaltensrepertoire (Brockmann, Kirsch & Taubner, 2023). Die auftretende Angst und Verunsicherung lassen das Bindungssystem aufbrechen, und die Mentalisierungsfähigkeit bricht (zeitweise) zusammen. Der Rückgriff auf frühere Funktionsmodi ist ein Reparationsversuch. Auch Menschen, die die Existenz des Virus anzweifeln, versuchen, mit diesen Funktionsmodi früherer Entwicklungsphasen der Mentalisierung, mit der belastenden Realität, zurechtzukommen. So gesehen, handelt es sich bei deren Verleugnung, um den Versuch, richtig von falsch zu unterscheiden, allerdings auf Kosten der Realitätswahrnehmung, denn die Funktionsmodi früherer Entwicklungsphasen sind dysfunktional im Umgang mit der Pandemie. Um mit den Gefahren eines unsichtbaren Virus umzugehen, braucht es mehr statt weniger Reflexion. Es braucht mehr Mentalisierung, aber auch mehr Dialog. Im Widerspruch dazu liegen gerade die unreiferen Funktionsmodi bereit, in denen die Mentalisierung nicht ausreichend gelingt, um mit Angst und Verunsicherung zurechtzukommen.

> Eine 28-jährige Patientin hat sich nicht impfen lassen. Sie hat sich jedoch einen gefälschten Impfnachweis organisiert und besucht eine WG-Party, die unter der 2G-Regel stattfindet. Sie ist stolz, die Regeln unterwandert und sich bei der Party nicht angesteckt zu haben.
>
> Bei diesem Stolz handelt es sich um eine narzisstische Abwehr mit grandiosen Ideen. Mit einer direkten Konfrontation hätte ich eine negative Übertragung herbeiführen können, in der sie möglicherweise die Behandlung abbricht, denn sie ist identifiziert mit ihrem Vater, einem Anhänger von Verschwörungstheorien, der offen leugnet, dass es das Virus überhaupt gibt. Um meine neutral-hinterfragende Haltung zum Impfen jedoch beibehalten zu können, nahm ich die Philosophie zu Hilfe. Ich wollte einen Standpunkt finden und einnehmen, der es mir ermöglicht, weiter für das Impfen in der gegebenen Situation zu sein und gleichzeitig Verständnis zeigen können für die Verweigerung meiner Patientin.

In dieser dritten Position orientierte ich mich an der Philosophin Svenja Flaßpöhler, die im Interview im *Tagesspiegel* vom 19. November 2021 beklagt, dass sie eine Erosion der Debattenkultur auch darin beobachtet, wie sich u. a. in der Corona-Krise Fronten auftun, zwischen Impfgegnern und Impfbefürwortern.

Die emotionalisierte Diskussion hierzu auf den sozialen Plattformen spiegelt aus bindungstheoretischer Perspektive den Versuch, in einem Äquivalenzmodus Sicherheiten zu erlangen. Es wird darin angestrebt, eine gefühlte (konkretistische) Ähnlichkeit mit anderen zu erzeugen, was gleichzeitig zur Polarisierung der Haltungen beiträgt, weil nur einfache Wahrheiten akzeptiert werden können, die – orientiert am sichtbaren Verhalten der anderen (teleologischer Modus) – in richtig oder falsch eingeordnet werden. Richtig ist dann, was gefühlt und gesehen wird, weil dies einzig als Wahrheit anerkannt werden kann.

Und all dies geschah zu einem Zeitpunkt, an dem noch kein gesichertes

Wissen über die Schutzmöglichkeiten zur Verfügung stand. Die Herausforderung war, die eigene Unwissenheit auszuhalten und trotzdem einen Standpunkt zu finden und einzunehmen. Nach Fonagy und Nolte (2023) hilft dabei das epistemische Vertrauen, welchem sie ein ganzes Buch gewidmet haben. Die beiden Herausgeber lassen deutlich werden, dass es vom Grad des epistemischen Vertrauens abhängt, inwieweit Menschen verordnete Regeln akzeptieren können. Das epistemische Vertrauen meint jenes basale Vertrauen, welches es ermöglicht, eine andere Person als sichere Informationsquelle zu verwenden, um davon ausgehend das eigene Verhalten steuern oder verändern zu können. Es handelt es sich um eine Art von Urvertrauen – ein Urvertrauen darauf, dass eine kompetente Person weiß, was zu tun ist.

3 Die Folgen der Corona-Pandemie für Kinder und Jugendliche (Beate Sohns)

Laut dem Bundesverband der Kinder- und Jugendlichenpsychotherapie waren Kinder und Jugendliche die Bevölkerungsgruppe, die während der Pandemie die größten Beeinträchtigungen ihres Lebensalltages zu verkraften hatte. Die langen Schul- und Kitaschließungen fielen in wichtige Entwicklungsphasen von Kindern und Jugendlichen wie z. B. die des Spracherwerbs, des Erwerbs sozialer Kompetenzen, der Ablösung von den Eltern, des Eingehens tragfähiger sozialer Beziehungen und erster Liebesbeziehungen, die entweder gar nicht oder nur unter erschwerten Bedingungen stattfinden konnten.

Da die Phase der Kindheit und Jugend besonders vulnerabel ist, haben die Schulschließungen und Kontaktbeschränkungen bis heute Spuren hinterlassen. Manche psychischen Probleme bei Kindern und Jugendlichen zeigen sich auch erst zeitverzögert.

Die COPSY-Studie 2022 des Universitätsklinikums Hamburg-Eppendorf hat als erste große Studie zum Befinden von Kindern und Jugendlichen in der Pandemie festgestellt, dass jedes dritte Kind ein Jahr nach Beginn der Pandemie unter psychischen Auffälligkeiten litt. Ebenso verzeichnet die COPSY-Studie einen Anstieg bei den Leistungs-und Versagensängsten bei depressiven Verstimmungen, bei Angst- und Schlafstörungen, bei Suizidalität, bei der Neigung zu Selbstverletzung und Substanzmittelmissbrauch (vor allem Cannabis).

In Bezug auf Essstörungen, die stark angestiegen sind, hat die Corona-Pandemie große Auswirkungen gehabt. Vom »Vor-Corona-Jahr« 2019 auf 2022 registrierte die Kaufmännische Krankenkasse Halle (KKH) bei den 12- bis 17-jährigen Mädchen eine Zunahme von 38 Prozent. 2022 wurden laut KKH rund 455.000 Menschen, überwiegend Mädchen und junge Frauen, wegen Magersucht, Bulimie oder einer Binge-Eating-Störung ambulant behandelt.

Je intensiver die Nutzung von sozialen Medien ist, die ja wegen der Corona-Pandemie massiv anstieg, desto größer sei auch das Risiko für die Unzufriedenheit mit dem eigenen Körper. Das zwanghafte Vergleichen mit dem angeblich »idealen weiblichen Körper« hat hier gerade für Mädchen fatale Auswirkungen. Auch Computer- und Social-Media-Sucht haben zugenommen. 2023 ermittelte das Deutsche Zentrum für Suchtfragen des Kindes- und Jugendalters bei mehr als vier Prozent der 10- bis 17-Jährigen in Deutschland ein pathologisches Nutzungsverhalten.

Auch die Studierenden leiden, dabei sind weibliche Studierende mehr betroffen. Laut einer Forsa-Umfrage geben 71 Prozent an, durch die Digitalisierung des Studienalltags, der zum Teil weitergeführt wurde, Sozialkontakte verloren zu haben. Bei 44 Prozent der Befragten hat die zunehmende Digitalisierung zu Einsamkeit geführt.

Laut einer Untersuchung der Techniker Krankenkasse (TK) erhöhte sich bei den Studentinnen die Verordnung von Antidepressiva von 2019 bis 2022 um 38,1 Prozent. Der stärkste Anstieg zeigte sich jedoch bei ADHS-Medikamenten – gegenüber 2019 um 142 Prozent. Die ADHS-Diagnosen nahmen bei Studentinnen um 37 Prozent zu, bei Studenten um 24 Prozent.

Je stärker die Einschränkungen der gewohnten Bedingungen waren, desto stärker zeigten sich individuelle psychische Auswirkungen. Viele Autorinnen und Autoren sind der Meinung, dass soziale Isolation der größte Risikofaktor für die Ausbildung psychischer Störungen ist.

Ich möchte nun auf eine Spätfolge der Pandemie hinweisen, die auf den ersten Blick nicht gleich sichtbar ist: die verfrühte Pubertät. Seit der Corona-Pandemie wurden 20 bis 30 Prozent mehr Fällte von verfrühter Pubertät erfasst, so Bettina Gohlke von der Uniklinik Bonn (dpa, 2024, S. 181). Dies sei ein weltweites Phänomen – entsprechende Daten gäbe es aus Europa, den USA und China. Als »verfrühte Pubertät« – Pubertas praecox – wird die Entwicklung äußerer Sexualmerkmale bei Jungen vor dem vollendeten neunten und bei Mädchen vor dem vollendeten achten Lebensjahr bezeichnet. Möglich sei ein Zusammenhang mit höherer psychosozialer Belastung während der Pandemie. Diskutiert wird auch ein Gewichtseffekt: Kinder bewegen sich weniger und essen mehr. Aktuell träfe eine verfrühte Pubertät Kinder aus sozial schwachen Familien häufiger, da sich diese ungesünder ernährten. Zusätzlich sind Kinder einem ganzen Cocktail hormonell wirkender Substanzen ausgesetzt. Eine verfrühte Pubertät ist bei Mädchen eher sichtbar, und eine zu frühe Sexualisierung von außen kann das noch kindliche Mädchen komplett überfordern. Mit der verfrühten Pubertät verändert sich auch die Art zu denken sowie die Gefühlswelt, was zu Problemen mit Gleichaltrigen führen kann.

Was passiert nun im therapeutischen Umgang unter Pandemiebedingungen?

Besonders wichtig erscheint es, die Tatsache anzuerkennen, dass der menschliche Körper verletzlich ist. So muss der Verlust der Illusion von Sicherheit, sowohl der individuellen als auch der der gesamten Gesellschaft, betrauert und bearbeitet werden.

Als Psychotherapeutin in der Arbeit mit Kindern und Jugendlichen ergibt sich eine besondere Haltung: Einerseits sind wir selbst von Angst erfasst und andererseits wollen wir den Patientinnen und Patienten beistehen, ihre Ängste auszuhalten.

> Verdeutlichen möchte ich diese Ängste am Beispiel eines 13-jährigen Jungen aus meiner Praxis, ich nenne ihn »Lars«. Die Mutter meldete den schüchternen und zurückhaltenden Jungen im Februar 2021 inmitten des Lockdowns an. Seit er unwillentlich im Internet auf gewaltpornografische Darstellungen gestoßen sei, wirke er sehr verstört und zwirbele sich so stark an den Haaren, dass die Mutter ganze Haarbüschel in seinem Zimmer findet.
>
> Zum Erstkontakt kommt der 13-jährige Lars, der jünger und noch sehr kindlich wirkt. Er leide sehr unter Corona, die Mutter sei ja in Kurzarbeit (Gastronomie), und er frage sich, ob sie die Raten für das Haus bezahlen könnten. Vielleicht verliere die Mutter auch ganz ihre Arbeit. Ihn rege auch auf, wie schlecht die Schule auf die Digitalisierung vorbereitet sei. In manchen Fächern hätten sie gar keinen Unterricht, das könne doch nicht sein. Er sei in einer Profilklasse Englisch. Doch nun finde gar kein Englischunterricht statt. Er war gerade in

die siebte Klasse eines Gymnasiums gewechselt. Auf seine sozialen Kontakte angesprochen, antwortet er resigniert: »Wen soll ich denn jetzt kennenlernen im Homeschooling?« Die soziale Isolation macht ihm sehr zu schaffen. Im Verlauf der Therapie kommt noch ein weiteres Problem dazu.

Der eng an die ängstliche Mutter gebundene Lars schildert seine Unsicherheit in Bezug auf das Impfen: Die Mutter lehnt den Impfstoff ab, er sei nicht genug getestet worden, ebenso lehnt sie die Maskenpflicht ab. Der getrennt lebende Vater, mit dem Lars regelmäßig Umgang hat, arbeitet als Koch im öffentlichen Dienst. Er befürwortet sowohl das Impfen als auch die Maskenpflicht. Lars artikuliert seine Ratlosigkeit. Seine Mutter sowie seine Oma würden alle Corona-Maßnahmen ablehnen und nur auf die Regierung schimpfen. Sein Vater habe sich impfen lassen und ihm auch genau erklärt, was da passiere. Wie er sich nun verhalten solle, fragt er mich.

In diesem kurzen Auszug wird deutlich, wie stark sich Lars mit den Ängsten, auch mit den irrationalen Ängsten und Verfolgungstendenzen der Mutter identifiziert. Am Thema Impfen wird ein für Lars nicht lösbarer Loyalitätskonflikt deutlich. Küchenhoff (2020, S. 362) schreibt: »Die Bedrohungen tauchen nicht plötzlich auf, um zu verschwinden, nein, sie bleiben auch ungreifbar. Gerade deshalb ist die Coronakrise unheimlich.«

Wenn wir nun davon ausgehen, dass die Corona-Pandemie nicht die letzte Pandemie gewesen ist, müssen wir die Belange von Kindern und Jugendlichen in der Zukunft unbedingt mehr berücksichtigen. Laut Ifo-Institut (2021, zit. n. Die Bundesregierung, 2023) dauerten die Schulschließungen in Deutschland sehr lange, insgesamt 183 Tage, während andere Länder wie Frankreich, Spanien oder Schweden mit 56, 45 oder 21 Tagen die kürzesten Schulschließungen hatten und das Homeoffice verpflichtend für die Berufsgruppen einführten, für die dies möglich war.

Wir dürfen die Regie bei einer kommenden Pandemie nicht allein den Virologinnen und Virologen und den PolitikerInnen überlassen. Eine interdisziplinäre Zusammenarbeit mit Vertreterinnen aus Pädagogik, Psychologie, Psychotherapie und Soziologie ist notwendig.

Kinder und Jugendliche sollen als ExpertInnen für ihre eigene Situation eingebunden werden. UNICEF fordert, dass Kinderrechte im Grundgesetz verankert werden, damit die Interessen von Kindern und Jugendlichen auch strukturell im Gesetzgebungsverfahren besser berücksichtigt werden können.

Literatur

Bion, W.R. (1992). *Lernen durch Erfahrung*. Suhrkamp.

Bolm, T. (2010). Mentalisieren und Mentalisierungsbasierte Therapie (MBT). *Psychotherapie, 15*(1), 58–62. https://sbt-in-berlin.de/cip-medien/05.Bolm_.pdf

Brockhaus, G. (2024). Vom Niedergang des Realitätsprinzips – Wirklichkeitsbezug in multiplen Krisen (unveröffentlichtes DGPT-Mitgliederrundschreiben 02/2024).

Brockmann, J., Kirsch, H. & Taubner, S. (2023). Mentalisieren in der psychodynamischen und psychoanalytischen Psychotherapie. *Psychotherapeutenjournal, 22*(3), 261–270.

Bühring, P. (2023a). Einsam durch Digitalisierung. *Deutsches Ärzteblatt, PP, 8/23,* 360.

Bühring, P. (2023b). Corona und Psyche. Ernste Krise für die Psyche. *Deutsches Ärzteblatt, PP, 8/23,* 344.

Die Bundesregierung (2023). Interministerielle Arbeitsgruppe: »Gesundheitliche Auswirkungen auf Kinder und Jugendliche durch Corona«. Abschlussbericht. https://www.bmfsfj.de/resource/blob/214866/fbb00bcf0395b4450d1037616450cfb5/ima-abschlussbericht-gesundheitliche-auswirkungen-auf-kinder-und-jugendliche-durch-corona-data.pdf

dpa (2024). Coronapandemie: Mehr Fälle verfrühter Pubertät. *Deutsches Ärzteblatt, PP, 4/24,* 181.

Flaßpöhler, S. (2021, 19. November). Das sind Vorboten der Cancel Culture. *Tagesspiegel, 24722.*

Fonagy, P., Jurist, E., Gergely, G. & Target, M. (2004). *Affektregulierung, Mentalisierung und die Entwicklung des Selbst.* Klett-Cotta.

Fonagy, P. & Nolte, T. (Hrsg.). (2023). *Epistemisches Vertrauen. Vom Konzept zur Anwendung in Psychotherapie und psychosozialen Arbeitsfeldern.* Klett-Cotta.

Grossmann, K.E. & Grossmann, K. (Hrsg.). (2009 [2003]). *Bindung und menschliche Entwicklung: John Bowlby, Mary Ainsworth und die Bindungstheorie* (2. Aufl.). Klett-Cotta.

Küchenhoff, J. (2020). Die Arbeit in und am Unheimlichen. Die Coronakrise und die analytische Kur. *Forum der Psychoanalyse, 36*(4), 361–373.

Küchenhoff, J. (2022). *Vom Dringlichen und vom Grundsätzlichen. Psychoanalytische Gedanken zu existenziellen, gesellschaftspolitischen und erkenntnistheoretischen Fragen.* Psychosozial-Verlag.

Sandler, J. (1961). Sicherheitsgefühl und Wahrnehmung. *Psyche – Z Psychoanal, 15*(2), 124–131.

Wirth, H.-J. (2022). *Gefühle machen Politik. Populismus, Ressentiments und die Chancen der Verletzlichkeit.* Psychosozial-Verlag.

Die Autor:innen

Reiner Dilg, Dipl.-Psych., ist Psychoanalytiker (DGPT), Dozent, Supervisor und beauftragter Lehranalytiker am Institut für Psychotherapie in Berlin. Er ist niedergelassen in eigener Praxis.

Kontakt per E-Mail: dilg@zedat.fu-berlin.de

Andrea Ide, Dipl.-Psych., ist Psychoanalytikerin (DGAP), Dozentin am Institut für Psychotherapie in Berlin und niedergelassen in eigener Praxis für Einzel- und Gruppentherapie.

Kontakt per E-Mail: ide.praxis@web.de

Beate Sohns, Dipl.-Päd., ist analytische Psychotherapeutin für Kinder und Jugendliche (IfP, VAKJP) und Dozentin am Institut für Psychotherapie Berlin. Sie ist niedergelassen in eigener Praxis in Berlin.

Kontakt per E-Mail: BeateSohns@web.de

Die Verletzlichkeit des Begehrens

Eine tiefenhermeneutische Betrachtung in pandemischen Zeiten

Charlotte Busch

Die Pandemie und der Andere

Die Corona-Pandemie hat uns schmerzlich vor Augen geführt, wie verletzlich der einzelne Mensch ist und wie angewiesen er auf den oder das Andere bleibt. Über drei Jahre, von März 2020 bis März 2023, hielt das neuartige SARS-CoV-2 *(Severe Acute Respiratory Syndrome Coronavirus 2)* und die durch das Virus ausgelöste Krankheit COVID-19 *(Coronavirus Disease 2019)* die Menschen buchstäblich in Atem und löste vielfache Ängste aus. Sigmund Freud nennt in *Das Unbehagen in der Kultur* von 1930 den Menschen zurecht einen *Prothesengott*, der als Mangelwesen seine biologischen Grenzen durch Kulturleistungen gleichsam prothetischer Erweiterungen zu überwinden sucht, um die Illusion seiner göttlichen Allmacht zu bewahren. Übertragen auf die Corona-Pandemie blieb der Mensch – aller Leugnung seines Mangels und somit auch seiner Verletzlichkeit zum Trotz – angewiesen auf seine Prothesen bzw. Hilfsmittel wie Impfungen, Hygienemaßnahmen und vor allem auch auf seine sozialen Beziehungen. Der Traum von Allmacht schien angesichts des kaum kontrollierbaren, amorphen Corona-Virus einmal mehr geplatzt. Die Gewissheit, vor einer Pandemie eines solchen Ausmaßes geschützt zu sein, in der sich die Weltgemeinschaft bislang wiegte, entpuppte sich als Illusion. Die Corona-Pandemie führte uns deutlich vor Augen, dass der Mensch trotz aufwendiger Kulturleistungen von Unvollkommenheit, Leid und Konflikten geprägt bleibt.

Es ist also der eigene Mangel, der das Subjekt hin zum Anderen treibt und der umgekehrt das Begehren von Beginn an konstituiert, wie Jean Laplanche (1988) sagen würde – eine fragile Subjektivität, wie Freud feststellt, wenn er sagt: »Niemals sind wir ungeschützter gegen das Leiden, als wenn wir lieben, niemals hilfloser unglücklich, als wenn wir das geliebte Objekt oder seine Liebe verloren haben« (1930a [1929], S. 441). Das Paradox der Corona-Pandemie machte gerade die Sozialkontakte und somit auch die geliebten Objekte zum potenziellen Infektionsrisiko und konfrontierte den Menschen ganz materiell mit seiner Verletzlichkeit, die auch sonst phantasmatisch mit dem Anderen verstrickt ist. Ich verfolge die These, dass die Pandemie wie ein vergrößerndes Brennglas vorhandener unbewusster Konflikte um das Sexuelle fungierte, da sie aufgrund ihrer Krisenförmigkeit das Freud'sche Dilemma zwischen Triebbefriedigung und Triebverzicht verschärfte. Der Kulturmensch würde demnach zum Schutz der Allgemeinheit oder vor Naturkatastrophen den Trieb in sozial akzeptierte Bahnen lenken, was das Individuum dilemmatisch zur Kultur stelle, und ein Unbehagen in ihr erzeuge. In pandemischen Zeiten bargen zwischenmenschliche Spontaneität, Exzess und körperliche Nähe plötzlich eine virale Gefahr und die Menschen waren zu Verzicht und Vernunft angehalten. In diesem Sinne sorgten das Virus und die Schutzmaßnahmen zu dessen Eindämmung mit ihren Ge- und Verboten für eine Aktualisierung unbewusster Konflikte um das triebinduzierte Dilemma, was sich im Anschluss an Jean Laplanche als ein Überschuss des Sexualen im Denken, Fühlen und Handeln zeigte. Aus der psychotherapeutischen Praxis wissen wir, dass eine Wiederkehr des Verdrängten zugleich die Chance für ein erneutes Durcharbeiten bzw. für neue Übersetzungen (Laplanche) bereithalten kann, aber ebenso eine Retraumatisierung darstellt. Es bleibt daher eine noch unvollendete Aufgabe und sicherlich auch eine Herausforderung, die Folgen der Pandemie und ihren Schrecken aufzuarbeiten und nachträglich zu verarbeiten. Ich will dazu einen Beitrag leisten, indem ich ihre psychosexuellen Auswirkungen *in statu nascendi* anhand eines Interviews mit einer Frau außerhalb einer festen Paarbeziehung analysiere, die ich zu ihrem Sexualleben während der Pandemie befragte. Gerade die geteilte Sexualität außerhalb monogamer Paarbeziehungen stand unter pandemischen Verhältnissen besonders dilemmatisch zur viralen Gefahr und den Hygienemaßnahmen – und so wird das pandemische Brennglas hier in besonders verschärfter Weise die sexuellen Konflikte zutage gefördert haben. In einer qualitativen Studie konnten meine Kolleg:innen und ich zeigen, dass die sexuellen Konflikte während der Pandemie nicht in ihrer Ambivalenz ausgehalten werden konnten, sondern mittels Schiefheilungen (Freud) reguliert wurden, und dass insbesondere die promiskuitive Sexualität im Vergleich zur monogamen Sexualität Neid, Aggressionen und Bestrafungsfantasien auslöste (Busch et al., 2025).

Sexuale Prothesen mit Freud und Laplanche

Zu Beginn will ich meine Überlegungen zur Verwendung *sexualer Prothesen* im Umgang mit der immanenten Verletzlichkeit des Menschen teilen. Denn wie das Zitat Freuds zum Schmerz bei Objektverlust zeigt, setzt sich die Verletzlichkeit gerade auf dem Feld des Begehrens prominent in Szene. Was verstehe ich also unter »sexualen Prothesen«, wenn ich hier nicht von »Sexspielzeug« oder »Phallusprothesen« spreche? Ich will mit meinem Vorschlag der sexualen Prothesen die Freud'schen *Prothesen* um das Laplanche'sche *Mytho-Symbolische* ergänzen (Laplanche, 1981; Hock, 2021). Zur Erinnerung: Freuds Prothesen sollen die Lücke überbrücken, die durch das Angewiesensein auf den oder das Andere im Subjekt entsteht, und somit seine Verletzlichkeit durch Kulturleistungen prothetisch auswiegeln, um Schutz vor Verletzung, Kränkung und Schmerz zu bieten. Laplanche hingegen betont mit dem Mytho-Symbolischen mehr noch als Freud das Entwicklungspotenzial und meint damit unsere kulturellen Erzählungen wie Märchen und Mythen mit subjektkonstitutiver Funktion. Es handelt sich dabei um Kulturangebote, weil Laplanche von »Codes« spricht, die in den Erzählungen aufgehoben sind und die in der Nachträglichkeit neue Übersetzungen des Sexualen mit den rätselhaften Botschaften ermöglichen können.

Exkurs zu Laplanche

Das Sexuale korrespondiert bei Laplanche (1988) mit der polymorph-perversen infantilen Sexualität Freuds und wird durch den erwachsenen Anderen in Form von Botschaften im Säugling implantiert. Weil diese jedoch immer auch von dessen Erwachsenensexualität durchdrungen sind, erscheinen sie dem Säugling als rätselhaft und können nicht verstanden oder integriert werden. Es fehlen dem Säugling die geeigneten Codes zur Übersetzung und Enträtselung der Botschaften und somit zur Symbolisierung. Durch die Differenz zum Anderen entsteht auch hier eine »Lücke« (Passet, 2005, S. 52) im Subjekt, die das Sexuale bzw. das Begehren formt. Udo Hock (2021, S. 731) sieht die »entscheidende Funktion der mytho-symbolischen Szenarien [unserer Mythen und Märchen; C. B.] darin [...], es dem Kind, das auf die Welt kommt (auf die menschliche Welt), zu ermöglichen, die rätselhaften Botschaften des erwachsenen Anderen zu verarbeiten«. Unsere Mythen und Erzählungen können uns dabei helfen, einen Umgang mit der Lücke (dem Sexualen) in uns zu finden, weil in ihnen die polymorph-perversen infantilen Inhalte der rätselhaften Botschaften in entstellter Form aufgehoben sind, die nun als Codes dem Subjekt zur Verfügung stehen. Gleichsam einer »Prothese« (etymologisch als »Anfügen eines Ersatzes« verstanden), können die Codes als Ersatz für die Lücke fungieren. Sie können eine nachträgliche Übersetzung ermöglichen, die zwischen dem Subjekt und dem Sexualen des Anderen im Subjekt symbolisch vermittelt, und können daher auch »sexuale Prothesen« genannt werden.

Ilka Quindeau (2004) spricht mit Blick auf die rätselhaften Botschaften auch von »Ansprüchen«, die der erwachsene Andere an den Säugling stellt, und die sich als Lust- und Erinnerungsspur einschreiben. Sie betont damit das traumatische Potenzial der Botschaften, da sie eine Antwort auf den Anspruch verlangen. Nachträglich und immer wieder aufs Neue können mit voranschreitender psychosexueller und kognitiver Reife und unter Hinzunahme der mytho-symbolischen Codes die unverstandenen, rätselhaften Ansprüche eine Übersetzung erfahren. Die zunächst passiv empfangenen Ansprüche werden nun aktiv übersetzt und zu etwas dem Subjekt Eigenen und Bewussteren. Das, was zuvor das Denken, Fühlen und Handeln unbewusst als Lücke dezentriert fremd bestimmt hat, kann zunehmend als Eigenes bewusst erlebt und lustvoller aktiv verfolgt werden. Laplanche betont aber, dass es beim Übersetzungsprozess immer einen Rest an Rätselhaftem geben wird, der nicht übersetzt werden kann und der das Sexuale, also das Begehren, bildet. Eine analytische Kur kann dabei helfen, einen psychodynamischen Prozess immer neuer Übersetzungen des Sexualen zu ermöglichen, und alte Gewissheiten zu dekonstruieren, die uns von den Ansprüchen des Anderen unbewusst auferlegt wurden und die uns tyrannisieren, weil sie beantwortet werden wollen. In der Freud'schen Trias von Erinnern, Wiederholen und Durcharbeiten können sie zu neuen und progressiveren Übersetzungen gelangen.

Mythen, Rätsel und die autotheoretische Übersetzung

Mit Laplanche ließen sich unsere Erzählungen von Sexualität, Geschlecht und Gender als sexuale Prothesen beschreiben, die unser Unbehagen über die grundlegende Rätselhaftigkeit und Konflikthaftigkeit des eigenen Begehrens regulieren sollen. So verstehe ich etwa unsere Erzählungen über

Männlichkeit und Weiblichkeit, aber auch über Nicht-Binarität oder auch über Monogamie und Polyamorie als sexuale Prothesen, die immer zugleich Schutz im Umgang mit dem Begehren bieten *und* eine subjektkonstitutive Funktion bereithalten. Mit Aaron Lahl (2024, S. 59) will ich das aktive und passive Moment in der geschlechtlichen Identitätsbildung aufgreifen, der schreibt: »Passiv sind wir, insofern wir geschlechtliche Zuschreibungen zunächst erleiden; aktiv werden wir, insofern wir diese Zuschreibungen samt des rätselhaften Bedeutungsüberschusses immer wieder autotheoretisch interpretieren.« Laplanche (1981) versteht den Ödipus-Mythos als Paradebeispiel für die Möglichkeit immer neuer autotheoretischer Interpretationsmöglichkeiten, da er Begehren und Identität in all der dilemmatischen Dramatik fasst. Ich verstehe auch diesen Mythos als eine sexuale Prothese, die unsere Kultur seit Jahrtausenden hervorbringt: Ödipus weiß nicht, woher er kommt, und erfährt erst nachträglich, dass er seinen Vater umgebracht und seine Mutter geheiratet hat. Zuvor jedoch war er es, der als Einziger das Rätsel des Sphinx lösen konnte, was zur Befreiung der Bewohner:innen der Stadt Theben von ihrer Tyrannei und zu Ödipus Heirat von Iokaste – der Witwe des Königs Laios und seiner Mutter – führte, eine Erzählung über das Rätsel der Urszene, über Identität und Begehren, die dem Menschen gleichsam rätselhafter Botschaften implantiert werden und die zur nachträglichen Übersetzungsarbeit auffordern. Findet keine Enträtselung statt, beherrschen die Botschaften gleichsam des Sphinx'schen Rätsels den einzelnen Menschen ein Leben lang tyrannisch. Es entstehen Leid und Schmerz. Selbst bei nachträglicher Übersetzung bleibt stets ein Rest unübersetzt, und so bleibt es des Menschen unausweichliches Schicksal, dass sein Begehren dilemmatisch bleibt – er stirbt, wie auch Ödipus, mit dem Schicksal, nie konfliktfrei Leben und Lieben zu können. Anders jedoch als bei Ödipus bleibt der Vatermord und die Heirat der Mutter in der Regel phantasmatischer Wunsch und dieser aufgrund des Inzesttabus verdrängt. Das subjektkonstitutive Potenzial des Ödipus-Mythos liegt aus meiner Sicht in der Unausweichlichkeit unseres Schicksals, das uns zwar auferlegt wird, jedoch bis zu einem gewissen Grad, und zwar mittels autotheoretischer Übersetzungsarbeit, weniger fatalistisch daherkommt. So kann es dem Subjekt etwa gelingen, die Eltern zu lieben und zu hassen, ohne sie tatsächlich zu heiraten oder zu ermorden, und durch Identifikation, Desidentifikation und Übersetzungsleistung mit ausreichender Trauerarbeit die Generationenschranke zu errichten und befreiter und lustvoller ins eigene Erwachsenenleben zu schreiten.

Wie kann also ein Entkommen aus der Wiederholungsschleife beim Übersetzungsprozess gelingen, und wieso ist dieser selbst so heikel? Zur Beantwortung dieser Fragen will ich nochmal auf den Mangel, der das Begehren konstituiert, zurückkommen. Dieser trete nach Freud (1900a) als Not des Lebens, als Ananke, in Form der *großen Körperbedürfnisse*, womit er etwa den Hunger meint, an das werdende Subjekt heran. Aus sich selbst heraus kann der Säugling diesen jedoch nicht stillen und bleibt daher auf den erwachsenen Anderen angewiesen, der im besten Fall erkennt, was das Schreien und Zappeln zu bedeuten hat, und mittels konkreter Handlung das Richtige anzubieten weiß. Die Säuglingsforschung hat akribisch dargelegt, was ein Misslingen dieser Interaktion lebenslang an Leid nach sich ziehen kann (Beebe & Lachmann, 2013). Laplanche (1988) knüpft hier an Freud an und erweitert dessen Triebtheorie um das intersubjektive Moment bei der Konstitution von Begehren und meint damit mehr als Bindung und Containment. Er betont die Anlehnung des Sexualtriebs an den Selbsterhaltungstrieb (Nahrung, Bindung), und wie sich dieser später von diesem wiederum als Lust- und Erinnerungsspur (Quindeau) selbstständig macht. Hier spielt die durch den erwachsenen Anderen passiv empfangene Botschaft, die – wie wir wissen – aber aktiv übersetzt werden muss, die entscheidende Rolle für das Begehren des Subjekts, das zu enträtseln eine fortwährende lebenslange Aufgabe bleibt. Die sexuellen Botschaften können sich etwa als Störgeräusche in die Pflegehandlungen unbemerkt vom Erwachsenen mischen oder unbewusst an die bewussten Wünsche und Erwartungen der Eltern und Primärpersonen knüpfen (Lahl, 2024). Dass unser Begehren derart frustriert, weil es vom Mangel ausgeht und vom Anderen her an uns herangetragen wurde, macht uns sozusagen erst zum Menschen, der die eigene Verletzlichkeit anerkennen lernen muss, was Entwicklung, Fortschritt und letztlich auch Generativität ermöglicht, ein Prozess, der – wie auch bei der Interviewee zu sehen sein wird – selbst mit Wachstumsschmerzen einhergehen kann.

Ausblick zum Beitrag

Ich will beleuchten, wie die Verwendung *sexualer Prothesen* eine progressive Übersetzung des Sexualen und seiner verdrängten Botschaften nachträglich ermöglichen kann, und werde dabei die Rolle eines radikalen Moments im Übersetzungsvorgang betonen, das Dominique Scarfone

(2022) »subjektal« nennt, weil dadurch wirklich etwas Neues entstehen kann. Welche Rolle dabei die *Überwältigung* (Saketopoulou) und das *produktive Missverständnis* (Lahl) spielen, werde ich am Ende meines Beitrags darlegen. Zunächst will ich anhand des Interviews, welches tiefenhermeneutisch ausgewertet wurde, eine individuelle Verwendung sexualer Prothesen nachzeichnen.

Methodik der Tiefenhermeneutik

Das Interview entstammt dem Forschungsprojekt »No Touching! Die Coronakrise und gesellschaftliche Diskurse über Sexualität«, in dessen Rahmen Menschen außerhalb fester Zweierbeziehungen während der Corona-Pandemie nach ihrer Sexualität befragt wurden.[1] Es wurde im November 2021 geführt, zu einer Zeit als der zweite Lockdown bereits hinter uns lag, Impfungen zugänglich waren und nach wie vor bundesweite Corona-Schutzmaßnahmen galten. Die Interviewee, welche ich »Pauline« nenne, ist eine 30 Jahre alte Frau, die polyamor lebt. Zur Auswertung des Interviews traf sich eine tiefenhermeneutische Interpretationsgruppe, die neben mir als Interviewerin aus vier weiteren Personen bestand.[2] Wir hörten uns das Interview schrittweise an und lasen das Transkript parallel mit, wobei wir uns nicht nur kognitiv, sondern vor allem auch emotional auf das Material einließen. Dabei legten wir unser Augenmerk gemäß der Methode des *szenischen Verstehens* (Lorenzer, 1970), weniger auf die manifeste Sinnebene als vielmehr auf die latente Ebene und fokussierten uns auf aufkommende Irritationen, Affekte, Assoziationen, Fantasien und Konflikte (König, 2019). Wiederholen sich diese auf den folgenden drei Ebenen, kann etwas Unbewusstes angenommen werden: im Material selbst, in der Interviewszene sowie innerhalb der Interpretationsgruppe. Gerade beim Thema Sexualität kann auf diese Weise auf Begehren jenseits des sozial Erwünschten und Tabuisierten gestoßen werden.

1 Das Projekt wurde gefördert von der Volkswagen Stiftung. Mein Dank gilt den Gründungsmitgliedern Ilka Quindeau, Katinka Schweizer, Dagmar Herzog, Richard Lemke und Friederike Herrmann.

2 An dieser Stelle möchte ich den Mitgliedern meinen Dank aussprechen, ohne deren Bereitschaft zur emotionalen Affizierung mit dem Material sowie den geistreichen Assoziationen dieser Beitrag nicht vorliegen würde.

Materialauswertung: Über Paulines Verwendung sexualer Prothesen

Im Folgenden führe ich anhand von vier prägnanten Szenen durch das Interview mit Pauline. Und auch hier bleibt es entscheidend, um etwas Unbewusstes in Paulines Umgang mit sexualen Prothesen annehmen zu dürfen, dass sich die Konflikte, Irritationen und Ungereimtheiten, mit denen die Interpretationsgruppe emotional affiziert wird, auf allen drei Ebenen reinszenieren: im Material, in der Interviewszene und innerhalb der Interpretationsgruppe selbst.

Erste Szene: Spaziergangdates

Pauline berichtet von »Umstellungen« in ihrem »Datingleben« seit der Corona-Pandemie:

> »Das eine waren die Corona-Spaziergänge, die auf einmal irgendwie sehr populär waren, einfach um sich draußen zu treffen und ähm ja, um nicht mehr im Innenraum mit Leuten zu sein, das habe ich vorher nie gemacht. Ich fand vorher Spaziergänge merkwürdig, weil ich dann die Person ja gar nicht sehen kann, weil ich ja meistens geradeaus gucke und ich dann immer den Eindruck hatte vorher, dass mir eigentlich viel verloren geht an wichtigen Infos, dass ich halt wenn ich jemanden neu kennenlernen will, ich halt auch sehen will, wie ist die Körpersprache, wie ist die Mimik. Ähm ja ich fands am Anfang komisch, aber irgendwann war ich halt voll daran gewöhnt. Also ich mach das jetzt immer noch, dass ich jetzt hauptsächlich Spaziergänge mache als erste Treffen. Das ist so der Standard irgendwie geworden und ich finde, dass dadurch weniger passiert ist, dass es irgendwelche ja eigentlich sexuelle Spannungen schon gibt, ich glaube das kommt einfach auch nicht, wenn man nebeneinander draußen in dicken Jacken läuft. So, also ich versuch meistens, um einfach ein besseres Gefühl für die Person zu kriegen auch irgendwie einzubauen, dass man sich mal hinsetzt auf die Bank oder ich habe eine Decke dabei, wenn irgendwie Sommer ist, dass man sich auch mal hinsetzt oder sowas, dass ich einfach die Person mal sehen kann.«

Ein Interpretationsmitglied zeigt sich verwundert, dass Pauline scheinbar den »körperlichen Bezug« braucht, um »sexuelle Spannungen« zu verspüren: den »Anderen als konkretes Gegenüber«. Ein anderes Mitglied hört Paulines Aussage über den »Innenraum« und die »Decke« als doppeldeutig und fragt sich, ob sie hier nicht eigentlich von Sex spricht. Im Anschluss daran verspürt die Gruppe eine erste gemeinsame Irritation und fragt sich, warum Pauline die Spaziergangdates noch immer macht, obwohl »dadurch weniger passiert«. Es entsteht die Fantasie, dass die Spaziergangdates Pauline kostbare Zeit verschaffen, um ihre Datingpartner in Ruhe kennenlernen zu dürfen – ohne wie sonst im »Innenraum« einem Gebot zur »sexuelle[n] Spannung« ausgeliefert zu sein, welches sich gleichsam einer schweren »Decke« über sie legt und daran hindert, zu spüren, was sie überhaupt will oder eben nicht.

Die Interviewerin fühlt sich an die Interviewszene erinnert. Pauline scheint auch hier alle Vorkehrungen getroffen zu haben, ein »besseres Gefühl« für ihr »Gegenüber« entwickeln zu können: Sie platzierte die Interviewerin neben sich auf dem Sofa, sodass sich das Interviewpaar »konkret körperlich« gegenübersaß. Die Interviewerin empfand die räumliche Nähe bei einem solch »intimen Thema« als »zu nah« und wünschte sich mehr Abstand. Zu ihrem Unbehagen gesellte sich das Gefühl von Pauline, in ihrem genuinen Interesse an ihr geprüft zu werden. Ausführlicher als sonst klärte sie Pauline über den wissenschaftlichen Rahmen, den »informierten Konsens« auf, der es Pauline erlaubt, das Interview jederzeit abzubrechen, Fragen auszuschlagen und ihre Zustimmung auf Veröffentlichung nachträglich zurückzuziehen. Dies führt uns zur nächsten Szene.

Zweite Szene: Polyamorie

Pauline berichtet schon vor Corona, »ein paar Jahre recht *intensiv* polyamor gelebt« zu haben. Der Grund, wieso es bei den Spaziergangdates »nicht schneller intim […] oder irgendwie sexuell« werde, sei ihr Wunsch nach etwas »Partnerschaftlichem«. »[D]urch die polyamore Zeit – wie sie sagt – [habe sie] es so ein bisschen vermisst […] dann doch mit einer Person irgendwie tiefer zu gehen«. Das schließe sich zwar in dem »Setting« nicht aus, aber hier gäbe es ein »gewisses Chaos-Potenzial«. Zur Irritation der Gruppe folgt die Interviewerin in ihrer Gesprächsführung nicht Paulines Wunsch, sondern greift ihre polyamore Lebensweise auf, was die Gruppe dazu veranlasst, einen unbewussten Pakt zwischen ihr und Pauline anzunehmen, der den Wunsch nach Partnerschaft zunächst unangetastet lassen will. Die Gruppe vermutet hier das eigentliche Chaospotenzial aufgrund der größeren Intimität, die zu teilen jedoch ein gewisses Maß an Vertrautheit voraussetzt. Das Reden über Sex, oder in Paulines Fall über Polyamorie, kann auch der Angstabwehr dienen. Und so berichtet Pauline sichtlich ausgelassener von ihrer polyamoren Lebensweise und einer polyamoren »Szene«. Die Gruppe rätselt, was das für eine Szene sein soll – ist Poly ihr Common Ground, wie steht es um die Objektwahl? Pauline berichtet, dass die Szene vor der Pandemie ein »Über-Angebot« an »Veranstaltungen« wie »Conscious-Dance-Events« und »Speeddating« bereithielt und sie an einem »viertägigen Workshop« teilgenommen habe,

> »wo es einfach um Consent [»Konsens«; C.B.] ging, einfach Übungen miteinander zu machen, wo es darum geht, mich selber zu spüren, zu spüren, was ist eigentlich mein Ja, was ist eigentlich mein Nein, wie fühlt sich das an, wie kann ich das verbalisieren, also eigentlich viele Übungen im Zusammenhang mit wie kommen wir eigentlich in Kontakt, wie kann ich irgendwie ehrlich und authentisch sein, was ich so super eye-opening fand damals (lacht). Da habe ich es zum ersten Mal gemacht.«

Die Interpretationsrunde ist von dieser Ausführung sehr betroffen, denn trotz aller Begeisterung in Paulines Stimme, erzählt sie damit auch, mit knapp 30 Jahren erstmals mit ihren sexuellen Wünschen und Grenzen in Kontakt gekommen zu sein und diese im Umkehrschluss zuvor regelmäßig missachtet und überschritten zu haben. Es formt sich eine Fantasie zu Paulines Gebrauch der Polyamorie als sexuale Prothese, die sich aus der Anmerkung eines Interpretationsmitglieds entspinnt. Ihr dränge sich das Wort »Über-Ich« auf, das sich über das stark betonte Wort »Über-Angebot« lege. Und so wird das polyamore Über-Angebot vor dem inneren Auge der Gruppe zu einer Prothese im Umgang mit einem strafenden Über-Ich, die Pauline eine Über-Ich-entlastende Funktion bereitstellt, ihr ein Nachspüren und Draußen-nebeneinander-in-dicken-Jacken-Umherlaufen ermöglicht, ohne dem erdrückenden Gebot zur »sexuelle[n] Spannung« ausgeliefert zu sein und dadurch der Gefahr einer Verletzung zu erliegen, weil Wünsche missachtet und Grenzen überschritten werden. Die Gruppe fantasiert die Konsens-Workshops als einen Winnicott'schen *Übergangsraum* (1974), der Pauline das progressivere kulturelle Angebot zur Verfügung zu stellen scheint als die Monogamie, die sie wie ein einengendes Korsett empfunden zu haben scheint. Inwiefern die Polyamorie eine befriedigende sexuale Prothese für Pauline darstellt, beleuchtet die nächste Szene.

Dritte Szene: Im Park

Pauline berichtet, wie ungewohnt es nach dem ersten Lockdown gewesen sei, mit Freund:innen im Park zu sitzen. Es war »das erste Mal«, sie war »ganz nervös« und wusste nicht, »wie macht man denn jetzt eigentlich Smalltalk«. Ein Mitglied zeigt sich irritiert, dass Pauline überhaupt Smalltalk führen will und nicht tiefergehende Gespräche in Zeiten sozialer Isolation. Ein anderes Mitglied äußert den Eindruck, dass Pauline hier eigentlich wieder von Sex spricht und die »Situation des ersten Mals« beschreibt, in der sie »ganz nervös« war und nicht recht »wusste«, wie das eigentlich geht. Der Gruppe drängt sich der Eindruck auf, dass Pauline unbewusst Intimität durch Sprechen mit Intimität durch Sex vertauscht, was sich plastisch in der nächsten Szene reinszeniert.

Plötzlich entfaltet sich ein Flirt zwischen zwei Interpretationsmitgliedern. Es sind die beiden Mitglieder, die körperlich am weitesten voneinander, aber mit direktem Blickkontakt, positioniert sind. Der Flirt bauscht sich in abwechselnden Gesten und Worten lustvoll auf und entlädt sich erst unter Einbezug der anderen Mitglieder im gemeinsamen Gelächter. Die Gruppe versteht dies als Reinszenierung von Paulines Wunsch nach Intimität durch Sprechen und Blickkontakt, der befriedigt werden darf, ohne dem Gebot zum Sex ausgeliefert zu sein. Dass sich Paulines Begehren nur in der Gruppe in Szene setzt, aber nicht im Material, lässt die Gruppe vermuten, dass es ihr als zu verpönt oder angstbesetzt erscheinen muss.

Vor unserem inneren Auge formt sich nun Paulines polyamore Lebensweise mit ihren weniger tiefgehenden »Verbindungen« – wie sie ihre Beziehungen nennt – und den Safe Spaces zu einem schützenden Kokon. In diesem *Übergangsraum* findet sie Schutz vor Verletzung und Schmerz, denn eine Verbindung kann leichterhand gekappt werden, da die anderen den Kokon wie Fäden stabil zusammenhalten und das Überleben sichern. Wir fühlen uns an Freuds Worte erinnert, Pauline habe für »ein Stück Glücksmöglichkeit ein Stück Sicherheit eingetauscht« (Freud, 1930a [1929], S. 474), was in seiner Ausschließlichkeit auch Schmerz erzeugt, wie die nächste Szene zeigt.

Vierte Szene: Schmerz

Über Paulines manifeste Sexualität erfahren wir wenig, was ein typisches Phänomen darstellt, wie die anderen Interviewauswertungen zeigen. Trotz einer scheinbar liberalisierten Sexualmoral und der Allgegenwart von Sexualität scheint die *eigene* Sexualität nach wie vor ein konflikthaftes und schambesetztes Thema zu sein. Ich nenne die letzte Szene daher die Szene mit dem Schmerz, nicht etwa, weil sie sadomasochistische Schmerzlust zum Inhalt hat, sondern weil der Schmerz in Paulines Fall vor allem in Verbindung mit ihrem Wunsch steht, *unverletzlich zu sein*. Ihr Ich-Ideal scheint dem eines Schmetterlings zu entsprechen, der zwar unversehrt, aber auch unberührbar im Kokon bzw. der dicken Jacke verweilt. Möglicherweise versperrt ein solches Ideal ihren Wunsch nach Wachstum, in ihrem Fall nach etwas »Tiefergehendem« oder »Partnerschaftlichem«, sei es poly-, monogam oder wie auch immer. Wie verwendet Pauline also ihre sexualen Prothesen, die ihr einerseits prothetischen Schutz und andererseits neue Übersetzungen ermöglichen sollen?

Pauline berichtet von zwei schmerzhaften Erfahrungen, die einen Rückzug in den Kokon nach kurzem Herauswagen scheinbar nötig machten. Sie ging zeitversetzt zwei Verbindungen mit zwei polyamor lebenden Männern ein, die sie im Zusammenhang mit ihrer Autoimmunerkrankung erwähnt, an der sie seit ein paar Jahren leidet. Aufgrund der immunschwächenden medikamentösen Behandlung zählt Pauline zur Hochrisikogruppe, die besonders schwer an COVID-19 erkranken könnte. Das pandemischtriebinduzierte Dilemma scheint in Paulines Fall als besonders drastisch verschärft und ihr Datingverhalten vor diesem Hintergrund nicht ohne Risiko.

Die erste Erfahrung spielt im ersten Lockdown und scheint eine erste Enttäuschung über ihre neue sexuale Prothese – die Polyamorie – zum Thema zu haben. Es ist die Verbindung zum Mitbewohner, der zeitgleich andere Verbindungen hat und diese gegen ihren Wunsch regelmäßig trifft. Sie erklärt, es sei ihr um bessere Kommunikation aufgrund der viralen Gefahr gegangen, doch habe er »sein Wohl über das der Allgemeinheit« gestellt. Die Gruppe hat den Eindruck, Pauline unterliege der Illusion, alles durch Kommunikation kontrollieren zu können. Weil dies scheitert, zieht sie enttäuscht an den Stadtrand, doch bleibt das verletzende Verhalten des Mitbewohners und der daraus entstandene Schmerz für Pauline als dessen mangelnde Fähigkeit zur Kommunikation wegrationalisiert.

Die zweite Verbindung deutet sie im Interviewverlauf als »große Stütze« während einer schlimmen Krankheitsphase an, aber windet sich, Tiefergehendes zu erzählen, bis die Interviewerin konkret nachfragt. Pauline reagiert defensiv mit einer Gegenfrage, ob diese eine Neugier habe, was die Interviewerin mit den klaren Worten »Ich habe eine Neugier« bestätigt. Pauline bricht, für die Interviewerin – aber auch für die Gruppe – völlig unerwartet, und daher auch überwältigend, in Tränen aus.

Pauline: Ein bisschen schwer für mich darüber zu reden (schluchzt).

Interviewerin: Du musst auch nicht darüber reden, außer es tut dir gut, darüber zu reden.

Pauline: Ja, ich sage schon Bescheid, wenn ich nicht … Ich merke nur, dass ich weinen muss.

Interviewerin: Es ist okay, also wenn du weinen musst, dann wein' ruhig. Das ist ja auch eine sehr belastende Krankheit.

Die Interpretationsmitglieder müssen sich erstmal sammeln. Sie teilen ihr Mitgefühl für Pauline und sind ganz berührt von der Wendung des Gesprächs, dass plötzlich sehr intim wurde, da Pauline sich verletzlich zeigte. Einem Mitglied fällt das Wort »Gier« im Wort »Neugier« auf, das auf etwas Triebhaftes verweist. Die Gruppe erinnert sich, dass Pauline zunächst am genuinen Interesse an ihr zweifelte, und sieht in Paulines manifester Offenbarung ihres Zweifels und dessen Beseitigung durch die Interviewerin das ausschlaggebende Moment, sich triebhaft überwältigen zu lassen und ihre Verletzlichkeit doch noch zu zeigen – ein Moment neuer Übersetzung des Sexualen, der Pauline mit ihren infantilen Wünschen triebhaft überwältigt.

Es folgt ein Bericht über heftige »Schmerzattacken«, die einen Krankenhausaufenthalt nötig machten, wo sie vollgepumpt mit Schmerzmitteln noch immer an unerträglichen Schmerzen litt. »Er« sei zu dieser Zeit sehr für sie da gewesen. Kurze Zeit später habe er eine andere Frau kennengelernt, und obwohl das für Pauline »kein Problem« darstellte, hätte er schwere Schuldgefühle beiden Frauen gegenüber entwickelt, und den körperlichen Kontakt zu ihr allmählich reduziert, um ihr schließlich mitzuteilen, sich mit der anderen Frau im Vergleich zu ihr eine Zukunft vorstellen zu können. Es war Pauline, die daraufhin die Verbindung kappte. Sie wiederholt die Rationalisierung eines sie verletzenden Verhaltens, indem sie mutmaßt, dass er einem »monogamen Prinzip« verhaftet sei.

Und so verwandelt sich Pauline, die sich kurz in ihrer Verletzlichkeit offenbarte, vor dem inneren Auge der Gruppe *sua sponte* wieder in einen verpuppten Schmetterling, eingebettet und geschützt vom selbsthergestellten Kokon. Einerseits macht sich in der Gruppe Wut auf den Mann breit, der zwar selbst überfordert gewesen zu sein scheint, aber dennoch verletzend mit Pauline umging. Andererseits fühlt sie sich, je weiter sich Pauline im Gespräch von ihrer nur latent vermittelten Wut entfernt, umso abgetrennter von ihr. Die tiefenhermeneutische Auswertung endet mit einer Fantasie über Pauline, nach der sie ihren Wunsch nach Intimität, ob monogam, polygam oder platonisch, erst verwirklichen könne, sobald ihr eine weniger rigide Verwendung immer neuer sexualer Prothesen gelänge, die ihr ein In-Kontakt-Kommen mit ihren Emotionen und Wünschen ermöglichen. Die Anerkennung ihrer Verletzlichkeit wird dabei als Voraussetzung für weitere Entwicklung betrachtet, nach der sich Pauline so sehr sehnt, und ihr ein Schlüpfen aus dem schützenden Kokon ermöglichen würde. Aber auch hier würde es schmerzlich werden, denn nur so kann Wachstum entstehen.

Theoretische Rückbindung

In Rückgriff der zu Beginn formulierten These, dass die sexualen Prothesen als Schutz und als subjektkonstitutive mytho-symbolische Erzählungen fungieren, möchte ich nun auf den Begriff des *Konsenses* als sexuale Prothese in Paulines Erzählung eingehen. Innerhalb ihrer Beziehungsgestaltung fungiert *Konsens* als Regulativ oder als *Drittes*, das Intimität vermitteln, aber anscheinend auch limitieren soll, und zwar als Schutz vor einer Grenzüberschreitung in der Beziehung. Darin impliziert ist der Wunsch, »wahre Intimität« zu erfahren, aber auch der Widerspruch, diese nicht »unmittelbar« zu erfahren. Die Frage, die sich aufdrängt, ist daher: Wie lässt sich dieses Spannungsfeld auflösen?

Pauline scheint die Monogamie als eine einengende und sie kontrollierende sexuale Prothese empfunden zu haben, die ihr möglicherweise als ein *Käfig der Geschlechtlichkeit* (Hutfless, 2024) vorkam und die Möglichkeit zur psychischen Entwicklung verunmöglichte. Doch zunächst – so fantasiert die Interpretationsgruppe – wird Pauline die sexuale Prothese der Monogamie auch als einen Schutzraum im Umgang mit ihrem konflikthaften Begehren verwendet haben. Einem Befreiungsschlag gleichend, scheint Pauline dann die Monogamie durch die Polyamorie eingetauscht und all ihre Hoffnung auf sie als neue sexuale Prothese gesetzt zu haben. Doch auch diese sexuale Prothese sollte Pauline enttäuschen, denn trotz der gewonnenen Freiheit fühlte sie sich nicht frei in ihrem Begehren. Denn auch hier wurden ihre Grenzen in doppelter Hinsicht überschritten: einerseits von dem Mann, in den sie drauf und dran war, sich zu verlieben, der sie jedoch für eine andere verließ, andererseits – und wohl noch viel schmerzhafter – von sich selbst. Denn ihr Ich-Ideal der Unverletzlichkeit schien es ihr nicht zu gestatten, den Schmerz durch Objektverlust zu spüren, was allerdings die Voraussetzung dafür wäre, diesen zu betrauern, um als eine andere, neue Pauline aus dem schmerzhaften Entwicklungsprozess herauszufinden.

So versucht Pauline ihre Sehnsucht nach Intimität durch Sex, Kuscheln und mehrere, aber weniger tiefergehende Beziehungen zu stillen, was langfristig ihr Begehren schmerzlich unbefriedigt lässt. Ihr unbewusster Anspruch könnte lauten: »Du bist Pauline, eine Frau, und eine Frau darf nicht zur Last fallen.« Weniger spekulativ: »Du bist Pauline, du darfst nicht verletzlich sein, denn nur wenn du tapfer bist, wirst du geliebt.« In Paulines Fall taucht daher die Sehnsucht auf, vom Anderen erkannt zu werden und diesen zu erkennen. Darin scheitert sie jedoch, weil das Ideal von Unverletzlichkeit und Kontrolle ihr die ersehnte intersubjektive Intimität verwehrt. Ein Miteinander mündet nicht in einen lustvollen Kontakt, der mehr ist als zuvor: etwas Drittes, das außerhalb von Paulines Kontrolle und das ihrer Verbindungen liegt, und das Dominique Scarfone (2022, 2024) »subjektal« bzw. »intersubjektal« nennt.

Paulines Ringen erscheint mir geradezu als Paradebeispiel für die momentane Verfasstheit unserer Sexualkultur, die viel Zeit darauf verwendet, zu erkunden, wie Sexualität konsensuell zu teilen ist, und zugleich alten Verboten und neuen Geboten unterliegt. Wir dürfen demnach nicht verleugnen, welche sexualen Prothesen im Sinne des Mytho-Symbolischen um Sexualität und Geschlecht wir geerbt haben, die gerade, wenn es um sexuellen Konsens geht, ambivalenter nicht sein könnten. So stand Vergewaltigung in der Ehe bis 2004 nicht unter Strafe und zeitgleich konsensueller Sex zwischen zwei oder mehreren Männern bis zur endgültigen Abschaffung des sogenannten »Homosexuellenparagrafen 175« im Jahr 1994 schon. Man könnte also danach fragen, was das mit uns macht, dass unsere ererbten sexualen Prothesen derart rigide und im Falle von Sexualität und Geschlecht oftmals normativ sind. Wie kann eine subjektive Identität entstehen, die neu und flexibler ist – und nicht das Alte eins zu eins reproduziert? Denn wie wir wissen ist das Sexuale polymorph-pervers und jeder Mensch prinzipiell zu allen Objektwahlen fähig. Aaron Lahl (2024) schlägt hinsichtlich von Identität und Geschlechterrollen vor, neben Freuds Identifizierungen und Desidentifizierungen mit den Eltern und Laplanches Botschaften, das Nicht-Identische (Adorno) in den Blick zu nehmen, das sich aus der Übersetzung ergibt, weil diese nie völlig gelingt und Raum für Missverständnisse und somit neue Bedeutungen lässt.

Auch Scarfone (2022, S. 1142) fragt, wie es dem Einzelnen, aber auch kulturell möglich wird, den »grundsätzliche[n] Mechanismus der Wiederholung [zu] überwinden und eine ergebnisoffene Symbolisierung [zu] erreichen«? Ich will dies mit Avgi Saketopoulous (2020) Gedanken zum *affirmativen Konsens* beantworten, wie ihn Pauline bei ihren Konsens-Workshops betreibt, die ihr dabei helfen, ihr »Ja und ihr Nein« zu finden. Der affirmative Konsens ist jedoch immer auf den Schutz vor Grenzverletzungen aus: auf Containment, das Stillen von Schmerz – und nicht auf Lust und Ekstase. Damit aber die sexuelle Interaktion eine orgastische im Sinne der Überwindung der Ich-Grenzen ist, braucht es aus meiner Sicht das, was Saketopoulou die »Überwältigung« nennt. Die Überwältigung ist nicht vom einfachen Eindringen und Aufnehmen des Containments zu haben und auch nicht von der Spiegelung, die so wichtig für die Konstitution des Selbst ist (Kohut, 1979). Die Überwältigung zählt daher nicht zum affirmativen Konsens, wenngleich dieser – und das scheint mir mit Blick auf unser kulturelles Erbe wichtig zu betonen – ihre unbedingte Voraussetzung und ihr Fundament ist. So kann auch Spiegelung und Containment das Fundament für polymorph-perverse Lusterfahrungen darstellen oder zumindest mit ihnen einhergehen (Lahl, 2024). Saketopoulou schlägt daher den Begriff des »Grenz-Konsens« *(limited consent)* vor, der mehr will als Containment und Schutz. Grenz-Konsens verlangt von den Subjekten, die sich sexuell begegnen, eine transzendente Offenheit gegenüber dem Fremden, d.h. dem Neuem, und somit dem Sexualen: *dem eigenen Sexualen und dem Sexualen des Anderen*. Das scheint mir die entscheidende Voraussetzung dafür zu sein, dass eine wirklich neue Erfahrung ermöglicht werden kann. Auf diese Weise kann über Freuds prothetischen Schutz mittels Laplanches subjektkonstitutiver Funktion des Mytho-Symbolischen hinausgegangen werden. Denn diese Offenheit gegenüber dem Sexualen, ohne dieses von vorneherein nur bändigen und kontrollieren zu wollen, ermöglicht die *Überwältigung*, die das Subjekt mit seinen polymorph-perversen Trieben in Beschlag nimmt. Darin liegt das heikle Moment, das dringend den Schutz vor Grenzverletzung braucht. Es setzt Subjekte voraus, die einander vertrauen und die Bereitschaft aufweisen, für sich und den Anderen Verantwortung zu übernehmen. Dann erst, wenn die Grenzen nicht aus den Augen gelassen werden, können sie angetastet und gedehnt bzw. ein orgastisches Verschmelzen – im Sinne einer Auflösung der Ich-Grenzen, einer »Dysregulierung« (Saketopoulou, 2020, S. 241) – erreicht werden.

In Paulines Fall scheint mir die Szene mit dem Schmerz ein solches Moment zu beinhalten. Sie löste in der Interpretationsgruppe eine Art Vibration aus, die die Mitglieder transzendental verband und lebendig fühlen ließ. Pauline wurde es durch sachtes Drängen der Interviewerin möglich, die Wiederholung für einen Moment zu durchbrechen und sich auf neues Terrain zu begeben, um zu merken, wie schön und verbindend es sein kann, sich jemandem anzuvertrauen und sich verletzlich zu zeigen, ohne die eigenen Grenzen zu missachten. Adele Tutter (2018) schreibt in ihrem Aufsatz *Erotics of Knowing* über die Erotik des Wissens bzw. des Erkennens als eine vernachlässigte Dimension im analytischen Setting –ein Wunsch, den Pauline unbewusst anzutreiben scheint. Ich will Tutters Gedanken noch hinzufügen, dass die Erotik des Erkennens jedoch nur eine orgastische ist, wenn sie das überwältigende Moment aufhebt. Pauline erkennt sozusagen in der Interviewsituation ihr eigenes Begehren, verletzlich sein zu dürfen, und verspürt möglicherweise eine kurzweilige Auflösung der Ich-Grenzen durch die orgastische Verbindung mit der Interviewerin, die beide verändert zurücklässt: Sie erleben Intersubjektalität. Für die analytische Praxis heißt das, dass sich das analytische Paar immer wieder neu – und zwar beide – radikal auf das Fremde im Begehren einlassen muss, um neue Übersetzungen zu ermöglichen. Denn gerade die *Missverständnisse* (Lahl, 2024) sind es, die das alte Erbe nicht eins zu eins wiederholen, sondern die Sollbruchstelle produktiv nutzbar machen, auf dem Weg zu Neuem – wenngleich die Gefahr, verletzt zu werden, groß ist, wenn man offenbleibt, aber zugleich auch die Möglichkeit auf Freiheit bereithält. Pauline könnte zu neuen Übersetzungen ihrer Ansprüche gelangen, die lauten könnten: »Du bist Pauline, eine Frau, und eine Frau darf sich in all ihrer Verletzlichkeit und ihrem Begehren zeigen.« Oder: »Du bist Pauline, eine Frau und eine Frau darf die eigenen Grenzen schützen und zugleich ihre Lust transgressiv befriedigen.«

Schließendes und Öffnendes

Abschließend will ich auf den Begriff der Verletzlichkeit zu sprechen kommen. In ihm sehe ich Freuds Nachträglichkeitsbegriff mit seiner Zweizeitigkeit aufgehoben, den Laplanche (2022 [1989/1990]) und später Quindeau (2004) und Kirchhoff (2009) konzeptualisiert haben. Die Verletzlichkeit ist zugleich Relikt der Vergangenheit und Schmiedin von Gegenwart und Zukunft. Der Philosoph Giovanni Maio (2024) spricht daher auch von der Verletzlichkeit als Damoklesschwert, welches stets über den Menschen schwebt. Auch bei Freud bleibt offen, ob es dem Einzelnen gelingt, einen progressiven Umgang mit dem triebinduzierten Dilemma – in Paulines Fall mit dem pandemisch-triebinduzierten Dilemma – zu finden und es als benignes Über-Ich zu integrieren, oder ob er es in aggressive Bahnen lenkt, sodass er schließlich sich selbst oder andere schmerzlich verletzt. Denn wer was will, kommt um die ihm immanente Verletzlichkeit nicht herum, die zugleich Schmerz und Freiheit verspricht. Und wer nichts will, der wählt nur den Schmerz. Wie wir unsere sexualen Prothesen verwenden, bleibt also individuell, aber auch gesamtgesellschaftlich bedeutend, auf dem Weg zu psychischer Entwicklung und zu Neuem.

Literatur

Beebe, B. & Lachmann, F. M. (2013). *The Origins of Attachment. Infant Research and Adult Treatment.* Routledge.

Busch, C., Quindeau, I., Herzog, D., Lemke, R., Herrmann, F., Tannich, P. & Schweizer, K. (2025). Lust im Lockdown – Das Sexuelle unter dem Brennglas der Coronapandemie. *Forum der Psychoanalyse, 41,* 83–97. https://doi.org/10.1007/s00451-024-00569-5

Freud, S. (1900a). *Die Traumdeutung. GW II/III; SA II.*

Freud, S. (1930a [1929]). *Das Unbehagen in der Kultur. GW XIV,* S. 419–506.

Hock, U. (2021). Ist die Psychoanalyse ein Mythos? Das Mytho-Symbolische – zur Geburt eines neuen Begriffs. *Psyche – Z Psychoanal, 75*(8), 692–708. https://doi.org/10.21706/ps-75-8-692

Hutfless, E. (2024). Vom Käfig der Geschlechtlichkeit. Perspektiven zu einer Ethik der sexualen différance. In B. Blank-Knaut, A. Borkenhagen, B. Heimerl, I. Lauenburg, E. Pioch & S. Werner (Hrsg.), *Jenseits der Binarität? Der Genderdiskurs als Herausforderung für die Psychoanalyse* (S. 65–82). Psychosozial-Verlag.

König, H.-D. (2019). *Dichte Interpretation. Tiefenhermeneutik als Methode qualitativer Forschung.* Springer VS.

Kohut, H. (1979). *Die Heilung des Selbst.* Suhrkamp.

Kirchhoff, C. (2009). *Das psychoanalytische Konzept der »Nachträglichkeit«. Zeit, Bedeutung und die Anfänge des Psychischen.* Psychosozial-Verlag.

Lahl, A. (2024). Identifizierung, Identität, Nicht-Identisches. Zur Genese der (Geschlechts-)Identität im Anschluss an Freud und Laplanche. *Signorelli. Psychoanalyse & Kulturtheorie, 3*(1), 45–62.

Laplanche, J. (1981). *Problématique II: Castration – Symbolisation.* Presses Universitaires de France.

Laplanche, J. (1988). *Die allgemeine Verführungstheorie und andere Aufsätze.* edition discord.

Laplanche, J. (2022 [1989/1990]). *Nachträglichkeit: Problemstellungen VI.* Psychosozial-Verlag.

Lorenzer, A. (1970). *Sprachzerstörung und Rekonstruktion. Vorarbeiten zu einer Metatheorie der Psychoanalyse.* Suhrkamp.

Maio, G. (2024). *Ethik der Verletzlichkeit.* Herder.

Passet, P. (2005). Ein psychoanalytisches Wiederlesen der »Drei Abhandlungen«. In I. Quindeau & V. Sigusch (Hrsg.), *Freud und das Sexuelle. Neue Psychoanalytische und sexualwissenschaftliche Perspektiven* (S. 36–62). Campus.

Quindeau, I. (2004). *Spur und Umschrift. Die konstitutive Bedeutung von Erinnerung in der Psychoanalyse.* Wilhelm Fink.

Saketopoulou, A. (2020). Der Drang zur Überwältigung. Zustimmung, Risiko und die Neu-Übersetzung des Enigmas. *Psyche – Z Psychoanal, 74*(4), 239–279. https://doi.org/10.21706/ps-74-4-239

Scarfone, D. (2022). Trauma, Subjektivität und Subjektalität. *Psyche – Z Psychoanal, 76*(12), 1073–1106. https://doi.org/10.21706/ps-76-12-1073

Scarfone, D. (2024). Wählen, gewählt werden. *Psyche – Z Psychoanal, 78*(9/10), 784–796. https://doi.org/10.21706/ps-78-9-784

Tutter, A. (2018). The Erotics of Knowing. A Neglected Contribution to Analytic Erotism. *Journal of the American Psychoanalytic Association, 66*(3), 407–441. https://doi.org/10.1177/0003065118783669

Winnicott, D.W. (1974). *Vom Spiel zur Kreativität. Die Entstehung des Selbst.* Klett-Cotta.

Die Autorin

Charlotte Busch, M.A Psychologie, ist Promovendin der University of Applied Sciences in Frankfurt am Main, Promotionsstipendiatin der Rosa-Luxemburg-Stiftung und befindet sich in Ausbildung zur psychoanalytischen Psychotherapeutin (DPG).

Kontakt per E-Mail: cbusch@posteo.de

Konsum fossiler Energie als Identität oder Sucht[1]

Können wir mit Transformationsveränderungen oder müssen wir mit Entzugsschmerzen rechnen?

Barbara Meerwein

Einleitung

Schon 2022 beschäftigte mich auf der DGPT-Jahrestagung die Frage von Identitätsveränderungen als Notwendigkeit zur Bewältigung der Klimakrise (Meerwein, 2023). Nun kam mir 2024 – angeregt durch das Tagungsthema »Schmerz« – die Frage, inwieweit eine Identitätstransformation Schmerzen mit sich bringt. Oder weiter gedacht: ob es möglicherweise sogar »Entzugsschmerzen« sein könnten, wenn wir uns von bestimmten Verhaltensweisen trennen wollen. Es stellte sich mir die Frage, ob wir – unsere Gesellschaft, aber auch jede und jeder einzelne, auch ich persönlich – neben ökonomischer Abhängigkeit zusätzlich psychisch abhängig sind von der Nutzung fossiler Energie. Wie ich ausführen werde, ist diese Frage unter bestimmten Umständen mit »Ja« zu beantworten.

Die meisten von uns nutzen fossile Energie in zum Teil exzessivem Maße. Fossile Energie wird durch die Verbrennung von Kohle, Erdöl oder Erdgas gewonnen und z. B. im Straßenverkehr, als Heizungswärme oder als Strom genutzt. Die Folgen des Konsums in Form der Klimaveränderungen sind längst selbstschädigend geworden, und der Widerstand gegen eine Einsicht in Verhaltensänderungen gleicht der Leugnung von Menschen mit Suchterkrankungen.

Da es im wahrsten Sinn des Wortes so anschaulich ist, möchte ich mich

1 Die Formulierung »fossile Junkies« im Titel meines Vortrages der DGPT-Jahrestagung 2024 »Entzugsschmerzen fossiler Junkies und Identitäts-Transformation« würde ich heute nicht mehr verwenden. Der Begriff »Junkie« leitet sich vom englischen Wort *junk*, also »Abfall«, her. Da »Junkie« in die Umgangssprache aufgenommen wurde, hatte ich die wörtliche Bedeutung zunächst nicht berücksichtigt. Die pejorative Konnotation ist mir nun aufgefallen, weswegen ich den Titel entsprechend verändert habe.

in den folgenden Ausführungen vor allem auf das Autofahren konzentrieren, das zumeist noch mit fossiler Energie betrieben wird. Mir geht es um die Vertiefung der Fragen, inwieweit fossile Konsumgewohnheiten wie das Autofahren mit unserer gesellschaftlichen und persönlichen Identität verwoben sind, ab wann Autofahren Suchtcharakter hat und wie es psychodynamisch verstanden werden kann.

Autofahren und Petromaskulinität

Im Frühjahr 2024 erlebte ich einige Wochen nach dem Umzug meiner Praxis folgende Situation: Auf dem Heimweg kreuzte ich fahrradfahrend von der Schlüterstraße kommend den allgemein bekannten Berliner Kurfürstendamm. Beim Heranfahren an die Kreuzung irritierte mich eine Gruppe junger Männer bzw. männlich gelesener Personen, die auf der Verkehrsinsel an der Seite der Kreuzung standen und sich – alle mit Handy bewaffnet – auf die Fahrbahn konzentrierten, um Aufnahmen zu machen. Zunächst dachte ich: »Da wird eine Fahrt eines prominenten Politikers bzw. einer prominenten Politikerin oder eine Demo zu erwarten sein, die die jungen Männer aufnehmen wollen.« Als ich jedoch eine kurze Zeit die Szene beobachtete, während ich an der roten Ampel warten musste, sah ich es genauer: Sie fotografierten Luxusautos. Im Weiterfahren sortierten sich meine Gedanken, und nach anfänglichem Unverständnis deutete ich das Geschehen wie folgt: Auf dem Kurfürstendamm »flanieren« heute wohlhabende Menschen, meist Männer, per Auto im langsamen Tempo 30, wie früher das Großbürgertum zu Fuß. Im Unterschied zum Flanieren früherer Zeiten ist das »Posen« heutzutage natürlich technisiert mit Foto bzw. Filmaufnahmen von sogenannten »Carspottern«. Je mehr ich in den folgenden Wochen auf die Autos achtete, desto mehr fiel mir auf, dass in der Schlüterstraße zahlreiche teure Autos, häufig SUVs, aber auch Sportwagen oder sogar Rennwagen parken. Neben männlichen Carspottern sah ich in diesen Frühlingstagen auch junge Frauen bzw. als weiblich gelesene Personen, die Sportwagen fotografierten.

Recherchen im Internet ergaben, dass das Phänomen schon länger bekannt ist und eben als »Carspotting« bezeichnet wird. Auf Youtube existieren zahlreiche Filme von Carspottern, meist männlichen Geschlechts. Das Flanieren findet nicht nur am Kurfürstendamm, sondern potenziell in der ganzen Welt statt. Von Carspottern gefilmt zu werden, wird den Reiz des Autoflanierens für die Poser sicherlich noch verstärken.[2]

Am Beispiel des Carspotting ist die Beteiligung narzisstischer Persönlichkeitsanteile unübersehbar. Ich vermute daneben auch eine Verankerung im (deutschen) Identitätsgefühl. Inwieweit auch eine Fetischisierung des Autos, der Deutschen liebstes Kind, und fraglich perverse Anteile (Berghold, 2017; Habibi-Kohlen, 2019) in der Nutzung fossiler Energieträger gegeben sind, kann ebenfalls diskutiert werden.

Einen Ansatz zum Verständnis des Identitätsaspekts bietet Cara New Daggett (2023), eine Politikwissenschaftlerin, die in den USA, Virginia, und in Deutschland als Senior Fellow am Forschungsinstitut für Nachhaltigkeit des Helmholtz-Zentrums Potsdam tätig ist. In ihrem Essay beschäftigt sie sich mit dem komplexen Zusammenhang von historischen, wirtschaftlichen, politischen und individuellen Verflechtungen, die zur Erderhitzung und deren Verleugnung geführt haben. Sie fokussiert ihre Analyse auf Phänomene in den USA, die aber leicht auf Deutschland übertragen werden kann. »Mittels des Konzepts der Petromaskulinität will ich dabei die – sowohl technische wie affektive, ideelle wie auch materielle – Beziehung zwischen fossilen Brennstoffen und *weißen* patriarchalischen Ordnungen kenntlich machen« (New Daggett, 2023, S. 10). Ausgehend von der wirtschaftlichen Entwicklung, die auf der Verbrennung von Kohle und Öl basiert (ebd., S. 15), erkennt sie eine damit zusammenhängende Entwicklung autoritärer Machtstrukturen in Politik und Familie und männliche Rollenzuschreibungen: »Die Förderung und Verbrennung der Energieträger« stelle für viele »sowohl eine Praxis weißer Männlichkeit als auch ein Zeichen US-amerikanischer Souveränität dar« (ebd., S. 22). In Bezug auf Robert W. Connell führt sie aus:

> »Das Konzept der Petromaskulinität betrachtet Männlichkeit als eine sozial konstruierte Identität, die ›innerhalb einer Geschlechterordnung [zum Vorschein kommt], die Männlichkeit als in Opposition zur Weiblichkeit stehend definiert und auf diese Weise ein Machtverhältnis zwischen Männern und Frauen als Gruppen aufrechterhält‹« (ebd., S. 23).

2 Auf https://youtu.be/VhSqJgGN6fc?feature=shared fand ich einen Youtuber, der von München nach Berlin anreiste, um seinem Interesse des Carspotting nachzugehen.

Sie greift die Ausführungen der Frankfurter Schule zum Autoritarismus auf und beschreibt eine »Entstehung des fossilen Autoritarismus« angesichts der »Bedrohung fossil befeuerter Privilegien« (ebd., S. 28). Die Abwehr von Ängsten vor Schwäche und Nicht-Männlichkeit führe zu Dominanzstreben.[3] New Daggett führt weiter aus, dass Dominanz aber nur indirekt »durch Unterwerfung unter eine stärkere externe Kraft« erzielt werden könne, »sei dies Gott, das Gesetz des Marktes, der militärische Oberbefehlshaber oder ein Tyrann. Oder eben die Verbrennung fossiler Energieträger« (ebd., S. 32).

Etymologisch umfasst der Begriff

> »*Petro* sowohl die Konnotation der Härte als auch des Fließens [...]: Es stammt von dem griechischen Wort für Fels oder Stein, doch als Petroleum meint es die Flüssigkeit, die durch die unter Druck stehende Zersetzung von pflanzlichen und tierischen Stoffen über Millionen von Jahren erzeugt wird« (ebd., S. 33).

Zuletzt veranschaulicht New Daggett Petromaskulinität am aktuellen Trend des Rolling Coal: »Rolling Coal bedeutet, einen Dieselmotor so nachzurüsten, dass sein Motor mit überschüssigem Treibstoff geflutet wird, wodurch dichte schwarze Rauchwolken entstehen.« Zunächst als Praxis des Dieseltruckrennsports wurde es seit 2014 populär als »konservativer Protest gegen Umweltschutz, gegen die Environment Protection Agency (EPA) und, kurz darauf, gegen Anti-Trump-Demonstrierende« (ebd., S. 43).[4]

Die Faszination der Dominanz infolge der Nutzung von zumeist fossiler Energie wird unter Hinzuziehung anderer Elemente wie akustisches oder optisches Design verstärkt. Hier beobachten wir eine Art Aufrüstung: die Veränderung der Autodesigns von »der Deutschen liebstem Kind« zur Waffe.

Paolo Tumminelli, Professor für Design an der TH Köln und Geschäftsführer des Beratungsunternehmens für strategische Marken und Design Goodbrands, veranschaulicht diese Entwicklung in einer On-

3 Hier erkennen wir aus individualpsychologischer Sicht das Phänomen des männlichen Protests wieder, das Adler (2007 [1910]) erstmalig beschreibt. Männlicher Protest meint »eine kulturbedingte Gleichsetzung von Weiblichkeit mit Minderwertigkeit als festgehaltene Erfahrung aus der Kindheit [...]. Die als minderwertig angesehene Weiblichkeit wird also protesthaft abgewertet, und zwar ebensosehr von Frauen wie Männern« (Schmidt, 1995, S. 312f.).

4 Siehe dazu z. B. auch https://www.youtube.com/watch?v=oYtNP9TB1Jk

line-Präsentation von 2020.[5] Während in den 1950ern der VW Käfer mit seinem kindlichen Smiley-Gesicht in der Frontalansicht ein Verkaufsschlager wurde, wirkte der Mercedes Benz der 1980er schon distanzierter und abweisender. Letztlich erscheinen Designs seit den 2010ern (z. B. von Toyota) deutlich aggressiver und angsteinflößender. Aktuelle Designs orientieren sich offensichtlich an Bildern eines aufgerissenen Löwenmauls, einer fauchenden Katze, eines Totenkopfs oder an anderen aggressiven Motiven.

Vielleicht ist diese optische Aufrüstung des Autos ein Hinweis auf den Widerstand gegen den Schmerz, den eine notwendige Veränderung der Identität mit sich bringt. Und natürlich ist die Entwicklung des Autos zur Waffe ein Ausdruck seines petromaskulinen Charakters.

Micha Hilgers (1992) bezeichnet das Auto als »aussagekräftige[] Visitenkarte, zur Selbstdarstellung eigenen Erfolges, des Lebensstiles und der Persönlichkeit« (ebd., S. 64) oder »Identitätsersatz und Seelenprothese« (ebd., S. 66). Den Zusammenhang von Identität und Männlichkeit stellt er folgendermaßen her: In ihrer Identitätsentwicklung streben Menschen nach Bewegung und Unabhängigkeit, auch mithilfe von Autos. In ihrem Gefühl bedrohter Identität benötigen gerade Männer das Auto »allzuoft als Potenzbeweis« (ebd., S. 41).

Autofahren als Verhaltenssucht?

Autofahren bedeutet keine Einnahme von Substanzen, kann aber exzessiv zur Regulation emotionaler Spannungen ausgeübt werden. Somit stellt sich die Frage, ob Autofahren eine Verhaltenssucht darstellt.

Einen guten Eindruck vermittelt die zweiteilige arte-Dokumentation *Automania* (Ockers, 2020), die im Juni 2024 erneut ausgestrahlt wurde und aus der ich einige Szenen beschreiben möchte. Im zweiten Teil kommt ab Minute 48:00 Nico Klassen zu Wort, der früher illegale Rennen fuhr, jetzt legale Laienrennen auf stillgelegten Autobahnstrecken organisiert. Er erzählt:

> »Damals, bei mir, war es so: Ich musste halt mit ansehen, wie jemand vor meinen Augen ablebt. Der stirbt jetzt. Und Du kannst nichts tun. Und

5 Siehe dazu https://www.tumminelli.com/achtungaggromobile

> Du denkst Dir: Wieso machst Du so einen Mist?! Warum bist Du nicht irgendwo auf dem Parkplatz und unterhältst Dich so? Warum fährst Du Rennen? Warum, weshalb? […] Ich beschreib das ganz gerne wie ’ne Sucht, weil es sich so angefühlt hatte. Dein ganzer Körper will einfach das Adrenalin haben. Das willst Du in dem Moment. Du bist egoistisch und willst das befriedigt haben. Dir ist wirklich egal, ob andere – […] – dabei drauf gehen.«

Wie ich gleich vertiefen werde, ist eine Rauschwirkung erst ein Hinweis auf bestimmte Transmitterprozesse, aber nicht unbedingt gleichzusetzen mit Sucht oder Abhängigkeit.

Laut ICD-10 sind Verhaltenssüchte streng genommen keine Sucht, sondern meist definiert als Störungen der Impulskontrolle (F 63.9). Bislang ist im ICD-10 nur das pathologische Glücksspiel (F 63.0) als Störung explizit beschrieben, im ICD-11 noch die Spielstörung.[6] (Bundesministerium für Soziales, Gesundheit, Pflege und Konsumentenschutz Österreich, 2025).

Im DSM-5 werden Substanzkonsumstörungen und Substanzinduzierte Störungen sowie Glücksspiel in der Kategorie Störungen im Zusammenhang mit psychotropen Substanzen und abhängigen Verhaltensweisen zusammengefasst (Falkai & Wittchen, 2018, S. 661ff.). Glücksspiel aktiviere »ähnliche neuronale Belohnungssysteme […] wie psychotrope Substanzen« und »rufe einige verhaltensbezogene Symptome hervor […], die mit denen bei Substanzkonsumstörungen vergleichbar sind« (ebd., S. 662). Andere exzessiv betriebene Verhaltensweisen »wie z. B. das Spielen von Internetspielen und repetitive Verhaltensweisen (von manchen Verhaltenssüchte genannt) wie ›Sexsucht‹, ›Sportsucht‹ oder ›Kaufsucht‹ können Ähnlichkeiten mit substanzbezogenen Suchterkrankungen haben, seien aber noch nicht hinreichend fachlich eingeschätzt« (ebd., S. 803ff.).

Voigtel (1996, 2022, 2023) hat im deutschsprachigen Raum derzeit das differenzierteste theoretische psychodynamische Konzept der Sucht erarbeitet. Er plädiert für eine strengere Verwendung des Suchtbegriffs in Abgrenzung von Verhaltensstörungen oder somatischer Abhängigkeit und anderen Störungen (z. B. Zwang, narzisstische Persönlichkeitsstörungen), die jedoch süchtige Anteile aufweisen können (Voigtel, 1996, S. 734ff.).

Voigtel (1996, 2022) bezieht die inzwischen genauer erforschten neurochemischen Prozesse meines Erachtens nicht ausreichend ein.

6 Siehe dazu https://www.sozialministerium.at/Themen/Gesundheit/Drogen-und-Sucht/Verhaltenss%C3%BCchte.html

> »Für das menschliche Gehirn [ist es] in letzter Instanz unerheblich […], wie bzw. womit es verstärkt (Verstärkung) wird, da es grundsätzlich nicht zwischen einer direkten Stimulation durch psychotrope Substanzen und einer indirekten Stimulation bei repetitiver Ausführung bestimmter, belohnend wirkender Verhaltensweisen unterscheidet.«[7]

Dementsprechend empfinde ich Voigtels Ausführungen meist zu streng und teilweise in der Abgrenzung zu ähnlichen Phänomenen auch widersprüchlich (Voigtel, 2022, S. 182ff.). Dennoch ist sein Konzept der Suchtentwicklung aufgrund seiner Stringenz und Ausdifferenzierung der psychodynamischen Aspekte überaus wertvoll zum Verständnis abhängiger und süchtiger Prozesse.

In seinen aktuellen Arbeiten (2022, 2023) definiert Voigtel Sucht als

> »psychische Krankheit, die besteht, wenn ein Mensch regelmäßig sein Körpergefühl manipulativ verändert, um als unerträglich empfundene emotionale Spannungen nicht wahrnehmen zu müssen. Er benutzt dazu Gegenstände mit geeigneter affektmanipulierender Wirkung. Diese Art der Selbstmanipulation ist lebensgeschichtlich erworben. Die unerträglichen Affekte sind im Zusammenhang innerer oder äußerer Notlagen entstanden und können nicht willkürlich beherrscht werden« (2022, S. 71).

Wichtig sei das Leiden, das das Verhalten auslöst, unerträglich empfundene Spannungen, die Initialverstimmung.

Voigtel entwirft ein komplexes psychodynamisches Abwehrsystem zur Erklärung der Entstehung von süchtigem Verhalten oder süchtiger Persönlichkeitsstrukturen (2023, S. 974ff.). Zunächst entstehe im Kleinkindalter, auf der ersten zeitlichen Ebene, eine dependente Struktur: Das Primärobjekt entziehe sich dem affektiven Dialog mit dem Kind, halte aber die Präsenz und Pflege aufrecht. »Gaben« der Bezugsperson wie Muttermilch, Nahrung allgemein bis hin zu Spielzeug oder Geld erhielten dadurch eine übergroße Bedeutung, da das Kind die libidinöse Besetzung dahin verschiebe.

Es lassen sich drei Abwehrschritte zur Charakterisierung der frühkindlichen Entwicklung festhalten:

7 https://dorsch.hogrefe.com/stichwort/verhaltenssucht#search=3139b0c9564624cf7240507a0157ac88&offset=0

1. die »passive Überlassung« an das externe Objekt, die Bezugsperson,
2. der »Rückzug in einen beruhigenden Raum«, einen realen oder einen Phantasieraum und
3. die »donale Verschiebung« der Abhängigkeit von einem lebendigen auf ein unlebendiges Objekt, was Voigtel in Bezug auf Krystal und Raskin auch als »Transsubstantiation« bezeichnet (Voigtel, 1996, S. 720).

Auf der zweiten zeitlichen Ebene, während der Pubertät, sehen sich die Jugendlichen Separationsanforderungen ausgesetzt, die sie nicht bewältigen können, da ihnen die Fähigkeiten fehlen, Trauer auszuhalten, sich als begrenzt zu erleben und mit Zuständen von Angst und Niedergeschlagenheit umzugehen. Die so entstehende »Initialverstimmung«, ein negatives Selbstbild und eine hohe Kränkbarkeit, – ein Begriff, den Radó (1934, S. 19) prägte – versucht der oder die Süchtige mit einem äußeren Hilfsmittel zu bewältigen, das eine gewisse Pseudoautonomie erlaubt (Voigtel, 2023, S. 975f).[8] Nach Voigtel werde das Suchtmittel in einem vierten Abwehrschritt »übermäßig libidinös besetzt bzw. fetischisiert« (ebd., S. 976). Der Süchtige überlasse sich passiv dem unbelebten Objekt.[9]

Insbesondere in der Entwicklung von Sucht als umfassender Persönlichkeitsstörung seien alle vier Schritte zu finden. Bei symptomatischem Suchtverhalten bleibe die Initialverstimmung, also das negative Selbstbild und die hohe Kränkbarkeit, als auslösendes Moment thematisch und zeitlich umgrenzt.

Nun können wir genauer schauen, ob manche Verhaltensweisen, die den Konsum fossiler Energien umfassen, wie z. B. das Autofahren, Suchtcharakter aufweisen.

Wieder können wir ein Beispiel im arte-Filmbeitrag (ab Minute 43:15) finden. Die Szene zeigt einen Geschäftsmann, der nicht selbst am Steuer sitzt, aber dessen Fahrer bis Tempo 240 Kilometer pro Stunde beschleunigt. Der Geschäftsmann spricht darüber, dass er diese Fahrten als »Höhen-

8 Adlers Argumentation, dass z.B. männlicher Protest letztlich der Kompensation eines Minderwertigkeitskomplexes dient, ist Voigtels Abwehrsystem mit dem auslösenden Moment der Initialverstimmung recht nah.

9 Hier können wir Parallelen zu New Daggett (2022) wiederfinden, die beschreibt, Dominanz werde »durch Unterwerfung unter eine stärkere externe Kraft« (New Daggett, 2022, S. 32) erzielt.

flüge« erlebt: »Andere sollen Platz machen«, und – einer Redewendung seines Heimatlandes entsprechend (Minute 44:52) – »dein Arsch zieht sich zusammen.«

Wie das Beispiel veranschaulicht, bietet das Autofahren die Möglichkeit, rauschhafte Zustände zu erleben. Entsprechende biochemische Prozesse wie die Ausschüttung von Adrenalin oder anderer körpereigener Transmitter wirken stimulierend und energetisierend, und helfen gegen möglicherweise vorhandene Missstimmungen. Ähnlich der »hypnotischen Wirkung« (Radó, 1975 [1926], S. 361) von Substanzen können Größenphantasien vom Rennfahren, von einer Art Heldentum entstehen. Wie Mathieu Flonneau, Mobilitätshistoriker, im Filmbeitrag formuliert, erzeugt das Rasen »die Illusion, selbständig zu sein« und sich »für viel mehr zu halten, als man tatsächlich ist« (Minute 15:43), nach Voigtel eine »Pseudo-Antonomie« (2023, S. 976). Vergleichbar mit anderen »Verhaltenssüchten«, z.B. der Spielsucht, findet keine passive Überlassung an einen Stoff statt, sondern an eine Situation, im Falle des Autofahrens mit komplexen Herausforderungen an eigene Handlungsfähigkeiten. Diese stehen aber nicht im Vordergrund. Entsprechend argumentiert sogar Voigtel (1996):

> »Wahrscheinlich gibt es auch Auto-Süchtige in dem Sinne, daß sie sich der Macht der Maschine im Geschwindigkeitsrausch ausliefern […]. Die Gefahr des Unfalls wirkt dabei an der Euphorie mit. Wie für den Spieler der Automat ist die Maschine für den Betreffenden Schicksal. Hinter dieses Motiv der Auslieferung tritt das Motiv zurück, die Maschine geschickt zu handhaben, also positive Ich-Fähigkeiten zu beweisen. Auto-Süchtige sind schnell tot« (ebd., S. 736).

Ergänzend zu den bisherigen Ausführungen zu Voigtels Suchtkonzept möchte ich im Kontext des Autofahrens, aber auch passend zum Konsum aktivierender Substanzen, hervorheben, dass Suchtverhalten ausgehend von einer Initialverstimmung nicht nur darauf zielt, einen beruhigenden Zustand hervorzurufen, sondern gegebenenfalls den inneren Ausgleich von Selbstverachtung in Richtung Größenphantasien, Überlegenheits- oder Machtgefühlen anvisiert.

In meinen Ausführungen meine ich mit »fossil Abhängigen« Menschen, die zur Regulation unerträglicher innerer Spannungen regelmäßig oder exzessiv passiv Produkte konsumieren, die auf der Grundlage zumeist fossiler Rohstoffe hergestellt sind oder nur verwendbar sind mit zumeist fossilen Energieträgern.

Führen wir den Gedanken vom Autofahren als Verhaltenssucht weiter, wäre der Kauf immer schnellerer Autos Ausdruck von Toleranzentwicklung. Das Wehren gegen die Einführung von Tempolimits wäre als Suchtdruck zu deuten, und die Nutzung von E-Autos als »Methadon«. Öl-Giganten wie Shell oder BP, aber auch die Automobilhersteller wären als »Dealer« zu verstehen, die die Autofahrenden »anfixen«.

Nicht alle Autofahrerinnen und Autofahrer hängen Träumen vom Rennfahren nach oder kaufen sich regelmäßig immer größere Autos. Die durchschnittlichen Konsumentinnen und Konsumenten akzeptieren Tempolimits und nutzen das Auto in der Regel zu notwendigen Fahrten, die außerhalb von Ballungsgebieten schwer mit Mitteln des ÖPNV zurückzulegen sind. Dennoch besteht bei vielen eine Denkblockade, wenn Ideen gesucht werden, welche ökologischen Alternativen zum Autofahren realisierbar sind. Hier sind möglicherweise andere Suchtaspekte wirksam wie z. B. der Wunsch nach Rückzug in einen beruhigenden Raum, bietet doch das Auto die Entscheidungsmacht, die Personen auszuwählen, die man in sein Auto hereinlässt, die Musik zu bestimmen, die man hören will, bis hin zur Auswahl des geeigneten Duftbaums und die Möglichkeit, immer einen Vorrat an Lebensmitteln und Getränken, warme Decken sowie Wechselwäsche mit sich zu führen. Zudem besteht ein fließender Übergang vom Sucht- zum Gewohnheitsverhalten, das sich letztlich mit unserem Identitätsgefühl verbindet.

Verzicht und Schmerz oder Suffizienz und Befreiung

Fassen wir kurz zusammen: Ob nun »petromaskuline Identität« oder »Verhaltenssucht«, der Konsum fossiler Produkte ist stark in uns verankert. Und neben der individuellen Gefühlslage sind wir eingebunden in wirtschaftliche Abläufe. »So baut unser Wirtschaftssystem weiter auf süchtiges Konsumverhalten. Im Konsumismus wird die Gier nach immer mehr gefördert« (Klingenburg-Vogel, 2024, S. 2).

Was geschieht, wenn eine Verhaltensänderung notwendig wird? Wir erleben gerade, wie schwierig es ist, auf gesellschaftlicher Ebene Veränderungen, z. B. die »Verkehrswende«, einzuleiten. Wenn man der Argumentation des süchtigen Konsums vom Autofahren oder auch vom Fliegen folgt, können wir diese Schwierigkeiten in der Sprache der Suchttherapie fassen: Bei mangelnder Krankheitseinsicht und Therapiemotivation wird der Entzug schwierig. »Entzug« bedeutet, die zugrundeliegende »Initialverstimmung«, d.h. den psychischen Schmerz, die unerträglich empfundenen emotionalen Spannungen wieder zu spüren und den damit einhergehenden »Suchtdruck« auszuhalten. Selbst wenn es bei einem »Rückfall« im Nachgang zu Gefühlen von Schuld oder Scham kommt, z.B. inzwischen bekannt als »Flugscham«, verstärkt dies die Initialverstimmung und löst im Zweifel erneuten Konsum aus. Krankheitseinsicht wird rationalisierend abgewehrt mit den verleugnenden Argumentationen »Klimaveränderungen gab es immer schon« oder »Die Chinesen ...« usw.

Auch Rolling Coal kann als das Abwehr gegenüber dem Schmerz verstanden werden: Umweltschützerinnen und Umweltschützer fordern einen bewussten und sparsamen Umgang mit Ressourcen. Coal Roller erleben Umweltschützerinnen und Umweltschützer als erwachsene Elterninstanzen, gegen deren Verbote sie aus analem Trotz oder aus Angst vor Beschämung, dem Verlust eigener Dominanz und damit Identität protestieren.

Auch Hilgers (1992) thematisierte prononciert das Problem der Veränderung im Verkehrssektor:

> »Das Auto ist längst zu Identitätsersatz und Seelenprothese geworden, die sich seinem Besitzer nicht schadlos entwinden lassen. Prothesen entzieht man nicht einfach, Krücken schlägt man ihrem Träger nicht aus pädagogischen Gründen weg, das Auto als Kompensation lässt sich nicht schadlos ersetzen, wo es Halt und Sinn, Selbstfindung und Selbstdarstellung in einem ist« (ebd., S. 66).

Er führt weitere Widerstände gegen Veränderungen an (ebd., S. 113ff.).

Wir können männliches Dominanzverhalten bzw. männlichen Protest auch bei den Autofahrenden am Kurfürstendamm finden. Triebtheoretisch könnte man den Widerstand gegen Umweltschutz auch als Kastrationsangst deuten, da fossil betriebene Fahrzeuge als Penisersatz dienen und deren Verlust befürchtet wird. Oder deutet sich mit der Formulierung »der Deutschen liebstes Kind« an, dass Autos und andere fossil betriebene Fahrzeuge den Gebärneid von Männern kompensieren?

Um klimabewusstes Verhalten zu fördern, wird Klimakommunikation (Schrader, 2021 [2020]) eingesetzt, die manche Parallelen zu therapeutischer Kommunikation (Lertzman, 2017) und insbesondere zum Motivational Interviewing im Suchtbereich aufweist. Die Konfrontation mit zu erwartenden Schäden, der möglicherweise bevorstehenden Klimakatastrophe, ist zu verbinden mit dem Verständnis für die Initialverstimmung meines Gegenübers und mit der Vermittlung von Hoffnung und Perspektiven.

Bei vielen Menschen gibt es inzwischen »Krankheitseinsicht«, d. h. ein Bewusstsein über den schädlichen Konsum fossiler Energien (Spessart-Evers, 2021). Manchmal bleibt sie kognitiv; aber auch kognitive Einsicht stellt eine gute Voraussetzung für einen erfolgreichen Entzug dar. Dauerhaft wirksam und die gesamte Persönlichkeit verändernd ist aber letztlich emotionale Einsicht. Dann wird aus Verzicht Suffizienz und aus Schmerz Befreiung.

Neben der individuellen emotionalen Ebene betrifft die Transformation weitere Aspekte. Insbesondere die wirtschaftlichen, politischen und juristischen Rahmenbedingungen sind einzubeziehen. Es benötigt Handelnde auf allen Ebenen, vor allem in der Politik, die interdisziplinär denken und eine emotionale Einsicht mitbringen, um mit den (emotionalen) Folgen der Veränderung umgehen zu können. So braucht es Politikerinnen und Politiker, die nicht als Handlanger der »Dealer« der Erdölindustrie fungieren, sondern notwendige Maßnahmen treffen und durch geschickte Klimakommunikation Einsicht und Perspektiven für alle Beteiligte vermitteln.

> »Unabhängig welche verkehrspolitischen Maßnahmen man im einzelnen favorisiert, die stabilisierende Funktion des Automobilmißbrauchs muß von einer neuen Verkehrspolitik berücksichtigt werden. Sie muß die psychosoziale Funktion des Autowahns begreifen, um weder kurzfristig zu scheitern, noch unbewußt neuen destruktiven Formen die Tür zu öffnen […]« (Hilgers, 1992, S. 137).

Ein Verharren in fossiler Sucht und fossilem Konsum bedeutet einen hohen Kostenfaktor. Die Versicherungsbranche weigert sich inzwischen aus Angst, später Entschädigungen zahlen zu müssen, bestimmte Kohle- und Öl-bezogene Wirtschaftsunternehmen zu versichern. Sie verlangt »Nachweise, dass ihre Kunden die sogenannten ESG-Regeln für ökologisches und soziales Verhalten sowie gute Unternehmensführung einhalten« (Fromme & Gröger, 2024). Auch Zeit und Raum für Produktionsstätten und Transportwege stellen gesellschaftliche Kosten dar, wie der interdisziplinär denkende Volkswirtschaftler Niko Paech (2012) ausführt. Die Reduktion von Fremdversorgung bis hin zur Subsistenzwirtschaft, also die Selbstversorgung, reduziere diese Kosten an Transport und Produktionsstätten. Mit Hinweis auf die Glücksforschung argumentiert Paech: Glück und Lebenszufriedenheit gründen neben materieller Versorgung »auch auf zwischenmenschlichen Beziehungen, der Integrität des sozialen Umfeldes, Anerkennung eigener Fähigkeiten, Selbstwirksamkeit, Gesundheit, Sicherheit sowie auf einer als intakt empfundenen Umwelt« (ebd., S. 126). »Suffizienz« bedeutet, genug zu haben: »Souverän ist nicht, wer viel hat, sondern wer wenig braucht. […] Die Kunst der Reduktion bedeutet auch Angstfreiheit. Denn wer weniger benötigt, ist auch weniger angreifbar. Wo sich Suffizienz und moderne Subsistenz ergänzen, werden Lebensstile robust« (ebd., S. 130).

Fazit und Ausblick

In meinen Ausführungen habe ich erneut die vielen Stränge des komplexen Themas der Klimaveränderungen einzufangen versucht, vor allem psychodynamische Vorgänge zu beschreiben und ins Verhältnis zu anderen Aspekten zu setzen. Diese Aspekte – historische, politische, juristische, wirtschaftliche und soziologische – konnte ich nur anreißen. Sie werden von den jeweiligen Expertinnen und Experten ausgeführt, im besten Fall interdisziplinär reflektiert.

Die Folgen unseres fossilen Konsums in Form klimatischer Veränderungen zu sehen, setzt mir immer wieder zu. Gleichzeitig andere Krisen wahrzunehmen, benötigt eine große emotionale Kapazität bzw. in der Folge das Eingrenzen von Wahrnehmungen. Unsere emotionale Kapazität ist begrenzt. Gleichzeitig sehe ich die Notwendigkeit, Verhaltensgewohnheiten zu verändern und sich von möglicherweise vorhandener »fossiler Verhaltenssucht« zu lösen.

In den Wochen nach der Jahrestagung 2024 fanden in den USA die letzte Phase des Wahlkampfs und im November die Präsidentschaftswahl statt. Der gewählte Präsident Donald Trump provozierte mit seinem Slogan »Drill, baby, drill!« und verfügte am ersten Tag seiner Präsidentschaft im Januar 2025 neben vielen anderen problematischen bis katastrophalen Verordnungen den Ausstieg aus dem Pariser Klimaabkommen. In Deutschland ließ unmittelbar am Tag der US-Wahl im November 2024 die FDP als eine der Parteien der »Ampel«-Koalition diese platzen. Am 23. Februar 2025 fand die Bundestagswahl statt. Auch hier – wie in den USA – erlebten wir im Wahlkampf eine Radikalisierung politischer Haltungen vor allem im rechten politischen Spektrum. Anstehende Probleme, wie z. B. Klimaveränderungen, aber auch Wohnungsnot, Bildungsmängel, Pflegenotstand, drohende Altersarmut und die Diskriminierung von Minderheiten und sozial Benachteiligten, wurden und werden nicht adäquat und sozial gerecht zu lösen versucht, sondern es werden auch von demokratischen Parteien Ausgrenzungen gefordert. Die gesellschaftliche Stimmung entwickelt sich zunehmend rassistisch und antisemitisch. Diese gesellschaftliche Entwicklung der Suche nach »Sündenböcken« verleugnet Realitäten, ist unmenschlich und hat immer wieder in Katastrophen gemündet. Dies zu durchschauen und dagegen anzugehen, ist auch Aufgabe unserer Profession.

Es werden Handelnde auf allen Ebenen benötigt, gerade in der Politik, die interdisziplinär denken und eine emotionale Einsicht mitbringen, um mit den (emotionalen) Folgen der Klimaveränderung angemessen umzugehen und erfolgreiche Klimakommunikation zu führen. Wie Wählerinnen und Wähler sich entscheiden, ob sie für die »Drogendealer« oder für die »Suchtberaterinnen« votieren, wird unsere Zukunft bestimmen.

Literatur

Adler, A. (2007 [1910]). Der psychische Hermaphroditismus im Leben und in der Neurose. In A. Bruder-Bezzel (Hrsg.), *Alfred Adler. Studienausgabe. Band 1: Persönlichkeit und neurotische Entwicklung. Frühe Schriften (1904–1912)* (S. 103–113). Vandenhoeck & Ruprecht.

Berghold, J. (2017). Fremdenfeindlichkeit und Klimakatastrophe als Ausdruck einer »perversen Kultur«. In K.-J. Bruder & C. Bialluch (Hrsg.), *Migration und Rassismus. Politik der Menschenfeindlichkeit* (S. 117–129). Psychosozial-Verlag.

Brunner, R. & Titze, M. (Hrsg.). (1995). *Wörterbuch der Individualpsychologie* (2., überarb. Aufl.). Ernst Reinhardt.

Falkai, P. & Wittchen, H.-U. (2018). *Diagnostisches und Statistisches Manual Psychischer Störungen DSM-5* (2., korr. Aufl.). Hogrefe.

Fromme, H. & Gröger, A.-C. (2024, 13. September). Sorge vor neuer Umweltpolizei. *Süddeutsche Zeitung*.

Habibi-Kohlen, D. (2019). Nach uns die Sintflut. Oder kommt sie schon vorher? Zum Problem des Klimawandels als kollektive Perversion. *Gruppenpsychotherapie und Gruppendynamik. Zeitschrift für Theorie und Praxis der Gruppenanalyse, 55*(3), 206–223.

Hilgers, M. (1992). *Total abgefahren. Psychoanalyse des Autofahrens*. Herder.

Klingenburg-Vogel, M. (2024). »Denn sie tun nicht, was sie wissen« (Robert Jungk) – Eigentlich wissen wir genug, aber wir tun nicht genug. Psychoanalytische Überlegungen zum Umgang mit der drohenden Klima- und Artenkrise (unveröffentlichter Vortrag, gehalten bei einem Online-Meeting der DGPT-Klima-Arbeitsgruppe gemeinsam mit der Psychoanalyse-AG der Psychologists for Future am 25.04.2024).

Lertzman, R. (2017). How can we talk about Global Warming? It's time for the Climate Story to go beyond Hope and Fear. *Sierra.* https://www.sierraclub.org/sierra/how-can-we-talk-about-global-warming

Meerwein, B. (2023). »Hans im Glück«: Ein Schwankmärchen oder die Anleitung zu Degrowth? In R. Martin, B. Jänchen-van der Hoofd & G. Schäfer (Hrsg.), *Entwicklung und Veränderung* (S. 214–227). Psychosozial-Verlag.

New Daggett, C. (2023). *Petromaskulinität. Fossile Energieträger und autoritäres Begehren.* Matthes & Seitz.

Ockers, T. (2020). *Automania. Im Rausch der Geschwindigkeit* [Film] https://www.youtube.com/watch?v=uMma7zwuUzk

Paech, N. (2012). *Befreiung vom Überfluss. Auf dem Weg in die Postwachstumsökonomie.* oekom.

Radó, S. (1934). Psychoanalyse der Pharmakothymie (Rauschgiftsucht): I. Das klinische Bild. *Internationale Zeitschrift für Psychoanalyse, 20*(1), 16–32.

Radó, S. (1975 [1926]). Die psychischen Wirkungen der Rauschgifte. *Psyche – Z Psychoanal, 29*(4), 360–375.

Schmidt, R. (1995). Männlicher Protest. In R. Brunner & M. Titze (Hrsg.), *Wörterbuch der Individualpsychologie* (2. überarb. Aufl., S. 312–315). Ernst Reinhardt.

Schrader, C. (2021 [2020]). *Über Klima sprechen. Das Handbuch.* oekom.

Spessart-Evers, S. (2021). *Klimawandel – Bewusstseinswandel. Eine Einladung.* oekom.

Voigtel, R. (1996). Die Überlassung an das unbelebte Objekt. Zur begrifflich-diagnostischen Abgrenzung der Sucht. *Psyche – Z Psychoanal, 50*(8), 715–741.

Voigtel, R. (2022). *Der Sinn der Sucht. Eine Krankheit psychodynamisch verstehen.* Psychosozial-Verlag.

Voigtel, R. (2023). Psychoanalytische Konzeptionen der Sucht im Wandel. *Psyche – Z Psychoanal, 77*(11), 953–980.

Die Autorin

Barbara Meerwein, Dipl.-Psych., ist Psychoanalytikerin und tiefenpsychologisch fundierte Psychotherapeutin sowie systemische Psychotherapeutin. Sie ist nach langjähriger Tätigkeit in Kliniken inzwischen niedergelassen in eigener Praxis in Berlin und tätig als Dozentin, Supervisorin und Lehranalytikerin (DGIP, DGPT) am Institut der Alfred-Adler-Gesellschaft Berlin. Seit 2019 engagiert sie sich ehrenamtlich in verschiedenen Klimagruppen.

Kontakt per E-Mail: b.meerwein@posteo.de

Welt-Schmerz

Klimawandel und die Anerkennung von schmerzhaften Verlusten als Voraussetzung für die Entfaltung von Anpassungsfähigkeit und Kreativität in der Weltbeziehung

Volker Münch

Sensibilität für die Umwelt und Mitwelt

Ich beginne auf der persönlichen Ebene: Bis etwa zu meinem 30. Lebensjahr war eine meiner häufigsten Empfindungen etwas, das ich für Weltschmerz hielt. Den Zustand der Welt, damals waren dies die Gefahr eines Atomkrieges und das Waldsterben, machte ich zum Gegenstand meiner Diplomarbeit in Psychologie. Sicher ist richtig, dass meine Empfindungen ein gutes Stück aus den Projektionen eigener, biografischer Schmerzen bestanden, jedoch offenbar nicht nur. Etwas in uns scheint auch immer den Zustand der Welt zu reflektieren, widerzuspiegeln, zu ahnen. So traf ich mit Ende 30 auf C. G. Jungs Konzepte. Dieser berichtet in *Erinnerungen, Träume, Gedanken* (2007) aus seinem Leben und davon, wie er 1913 in seinen Träumen auf Bilder der Verwüstung und ein um sich greifendes Grauen in Europa traf. Er deutete diese Bilder als Vorahnungen des 1914 beginnenden Ersten Weltkriegs. Letztlich leitete er aus diesen Selbstbeobachtungen und aus anderen Erkenntnissen auch die Existenz eines allen gemeinsamen kollektiven Bereichs des Unbewussten ab. In ihm seien die psychischen Erfahrungen von Jahrtausenden Menschheitsgeschichte abgelagert. Daher sei diese Schicht des Unbewussten sehr prägend, auch aufgrund der Tatsache, dass sie oft schwerer zugänglich sei als das persönliche Unbewusste.

In den Bildern dieses Teils des Unbewussten fänden sich neben transgenerationalen und kollektiven Thematiken auch Hinweise auf konstruktive Entwicklungswege, sowohl für das Individuum wie die Gesellschaft. Jungs Unbewusstes besitzt damit ein Telos, ein Wohin und Wozu. Daraus ergibt sich für Klima-Besorgte die Frage, inwieweit wir Zugangswege zu im Unbewussten verborgenen Lösungswegen suchen: Sollten wir beispielsweise viel mehr als bislang unsere Träume danach befragen, wo sie uns sehen wollen? Dies könnte auch so operationalisiert werden, dass ein Social-Dreaming-Projekt (Senarclens de Grancy & Beumer, 2023) zum Thema Klima gestartet wird. Hier werden, meist in Gruppen mittlerer Größe, die aktuellen und früheren Träume gesammelt und erzählt, was auch themenbezogen durchgeführt werden kann. Sollten wir also dieses Format ausprobieren, um selbst mehr Gefühl für unsere Resilienz und Ressourcen zu bekommen?

Auch wenn man sich nicht mit dem Konzept eines kollektiven Unbewussten im Sinne Jungs anfreunden mag, gibt es einen anderen Zugang zu den beschriebenen Phänomenen von besonderen Sensibilitäten oder Vorahnungen. Als Praktiker*innen wissen wir um die ausgeprägte Sensibilität von Menschen mit frühen Defiziten. Sie lernen früh, möglichst viele Hinweise aus der Umwelt in die eigene Wahrnehmung einzubeziehen, um Anker für ein psychisches Überleben auszubilden. Was sich in der Realität wenig finden lässt, nämlich eine befriedigende, resonante Beziehung, suchen diese Menschen in ihrem Weltverhältnis zur nicht-menschlichen Umwelt, zur Welt der Dinge. Harold Searles (2016) hat bereits vor 60 Jahren darüber geschrieben, Hartmut Rosa (2016) im letzten Jahrzehnt. Bollas (2012) hat das Konzept des Verwandlungsobjektes formuliert, was sich nicht auf menschliche Objekte bezieht. Die OPD-3 (Arbeitskreis OPD, 2024) schließlich formuliert aufs Genaueste, welche Formen früher Defizite entstehen, wenn eine primäre Umgebung ungenügend, abweisend oder unstrukturiert reagiert. Genau an dieser Stelle findet sich nach Orange (2017) eine Brücke zur reflektierteren Betrachtung unseres Verhältnisses zur Welt. Während eher problemlos sozialisierte Menschen wenig Anlass haben, ihr Leid in einem verallgemeinerten, fremden Leid projektiv-identifikatorisch wiederzuerkennen, neigen viele strukturell defizitäre Patient*innen zu einer zu starken Identifikation mit dem Leid Anderer, seien dies Menschen, Tiere oder die Natur an sich. Die porösen inneren Grenzen dieser Menschen lassen sie leiden. Jedoch können sie wenig von sich selbst sprechen, und so werden sie zum Sprachrohr sonst verdrängter kollektiver Verhältnisse, auch der Zerstörung der natürlichen Umwelt.

Man kann die intrapsychische Dynamik von Menschen, die sich extrem um die Umwelt und die Natur Gedanken machen, pathopsychologisch definieren und auch transgenerationale Vulnerabilitäten wie auch die Erforschung von biografischen Belastungsmomenten unternehmen und so eine Symptomatik in ihren Entstehungsbedingungen erhellen. Die Tatsache der Wahrnehmung unseres Eingebettetseins in eine Welt der Dinge und der Natur kann jedoch ebenfalls Einsichten beitragen, wenn es um ein umfassenderes Verständnis von psychischer Krankheit auf der Basis eines breiter angelegten Verständnisses im Sinne eines biopsychosozialen Krankheitsmodells geht.

Auch die britische Analytikerin Weintrobe (2022) geht davon aus, dass wir als Einzelwesen ganz wesentlich von gesellschaftlichen Prozessen und Umbrüchen betroffen sind. Insbesondere die Einflüsse der neoliberalen Wirtschaftsweise und deren zugrundeliegendes Menschenbild werden zunehmend auch in psychoanalytischen Zusammenhängen problematisiert. Strittig ist, inwiefern diese Prägung durch das Zeitgeschehen das menschliche Individuum in seiner Entwicklung beeinflusst, und vor allem wie dies theoretisch zu denken und zu formulieren wäre. Eine gute Zusammenfassung der unterschiedlichen Modelle, über das gesellschaftlich Unbewusste oder das gesellschaftliche Unbewusste nachzudenken, bietet der kürzlich erschienene Sammelband von Mertens und Storck (2025). Wesentlich ist die Frage, wie die Anwendung des psychoanalytischen Wissens auf Individuen einerseits und auf gesellschaftliche Fragen andererseits theoretisch fruchtbar gemacht werden kann und welche Schlussfolgerungen daraus unter Umständen auch für die analytische Praxis und für die Haltung der Analytiker*innen gezogen werden sollen. Die stärkere Einbeziehung gesellschaftlicher Fragestellungen in die Theoriebildung wird jedoch immer häufiger auch von Psychoanalytiker*innen selbst angemahnt.

Dass unser Weltverhältnis als nicht mehr ausreichend resonant anzusehen ist, um zu einer befriedigenden Weltbeziehung zu gelangen, auch um weitere bedrohliche Umwälzungen zu vermeiden – dies formulieren verschiedene Autor*innen je anders, aber immer unter dem Vorzeichen von einerseits kollektivem, aber auch individuellem Leid (Rosa, 2016). Orange (2020) meint, dass wir verlernt hätten, zuzuhören und uns wirklich in Beziehung zu setzen, sowohl im Mikrobereich unserer Familien wie auch im Makrobereich der internationalen Beziehungen. Ausbeutung, Nicht-Achtung, Verdrängung und Verleugnung hätten die vergangenen Jahrhunderte der westlichen Dominanz der Welt geprägt. Und auch wir selbst als Therapeut*innen müssten uns immer wieder fragen, ob wir wirklich zuhören oder nicht vielmehr allzu schnell unsere Konzepte an Patient*innen zu validieren versuchen. Orange fordert im Sinne Lévinas', dass wir uns das Antlitz des Anderen gegenwärtigen sollten. Die an uns vonseiten Bedürftiger und Kolonialisierter gerichteten Wünsche und Forderungen seien legitim und eine Aufforderung an uns, unsere Menschlichkeit zu zeigen, die darin bestehe, keine Gegenforderungen zu stellen, sondern zunächst nur den Anderen als solchen wahrzunehmen. Diese für Analytiker*innen nachvollziehbare und alltägliche Haltung steht aber im Konflikt mit den in unserem Alltag als Konsument*innen und Umweltschädigende vorgenommenen Handlungen und der darin zum Ausdruck kommenden Verdrängung, ja Spaltung unserer Identitäten. Es klafft ein Riss in unserem Umgang mit Patient*innen einerseits und der Welt andererseits, jedenfalls in vielen Fällen. Dabei wird deutlich, dass eine abstinente, gleichabständige Haltung sich in Fragen der Haltung zur Umwelt als nicht praktizierbar erweist und eine Positionierung gefordert wird – und zwar ständig und immer aufs Neue.

Die in dieser unterschiedlichen Praxis sichtbare Dissoziation wiederum muss bewältigt und verarbeitet werden. Oft führen Abwehrmechanismen zu einer künstlichen Trennung in berufliches und privates Ich. Der Autor beispielsweise las die Umweltkrise umgekehrt schon immer als Zeichen der Störung unserer Beziehung zur psychischen Innenwelt. Und sah gleichzeitig die oft artifiziell wirkende Grenzziehung Innen–Außen als problematisch an. Bei dem Versuch der Validierung dieser Wahrnehmung und nach Amplifikation wurde er bei Jung fündig: Dieser spricht von der »objektiven Psyche« und widmete sich mit Wolfgang Pauli und dem Konzept der Synchronizität der Verschränkung zwischen der materiellen und der psychischen Welt. Der inneren Spaltung folgt eine inadäquate getrennte Buchführung, und dies führt folgerichtig zu einer wenig kohärenten Handlungsweise.

Verlustschmerzen

Auch die Soziologie hat sich in den letzten Jahren sehr stark für die psychologischen Folgen der gesellschaftlichen Prozesse interessiert. Für den Soziologen Jens Beckert (2024a) wehren wir bezüglich des Klimawandels den Schmerz eines Verlusts ab – einen Verlust, den wir bereits erlitten haben und erleiden, und der uns noch droht, jedoch ohne ihn aufgrund unserer Entfremdung ausreichend spüren zu können. Er spricht davon, dass wir »die kleinen Punkte suchen, wo wir noch Licht sehen – und gleichzeitig die unabwendbare Klimaerwärmung annehmen« (Beckert, 2024b). Denn geht es nicht um die Endlichkeit und die Grenze jeder individuellen Bemühung? Und um die Schwierigkeit mit deren Akzeptanz (Money-Kyrle, 1971)? George und Weber (2022) haben hierzu einen Sammelband herausgegeben, der unterstreicht, dass es oft die Rebellion gegen die Endlichkeit ist, die uns die Identifikation mit Verdrängungsmechanismen so leicht und verführerisch erscheinen lässt.

Es lässt sich jedoch auch zu Recht fragen, ob es in der Tat einer Verdrängung der Tatsache der menschlichen Endlichkeit als Individuum allein geschuldet ist, dass wir bislang zu wenig zur Vermeidung weiterer Umweltzerstörung unternommen haben. Hier spielt aus meiner Sicht eine Rolle, dass es zu wenig Bewusstsein für die kollektive Identität von Menschen und für ihr Gruppendasein zu geben scheint.

Auch Reckwitz (2024) unterstreicht in seiner Monografie *Verlust* die Mechanismen, Routinen und Rituale, die westliche Gesellschaften im Umgang mit den mit dem technischen Fortschritt unweigerlich verbundenen Abschieden von Gewohnheiten und Vertrautem entwickelt haben. Er beschreibt, wie die Gesellschaft zum Zwecke des Abfederns der Folgen dieser Prozesse Rituale entwickelt, die aber ihrerseits teilweise selbst wieder in den Prozess der Neuerung und auch der Konsumption geraten. Das, was Trauer erleichtern soll, etwa kulturelle Verarbeitungen, hilft dabei, das System, das Abschiede und Verluste produziert, zu perpetuieren. Nur sehr langsam würden die kulturellen Techniken im Umgang mit Verlusten die Kultur selbst verändern. Eine Überforderung dieser Systeme der Verlustverarbeitung ereigne sich nun, da die Erkenntnis über sich kumulierende Verluste um sich greift und die bisherigen Umgangsweisen nicht mehr ausreichten. Dies berührt auch die Frage, ob unsere Konsumgesellschaft strukturell überhaupt die Fähigkeit besitzt, sich selbst auch infrage zu stellen.

Unter dem Strich wird deutlich, dass es thematisch immer wieder um die Aufgabe geht, zu betrauern, was geschehen ist, und daraus neue Kraft für die Bewältigung der Aktualität zu schöpfen, ja die eigene Situation zunächst auch nur annähernd realistisch sehen zu können. Verfolgt man die Diskurse, scheint es manchmal, als würde die Psychoanalyse ihr Wissen an eine medial viel sichtbarere Soziologie, Sozialpsychologie und zuweilen auch die Politologie oder Philosophie delegieren.

Der Philosoph Timothy Morton (2019) spricht davon, dass wir uns in einer ähnlichen Schockstarre befänden wie ein PTBS-Patient. Das Trauma der Zerstörung der Erde habe bereits vor hunderten Jahren mit der Nutzung von fossilen Brennstoffen ihren Ausgangspunkt genommen, und wir lebten jetzt mitten in den traumatischen Folgen der von uns selbst nicht abgeschätzten Entwicklung. Ähnlich wie unsere neurotischen Patient*innen hätten wir Angst vor dem, was wir uns bislang nur vorstellen können.

Wir haben Angst, es nicht bewältigen zu können, haben Angst, dass wir etwas verlieren, quasi als Preis unseres Wirtschaftens in der Vergangenheit. Auch Sloterdijk (2023) hat vor einiger Zeit auf die Dynamik unserer von ihm als »Brandstiftung« bezeichneten Lage hingewiesen und nicht mit Kritik an unserem Wirtschaften und entsprechenden Rechtfertigungszirkeln gespart.

Ich möchte diesbezüglich die Makroökonomie mit der psychischen Ökonomie in Beziehung setzen. So könnte man zum Schluss kommen, dass wir es uns bislang emotional nicht leisten konnten, der Wahrheit ins Gesicht zu sehen. Doch geschieht nicht dasselbe gerade wieder, wenn wir uns ganz darauf zu konzentrieren scheinen, etwas Unabwendbares noch abwenden zu wollen? Vielleicht ist es ja die Angst davor, dass uns die Trauer mit sich fortschwemmen und dies ganz zu Untätigkeit und Depression führen könnte, sodass wir sie vermeiden, um uns der Illusion hinzugeben, allein durch unser jetziges Tun wäre noch *alles* zu vermeiden, zu verhindern oder rückgängig zu machen, wir also keinen Abschied gewärtigen müssten. Dies aber wäre eine Verleugnung immensen Ausmaßes. Wobei klar gesagt werden muss: Die Betrauerung der Verluste entbindet nicht davon, unsere Lebensweise ökologisch nachhaltiger werden zu lassen – auch für die, die noch nicht geboren sind.

Die Verleugnung von Schmerz führt meist zu neuen Schmerzen, oft dann bei anderen Menschen, die nicht verstehen, wie sie dazu kommen, diese oder jene schmerzhaften Erfahrungen zu machen. Mit anderen Worten: Schmerz wird weitergereicht, Schmerz ist transgenerational. Eine Möglichkeit, mit Schmerz umzugehen, ist die der Betäubung. Nach Han (2020) entwickelten wir uns zu einer Gesellschaft, die sich selbst anästhesiert. Damit aber nähmen wir uns einen Wesenskern unseres Menschseins. Eingestellt in unseren anästhesierenden Alltag und umgarnt von unserer Zivilisation kostet es Mühe, sich vorzustellen, was gerade jetzt in diesem Moment stattfindet: der unersetzliche Verlust vieler Arten, Tiere und Pflanzen, die Zerstörung von Ökotopen und damit von Lebensnetzwerken, an deren Ende auch wir stehen.

Schmerz und Regression

Wie sehr historische und gesellschaftliche Verhältnisse die Psyche des Einzelnen prägen, wird uns zunehmend bewusster. Das Konzept der transgenerationalen Weitergabe von Traumata hat sich sehr weit verbreitet. Orange (2017, 2020) hat immer wieder auf die verdrängte Schuld und Scham angesichts von Kolonialisierung, Völkermord und patriarchaler Hegemonie hingewiesen. Auch wir bemerken immer mehr die Virulenz dieser Themen in unseren Praxen. Würden wir jetzt allein auf die individuelle Verarbeitung und die Bedeutung für Einzelne fokussieren, würden wir die gesellschaftliche Sprengkraft des kollektiven Leids verkennen. Mir fällt auch als Gutachter für Psychotherapieanträge immer wieder deren Stereotypie ins Auge. Diese ist nicht allein unserer erlernten Nomenklatur zu verdanken, sondern begründet sich in den endlosen Variationen eines immer gleichen Themas: der Überforderung des Individuums angesichts der Verheerungen, die die Zwänge der Arbeitswelt, die Forderungen von Institutionen und Staaten, die sich nur langsam wandelnden Erziehungsvorstellungen anrichten. Der schwache Vater, der die Entwicklung weg von einer ebenfalls bedürftigen und überforderten Mutter nicht erlaubt, da er zur Identifikation nicht mehr genügen kann, ist ein ubiquitäres, ich möchte sagen inzwischen fast ikonisches Bild. In Reaktion darauf verfallen diese Männer Surrogaten der Welt der Mütter, zu der sie damit gleichzeitig regredieren und die sie damit abzuwehren, zu kontrollieren versuchen: Dies geschieht in der Sucht, den Drogen, dem Alkohol, dem Sex, mittlerweile den PC-Spielen. Und schlimmer noch: Retten sich die Männer nun wieder in den Krieg?

Schmerz und Trost in der postmodernen Welt

In seinem beeindruckenden Essay *Zeit der Verluste* verknüpft Daniel Schreiber (2023) den Verlust seines Vaters mit den Traumata seiner Familiengeschichte und den uns ereilenden Katastrophen und Bedrängnissen der Postmoderne. Er sieht uns als Opfer einer posttraumatischen Belastungsstörung, zwischen Verleugnung und Katastrophisierung pendelnd, dabei unfähig, eine angemessene Form des Schmerzes über die allseitigen Verluste an Menschenleben, an Artenvielfalt, an Vertrautem in unser aller Leben zu finden. Schreiber ringt mit sich und dem Schmerz, weiß ihm auf eine poetische Art sogar Schönheit und auch Weisheit abzugewinnen, zuweilen auch Trost: »Unser Gefühl psychischer Intaktheit können wir nur dann zurückerlangen, wenn wir anzunehmen lernen, dass es Dinge im Leben gibt, die wir nicht reparieren, nicht wiedergutmachen, nicht besser oder rückgängig machen können« (Schreiber, 2023, S. 107). Die Akzeptanz des Unabänderlichen, auch des Nicht-Verfügbaren ist die Voraussetzung für einen Trauerprozess, dem sich nach Schreibers Sicht viele in unserer Kultur verweigern.

Schmerz und Hoffnung

Zu unseren persönlichen, individuellen schmerzhaften Verlusten und Gefühlen gesellt sich nun immer stärker ein Bewusstsein für den Verlust, den wir der Erde und ihren Bewohner*innen, also immer auch uns selbst, seit geraumer Zeit zumuten. Das für immer Verlorene ist ein Sujet, dem sich etwa Jonathan Lear (2020) am Beispiel der indigenen Ureinwohner Amerikas zugewandt hat. Lear spricht von der »radikalen Hoffnung« der indigenen Crow nach dem Untergang ihrer Kultur. Entgegen aller Rationalität und entgegen aller emotionalen Erfahrung gelang es ihnen, eine radikal hoffnungsvolle Einstellung beizubehalten, egal was komme. Lear nennt dies *radical hope* und fragt darüber hinaus, ob wir eine solche Hoffnung nun ebenfalls bräuchten.

Schmerz und Trost in der Psychotherapie

In klassischen Psychoanalysen schien das Ziel, keine Gratifikation zu liefern. Dies übersah jedoch, dass Interesse, Annahme, Zuhören, Containen bei Therapeut*innen immer in irgendeiner Form vorhanden sind und damit auch einen Trost darstellen können. Ist es nicht vielmehr so: Erst die korrigierende emotionale Erfahrung bietet soviel Grundlage, dass Schmerz auch erst dann empfunden, anerkannt und geteilt werden kann? Damit wird die therapeutische Beziehung beispielhaft zu einem Ort, an dem Schmerz zugelassen und Trost erfahren werden kann. Der Schmerz, der in Trauerprozessen oft schleichend, still, parallel zur weiter bestehenden Abwehr erfahren, ertragen und integriert wird, ermöglicht das Freiwerden von Verdrängungsenergie. So stellt die gestiegene Fähigkeit, Schmerz zu ertragen, selbst eine intrinsische Art des Trostes dar. Denn die Vergegenwärtigung von Schmerz ermöglicht ein Weitergehen, die Entwicklung neuer Perspektiven, da die Vergangenheit auf diese Weise ein Stück weit losgelassen wird. Als Therapeut*in gehe ich davon aus, dass ich mit meinen Patient*innen schmerzhafte Erfahrungen zu bezeugen haben werde. Symptome und dysfunktionale Beziehungen enthalten den Schmerz als das immer bis zuletzt Gemiedene. Während zuweilen die Angst und der Hass sichtbar werden und hörbar ihren Raum haben, kommt der Schmerz oft in kleinen Gesten, im Ton oder in einer neu gewonnenen Gelassenheit zum Ausdruck. Ein gelungener Abschied verweist auf den in ihm enthaltenen Schmerz, der der Wertschätzung für das Verlorene Ausdruck verleiht und dem Schmerz gleichzeitig einen Platz in einem Leben zuweist, das sich abermals im Aufbruch befindet.

Wie auch Phasenmodelle der menschlichen Trauer heute Vielen als überholt gelten, stellt sich hier der Schmerz auf immer neue Weise als ständiger Begleiter des Lebens dar. Nichts ist abgeschlossen, da es schon wieder auf neue Weise begonnen hat. Das Leben »abschiedlich leben«, nannte das Verena Kast (2024).

Einzeltherapie, Gruppentherapie und der Trost der Gemeinschaftlichkeit

Einsicht, Wissen und Wahrheit scheinen Kohut (1989) zufolge nicht auszureichen, um nachhaltige therapeutische Erfolge zu erzielen. Doch was braucht es, damit der Schmerz und auch der Trost wie die Hoffnung angemessen ins Leben integriert werden können? Was ist wirksam: das Erlernen einer Fähigkeit zur Empfindung von Schmerz oder mehr die gefühlte Tröstung angesichts des anwesenden Anderen? Hier kommt das Gegenüber ins Spiel und damit auch die Tatsache, dass wir uns als Kollektiv in der Klimakrise befinden und auch nur als Kollektiv etwas bewirken können: Wir wünschen uns Trost, und dieser entsteht in der bezeugenden Anwesenheit eines empathischen Anderen.

In Gruppenpsychotherapien wird die Verknüpfung von individueller Erfahrung, Sozialisation, Zeitgeist und gesellschaftlichen Prägungen in jeder Äußerung sichtbar, es entsteht so dort implizit ein Bewusstsein für das eigene Gewordensein auch jenseits der engeren Herkunftsfamilie. Gruppenerfahrungen in Schule und Vereinen, Cliquen und Institutionen werden in Gruppentherapien bewusst, sowohl in ihrem förderlichen wie auch einschränkenden Charakter. Vor allem aber wird bewusst, dass das eigene Leben *nur* in dieser Vernetztheit möglich ist, dass absolute Autonomie und eine falsch verstandene Selbstverwirklichung eine Illusion bleiben. Der Austausch über die Dinge, wie sie sind, kann speziell in analytischen Gruppenprozessen überaus intensiv sein, direkt und zuweilen auch unausgesprochen bleibend. Zuweilen muss zunächst das Tröstende und Schützende der Gruppe durch die Abwehr dringen, damit schmerzhafte Erlebnisse überhaupt erzählt werden können. Bis dahin trägt die Gruppe die Ahnung von dem, was noch bewusst werden will.

Gruppentherapie als Abbild der Gesellschaft

In meinem aktuellen Buch *Gruppenerleben als Ressource* (Münch, 2024) versuche ich zu beschreiben, wie die Stärkung des Gefühls der Verbundenheit in einer Gruppentherapie dazu führen kann, dass die multiperspektivische Sicht auf uns selbst ein näherungsweise realistisches Bild von uns selbst erschaffen kann. Uns selbst psychisch in unserem Werden und Sein von Gruppen ausgehend zu denken, die uns geprägt haben und in denen wir leben, kann auch den Sinn dafür schärfen, dass zu jedem »Umwelt«- und »Ökologie«-Gedanken immer gehört, dass wir selbst zutiefst abhängig sind von Anderen. Hier tauchen auch jene verdrängten Anderen wieder auf, deren Reichtümer dem Aufbau unserer Zivilisation mitgedient haben (Orange, 2020). Die Klimakrise ist auch ein Zeichen dafür, dass die bisherige Umgangsweise mit diesen Abhängigkeiten nicht zu Konstruktivem führen kann, da Scham und Schmerz abgespalten wurden, uns zu immer komplexeren Abwehrmanövern wie vermehrtem Konsum oder dem alleinigen Glauben an technisches Klimaengineering führen.

Insofern stellt die Klimakrise die Aufforderung dar, unsere gestörte Weltbeziehung auf allen Ebenen einer Neubetrachtung zuzuführen. Gerade Gruppentherapie mit ihrem Aufeinandertreffen unterschiedlichster Herkünfte und Konflikte kann ein realistisches Abbild der alle beschäftigenden gesellschaftlichen Konflikte darstellen, und die Gruppenarbeit besteht indirekt immer auch in der Verbesserung der Kommunikation und Akzeptanz dieses gesellschaftlichen Gewordenseins und der institutionell geronnenen gegenseitigen Abhängigkeiten. Es sei betont, dass dies nicht impliziert, dass über solche gesellschaftlichen Aspekte immer explizit gesprochen wird, gar forciert oder beeinflussend. Es bedeutet einfach, dass die im Hintergrund wirkenden gesellschaftlichen Prägungen und auch der aktuelle Zeitgeist mit dazu beitragen, was die Gruppenteilnehmenden thematisch und emotional jeweils beschäftigt.

Auch Dalal (1998) beschreibt die therapeutische Arbeit in Gruppen als Erfahrungsraum für die Individuen. Es vermittelt sich anhand der unterschiedlichen sozioökonomischen und kulturellen Hintergründe der Beteiligten ein vertieftes Verständnis des Anderen, ja zunächst ein Bewusstsein der Präsenz der Anderen überhaupt. Die trotz dieser Unterschiedlichkeit wahrnehmbare gemeinsame humane Basis an Erfahrungen, Gefühlen und biografischen Parallelen oder Ähnlichkeiten führt zu einem Gefühl der Verbundenheit und Stabilität, die wiederum die Resilienz der Einzelnen zu steigern imstande ist. Für Preil (2024, S. 280) kommt dem Arbeiten in Gruppen immer auch ein politischer Aspekt zu. Er versteht »Gruppe als politischen Raum, der sich durch lebendiges miteinander Sprechen über die Welt entfaltet«. Zierl (2022) wiederum stellt sich angesichts der soziologischen Analyse von Reckwitz die Frage, ob der Gruppentherapie und Gruppenanalyse gerade aktuell die vermehrte Bedeutung zukommt, auf die zunehmende Zahl von narzisstischen Inszenierungen und Pathologien angemessen therapeutisch reagieren zu können. In diesem Zusammenhang kommt ihm zufolge insbesondere der Bewusstwerdung und dem Abbau der Scham und Schamangst eine wichtige Rolle zu. Auch hält er es für denkbar, dass gerade Gruppenanalytiker*innen »Entscheidungsträger in verschiedenen gesellschaftlichen Bereichen für die gruppenanalytische Methode […] gewinnen« (ebd., S. 359). Dies betrifft aus meiner Sicht sowohl Coaches und Trainer*innen, wie auch Menschen im Bereich Human Relations, die etwa die oben erwähnte Methodik des Social Dreaming anwenden, bis hin zu Kolleg*innen, die etwa sogenannte »Stadtgruppen« anbieten, Foren, in denen Bürger*innen sich in Anwesenheit analytischer Fachkräfte über eine bestimmte Thematik offen austauschen lernen. Dazu existieren in Deutschland bereits einige Beispiele der Umsetzung.

Die in Gruppen neu gewonnenen emotionalen Erfahrungen führen zur Stärkung des Einzelnen über die Internalisierung der Erfahrung der Interdependenz, der Anerkennung des oder der Anderen. Diese paradoxe Erfahrung machen viele Patient*innen, die Gruppen zunächst einmal skeptisch gegenüberstehen, da sie befürchten, wiederum parentifizierend mit dem Leid Anderer beschäftigt zu werden. Mit dem dieser neuen Erfahrung inhärenten Trost, dass Zugehörigkeit und Geben wie Nehmen in sozialen Kontexten nicht zum Nachteil Einzelner geraten müssen, jedenfalls in diesem Kontext, kann sich Hoffnung auf Zukunft und ein gelingenderes Leben entwickeln, im größeren Kontext dann die Lust auf Innovationen und Reformen. Mit anderen Worten: Die Veränderungsfähigkeit wird gesteigert. Wenn also auch reaktionäre Kräfte den Begriff der »Veränderungsmüdigkeit« in den Mund nehmen, entlarven sie damit sowohl ihre Unfähigkeit zu trauern wie auch ein mangelhaftes Gruppenerleben.

Trost durch Kultur

Trotz aller Verluste und Schmerzen scheinen wir immer wieder Trost zu finden, Trost aneinander und miteinander, in Gruppen, in Gemeinschaften. Trost entsteht durch künstlerische oder musikalische Werke von Menschen, die wir nicht kennen müssen – Trost, der auszureichen scheint, um weiterleben zu können. Etwas den Schmerz Transzendierendes scheint dem psychischen Leben ebenso inhärent zu sein wie die Fähigkeit, den Schmerz selbst überhaupt fühlen zu können, ja als Bedingung unseres Menschseins fühlen zu müssen.

Die Skulptur »Pietà« Michelangelos vereint exemplarisch Schmerz und Trost in einer Darstellung, in der Tod und Leben in innigster Verbindung stehen. Die jung wirkende Muttergottes hält ihren toten Sohn, gezeichnet von der Folter, nun auch sanft lächelnd und erlöst. Das Bild enthält den Schmerz über das Nicht-mehr-rückgängig-zu-Machende, das Endgültige des Todes, wie auch den Trost angesichts der Präsenz der Mutter Gottes, deren Antlitz ernst und leicht zugleich wirkt. Während sich die jugendlich wirkende Maria in einer zeitlosen Sphäre zu befinden scheint, wirkt der erwachsene Mann auf ihrem Schoß größer und älter als sie und eben – sterblich. Für mich zeigt sich darin eine Darstellung der Verschränkung unserer persönlichen Sterblichkeit und der – im platonischen wie jungianischen Sinne – als unsterblich anzusehenden Seelenanteile. Das Bild ist vielschichtig, doch es enthält neben unsagbarem Schmerz auch Trost. Die schmerzhafteste Erfahrung von Verlassenheit und Tod wird durch die Auferstehung zur Hoffnung und zum Trost. Es gibt unzählige Formen im Ausdruck von Schmerz und Trost in Literatur, Musik und Malerei. In deren Bildern findet die Wahrheit symbolischen Ausdruck, die Wahrheit des verdrängten Unbewussten, die Wahrheit unseres Geworfenseins ins Dasein, unserer Endlichkeit, aber auch das Wunder der Unwahrscheinlichkeit des Lebens.

Der Trost kann eine andere Wahrheit sein, von der vor allem die Lebendigen leben, auch als Schutz vor dem Abgrund des alleinigen, endlosen

Schmerzes. Wir müssen diesen Schmerz manchmal für beendet erklären, weil wir Entscheidungen treffen, weil wir überleben wollen. Der ungesagte, der unsagbare Schmerz bleibt.

Schluss

Dodds (2011) empfiehlt die Verknüpfung des Wissens von Komplexitätstheorie (Deleuze, Guattari) und Psychoanalyse, um zu einer nichtlinearen Vorstellung der Vorgänge in der Natur und zwischen Mensch und Umwelt zu gelangen. Auch (wünschenswerte) Veränderungen seien nicht linear und entsprächen eher dem Weltbild, das zu unserer Misere geführt habe. Die durch die deutsche Übersetzung endlich präsentere Gedankenwelt des Psychoanalytikers Harold Searles (1960), in der die vernachlässigte Beziehung des Menschen zur »Welt der Dinge«, im Englischen zur »nicht-menschlichen« Umwelt, behandelt wird, verweist darauf, dass es den Gedanken, dass wir in einer kranken und krankmachenden Beziehung zur Umwelt stehen, in dem wir diese als uns gegenüberstehend konzipieren, lange schon gibt, dass er aber unter das Mühlrad des allgegenwärtigen positivistischen und atomistisch-individualistischen Wissenschaftsgeistes geraten ist.

Auch wenn einige Ansätze durchaus Bewegung in die Diskussion bringen können: Den Klimawandel lediglich mit antikapitalistischen Argumenten oder in psychoanalytischen Abwehrkategorien fassen zu wollen, greift zu kurz. Wir sollten uns mit einem epistemischen Perspektivwechsel befassen, ich habe auf die Autoren Harold Searles und Timothy Morton verwiesen. Unsere bisherige Art der Betrachtung der Erderwärmung und des Artensterbens ist eher Symptom als Weg zur Lösung. Der Begriff »Klimawandel« ist ein Euphemismus. Problem ist vielmehr unser Sich-Gegenüber-Stellen der Natur, deren Teil wir sind. Für mich passt als psychologischer Rahmen einmal mehr die Analytische Psychologie C. G. Jungs, die von nicht von einem »Wo Es war, soll Ich werden« ausgeht, sondern von einem lebendigen Austausch zwischen Bewusstem und Unbewusstem, gleich in welcher Form. Unser Ich ist in dieser Psychologie eine Insel inmitten des Unbewussten, die Psyche nur ein Teilausschnitt aus jenem transpersonalen Unbewussten, dass Jung das »kollektive Unbewusste« nannte. Ähnlich sollten wir unser Verhältnis zur sogenannten »Natur« denken lernen. In der Analytischen Psychologie geht es um das

Andere und seine Berechtigung, da sein zu dürfen: Wer abseitiger, unangepasster, verrückter, emotionaler, künstlerischer, naturnäher unterwegs ist, dies in sein Leben integriert, nähert sich eher der Wahrheit. Die Sensibilität für das Leid der Welt entspringt also aus einem ureigenen Wunsch des Menschen selbst, nämlich zu überleben – Weltschmerz als Wahrnehmung des Leidens der Welt außerhalb des intrapsychischen Raumes, aber in personaler Resonanz.

Auf dem Pfad dieser doch hoffentlich auch versöhnlichen Gedanken möchte ich schließen mit Axel Hacke (2023), der in seinem sehr lesenswerten Buch *Über die Heiterkeit in schwierigen Zeiten und die Frage, wie wichtig uns der Ernst des Lebens sein sollte*, letztlich, so finde ich, eine Aussage zum Umgang mit Schmerz macht: »[E]in heiterer Mensch zu sein [...] bedeutet nicht, das Schwere zu ignorieren, sondern es in etwas Leichtes zu verwandeln. Es jedenfalls zu versuchen« (ebd., S. 210). Und er zitiert Harald Weinrich mit der Aussage: »Heiterkeit ist ein sublimes Spiel, dazu gehören Mit- und Gegenspieler, zum Beispiel Melancholie, Trauer, Ernst« (ebd., S. 206).

Literatur

Arbeitskreis OPD (2024). *OPD-3. Operationalisierte Psychodynamische Diagnostik. Das Manual für Diagnostik und Therapieplanung*. Hogrefe.

Beckert, J. (2024a). *Verkaufte Zukunft. Warum der Kampf gegen den Klimawandel zu scheitern droht*. Suhrkamp.

Beckert, J. (2024b, 11. März). »Wie können wir einfach so weiterleben, obwohl wir seit drei Jahrzehnten wissen, was uns droht?« (Interview). *Neue Zürcher Zeitung*. https://www.nzz.ch/gesellschaft/interview-beckert-klimawandel-ld.1820916

Bollas, C. (2012). *The Christopher Bollas Reader*. Routledge.

Dalal, F. (1998). *Taking the Group seriously. Towards a Post-Foulkesian Group Analytic Theory*. Jessica Knightley Publishers.

Dodds, J. (2011). *Psychoanalysis and Ecology at the Edge of Chaos. Complexity Theory, Deleuze, Guattari and Psychoanalysis for a Climate in Crisis*. Routledge.

George, W. & Weber, K. (Hrsg.). (2022). *Fehlendes Endlichkeitsbewusstsein und die Krisen im Anthropozän*. Psychosozial-Verlag.

Hacke, A. (2023). *Über die Heiterkeit in schwierigen Zeiten und die Frage, wie wichtig uns der Ernst des Lebens sein sollte*. DuMont.

Han, B.-C. (2020). *Palliativgesellschaft. Schmerz heute*. Matthes & Seitz.

Jung, C.G. (2007). *Erinnerungen, Träume, Gedanken*. Walter.

Kast, V. (2024). *Abschied als Anfang. Leben ist Wandlung*. Patmos.

Kohut, H. (1989). *Wie heilt die Psychoanalyse?* Suhrkamp.

Lear, J. (2020). *Radikale Hoffnung. Ethik im Angesicht kultureller Zerstörung*. Suhrkamp.

Mertens, W. & Storck, T. (2025). *Gesellschaftlich Unbewusstes* (Interdisziplinäres Psychoanalytisches Forum, Band 4). Psychosozial-Verlag.
Money-Kyrle, R. (1971). The Aim of Psychoanalysis. *International Journal of Psychoanalysis, 52,* 103–106.
Morton, T. (2019). *Ökologisch sein.* Matthes & Seitz.
Münch, V. (2024). *Gruppenerleben als Ressource. Einladung zum Perspektivenwechsel in Gruppenpsychotherapie und -selbsterfahrung.* Springer.
Orange, D. (2017). *Climate Crisis, Psychoanalysis and Radical Ethics.* Routledge.
Orange, D. (2020). *Psychoanalysis, History and Radical Ethics. Learning to Hear.* Routledge.
Preil, J. (2024). Hannah Arendt und die politische Dimension der Gruppenanalyse. *Gruppenpsychotherapie und Gruppendynamik, 60*(4), 280–305.
Reckwitz, A. (2024). *Verlust. Ein Grundproblem der Moderne.* Suhrkamp.
Rosa, H. (2016). *Resonanz. Eine Soziologie der Weltbeziehung.* Suhrkamp.
Schreiber, D. (2023). *Die Zeit der Verluste.* Hanser.
Searles, H. (2016). *Die Welt der Dinge. Die Bedeutung der nichtmenschlichen Umwelt für die seelische Entwicklung.* Psychosozial-Verlag.
Senarclens de Grancy, M. & Beumer, U. (2023). *Social Dreaming. Einführung in die Arbeit mit der Sozialen Traummatrix für Organisationsentwicklung, Supervision und Gruppentherapie.* Vandenhoeck & Ruprecht.
Sloterdijk, P. (2023). *Die Reue des Prometheus. Von der Gabe des Feuers zur globalen Brandstiftung.* Suhrkamp.
Weintrobe, S. (2022). Liebe und ihr Überleben in unerträglichen Zeiten. *Psyche – Z Psychoanal, 76*(12), 1108–1130.
Zierl, J. (2022). Überlegungen zum Stellenwert der analytischen Gruppentherapie angesichts der »Gesellschaft der Singularitäten«. *Gruppenpsychotherapie und Gruppendynamik, 58*(4), 344–361.

Der Autor

Volker Münch, Dipl.-Psych., ist Gruppen- und Einzelanalytiker, Lehranalytiker und Supervisor und in eigener Praxis in München tätig. Er veröffentlichte bislang zu den Themen Lebensmittekrise, therapeutische Haltung, Gruppentherapie und zu gesellschaftlichen und kulturellen Themen.

Kontakt per E-Mail: volkermunch@aol.com

»Vom annähernden Verstehen«

Jüdische und nichtjüdische Erfahrungs- und Gefühlshorizonte nach 1945 in Deutschland im Spiegel von drei Generationen

Gregor Luks

Der 8. Mai 1945: Kriegsende und zugleich endgültiger Untergang des nationalsozialistischen Deutschlands – eine Zäsur, *die* Zäsur. Zwischen Juden und Nichtjuden in Deutschland und in Europa: eine Kluft, ein Massengrab, Auschwitz – der Holocaust.

Gänzlich unterschiedliche Erfahrungs- und Gefühlshorizonte auf jüdischer und auf nichtjüdischer Seite, welche in meiner Dissertation[1] dennoch im Spiegel von drei Generationen nach 1945 vergleichend betrachtet wurden. Das Ziel dieses generationen- und gruppenspezifischen Vergleichs sollte ein »annäherndes Verstehen« sein. Ein Verstehen wovon? Von den individuellen und kollektiven psychologischen Verarbeitungsmechanismen und Nachwirkungen bei den einzelnen Mitgliedern der jeweiligen Gruppen (jüdisch und nichtjüdisch) und der unterschiedlichen Generationen (erste, zweite und dritte Generation nach Kriegsende 1945) während der NS-Zeit und vor allem nach dem Kriegsende, bis heute.

Als »erste Generation« definierte ich dabei diejenigen, die vor der Zäsur des 8. Mai 1945 geboren wurden. Die »zweite Generation« wurde damit automatisch frühestens nach dem Kriegsende geboren und ihre Eltern gehören zur »ersten Generation«. Als »dritte Generation« wurden alldiejenigen bezeichnet, deren Eltern nach dem 8. Mai 1945 geboren wurden.

Wie hat sich das Extremtrauma des Holocaust aufseiten der Opfer auf

1 Die Dissertation ist am Lehrstuhl für Europäische Ethnologie an der LMU München entstanden. Sie ist jedoch vor allem eine interdisziplinäre Arbeit geworden, da sich in ihr mein geisteswissenschaftliches Erststudium, mein Zweitstudium in Psychologie und die Psychotherapeutenausbildung zum Psychoanalytiker und Tiefenpsychologen getroffen und gegenseitig ergänzt und beeinflusst haben.

die spätere Lebensphase nach 1945 ausgewirkt? Wie stark waren Täter, Mitläufer und Zeugen des Holocaust nach dem Krieg psychisch belastet? Welche seelischen Folgen hatten die kriegsbedingte Verrohung, der Verlust von Angehörigen und die Vertreibung aus den Ostgebieten bei den nichtjüdischen Deutschen? Inwieweit wurden Traumatisierungen, tatsächliche oder vermeintliche Schuldverstrickungen, Depressionen und andere seelische Erkrankungen von den Erlebnisgenerationen an nachfolgende Generationen weitergegeben, im Sinne einer transgenerationalen Trauma-Transmission? Und welche Parallelen und Unterschiede können in der intergenerationellen Aufarbeitung auf jüdischer und nichtjüdischer Seite gefunden werden?

Diese Fragen wollte ich in meiner Dissertation stellen – mit dem Ziel eines »annähernden Verstehens«, welches auch für ein psychoanalytisch orientiertes konflikthaftes Beziehungswagnis zwischen Juden und Nichtjuden in Deutschland stehen soll.

In mir selbst, wie auch in vielen anderen multikulturellen Menschen in Deutschland, zeigten und zeigen sich diese Beziehungskonflikte auch innerlich. Väterlicherseits russisch-polnisch-jüdischer und mütterlicherseits russisch-nichtjüdischer Herkunft, bin ich in Deutschland aufgewachsen und vor allem deutsch und christlich sozialisiert worden. Mit dem Judentum fühlte ich mich dennoch verbunden, als Kind über meine jüdischen Großeltern, später in der Identifikation mit der jüdischen Schicksalsgemeinschaft. Und dennoch blieb da eine Distanz, eine »Nicht-Zugehörigkeit«, welche ich jedoch ebenso im Hinblick auf die nichtjüdische deutsche Mehrheitsgesellschaft spürte. Dass in dieser Distanz auch eine große Chance – nämlich die Möglichkeit zum Perspektivwechsel – liegt, habe ich gerade im Prozess der Dissertationsentstehung verstanden. In den Interviews mit Vertretern und Vertreterinnen der unterschiedlichen Generationen kam mir diese Distanz zugute und führte zum Konzept des »nur« *annähernden Verstehens*.

Ausgehend von den vier theoretischen Kategorien »Generation«, »Trauma und Psyche«, »Schuld und Schuldgefühle« sowie »Ambivalenz und Sinn« sollten die psychischen Nachwirkungen der NS-Zeit bei drei Generationen von Juden und Nichtjuden in Deutschland nach 1945 beleuchtet werden. Mit der qualitativen Inhaltsanalyse nach Mayring (2008) wurden die vier Kategorien deduktiv aus der bereits bestehenden Forschungsliteratur entwickelt und auch zur Basis eines Interviewleitfadens. Da es sich um eine qualitative Arbeit handelt, können die Ergebnisse nicht als repräsentativ betrachtet werden. Dafür bieten sie durch das Einlassen auf die subjektive Sicht von Interviewten und von Stimmen aus der Publizistik und Belletristik einen Einblick in Tendenzen der deutsch-jüdischen Beziehungen nach 1945.

Bei der Gegenüberstellung der psychischen Nachwirkungen bei drei Generationen von Juden und Nichtjuden in Deutschland nach 1945 geht es auch darum, die Gefahr der Nivellierung der Unterschiede zwischen diesen beiden Gruppen stets im Blick zu behalten. Niemals darf es um das »Gleichsetzen« von traumatischen Erfahrungen oder um eine Art Aufrechnung von belastenden Erlebnissen gehen. Ein solches Vorgehen ist gerade für Überlebende des Holocaust und ihre Nachkommen nicht zu entschuldigen oder zu akzeptieren. Opfer- und Nicht-Opfer-Geschichten müssen immer in ihrem jeweiligen zeitgeschichtlichen und familiensystemischen Rahmen gesehen werden. Christopher Browning (1993, S. 245) schreibt hierzu: »Zwischen Täter und Opfer gab es keine symmetrische Beziehung. Das Spektrum der Entscheidungsmöglichkeiten des einen unterschied sich völlig von dem des anderen.« Das für immer Trennende muss bestehen bleiben.

Ein Vergleich von Parallelen und Unterschieden ist dennoch sinnvoll und notwendig, da sich die NS- und Kriegszeit auf beiden Seiten transgenerational auswirken kann, wenn auch auf sehr unterschiedliche Art und Weise.

Lange Zeit hatten die Opfer- und die Täterperspektive unverbunden nebeneinander existiert. Noch heute sind es zumeist getrennte Diskurse der Aufarbeitung. Diese Forschungslücke wollte die vorliegende Dissertation bearbeiten. Dabei kann es nicht um ein »Verzeihen«, um »Versöhnung«, eine »Lösung« oder um ein »Zuschütten der Kluft« gehen, sondern, wie gesagt, um ein »annäherndes Verstehen« der Vertreter beider Gruppen auf intergenerationeller Vergleichsperspektive.

Blicken wir zunächst auf die »erste Generation«, auf die Erlebnisgeneration: Für den italienischen Holocaustüberlebenden Primo Levi (1992, S. 7f) gab es den inneren Drang, die Handlungen, die Gefühls- und Gedankenwelt der nichtjüdischen Täter des Holocaust zu verstehen: »Doch ich kann nicht sagen, daß ich die Deutschen verstehe. Und was man nicht verstehen kann, bildet eine schmerzhafte Leere, ist ein Stachel, ein dauernder Drang, der Erfüllung fordert.« Für ihn blieben Opfer und Täter des Holocaust auf eine paradoxe Art miteinander verbrüdert in der Unmenschlichkeit – und zugleich ewig getrennt. Unmenschliche Unschuld aufseiten der Opfer, unmenschliche Schuld aufseiten der Täter, und damit zusammenhängend: abgrundtief getrennte Bedürfnisse und Wünsche der Täter- und der Opfergemeinschaft. Auf der Täterseite steht das Bedürfnis nach Schuldabwehr, der »Wunsch des Täters nach Vergessen« (Assmann, 2006, S. 92). Auf der Opferseite zeigt sich in erster Linie das Bedürfnis nach Hilflosigkeits- und Ohnmachtsabwehr sowie der Wunsch, Zeugnis abzulegen. Diese beiden zentralen Bedürfnisse und Wünsche bilden den Beginn des transgenerationalen Pfades entlang am Abgrund der NS-Zeit und des Holocaust. Nur selten konnte aufseiten der Täter, Mitläufer und Zuschauer von einem »moralischen Trauma« (Bar-On, 2004, S. 48) gesprochen werden. Häufiger kam es dagegen zu Verdrängungs- und Verleugnungsphänomenen, einhergehend mit einem Mangel an authentischer Trauerarbeit und persönlichen Schuldeingeständnissen. Der Publizist Ralph Giordano sprach in diesem Zusammenhang von der sogenannten »Zweiten Schuld« (Giordano, 2000, S. 23), welche er als Verleugnung der »Ersten Schuld« während der NS-Zeit und im Holocaust betrachtete.

Das Phänomen der Täter-Opfer-Umkehrung fasst die beiden Bedürfnisse der Schuldabwehr und der Hilflosigkeitsabwehr in einer grotesken und irritierenden Logik zusammen. Der amerikanische Psychoanalytiker William G. Niederland führte in diesem Zusammenhang das Konzept des sogenannten »Überlebenden-Syndroms« (Niederland, 1980, S. 231) und der »Überlebensschuld« ein. Dabei empfanden Holocaustüberlebende nicht selten Schuldgefühle gegenüber ihren ermordeten Verwandten, Freunden und Bekannten. Die Schuldgefühle können hierbei eine Kontrollillusion erzeugen, welche wiederum die Hilflosigkeitsgefühle abwehrt. Aufseiten der Täter waren solche sichtbaren Schuldkonflikte die Seltenheit.

Authentische Gesten der öffentlichen Schuldanerkennung, wie diejenige des damaligen Bundeskanzlers Willy Brandt bei seinem »Kniefall von Warschau« im Jahre 1970, blieben eine Ausnahme und halfen dennoch enorm dabei, eine gemeinsame jüdisch-nichtjüdische Erinnerungspolitik auf staatlicher Ebene zu etablieren.

Doch es gab auch diejenigen, welche authentisch an der großen unmenschlichen Schuld gelitten haben, oft – wie bei Willy Brandt – als unschuldige Stellvertreter. Die österreichische Schriftstellerin Ingeborg Bachmann kann auch als solch eine »Leidende« gesehen werden. Ihre intellektuelle und amouröse Beziehung zum Holocaustüberlebenden und

Lyriker Paul Celan kann als ein berühmter Versuch des »annähernden Verstehens« gesehen werden, als eine nichtjüdisch-jüdische Schicksalsgemeinschaft im Leiden. Weitaus häufiger jedoch konnten die jüdischen Überlebenden weniger gut verdrängen als die Täter (Schmidbauer, 1998, S. 116). Eine »Versöhnung« im Sinne eines Vergessens und Verzeihens konnte es daher auf jüdischer Seite nicht geben.

Die psychische Belastung der »ersten Generation« auf jüdischer Seite unterscheidet sich deutlich von der »ersten Generation« auf nichtjüdischer Seite (in Bezug auf den subjektiven Leidensdruck und die psychopathologische Symptomatik vor allem in Form von posttraumatischen Symptomen und andauernden Persönlichkeitsveränderungen). Zugleich lässt sich beobachten, dass sowohl auf jüdischer als auch auf nichtjüdischer Seite starke Verdrängungstendenzen zu beobachten sind – aus gänzlich unterschiedlichen Gründen.

Was lässt sich über die »zweite Generation« im Hinblick auf das »annähernde Verstehen« und ihren Umgang mit transgenerationalen Themen sagen? Der deutsch-israelische Historiker Dan Diner spricht von einer »negativen deutsch-jüdischen Symbiose« (Diner, 1986, S. 243) seit Auschwitz. Diese Symbiose zeigt sich einerseits in der beidseitigen Beschäftigung mit transgenerationalen Themen, andererseits aber auch in der häufigen emotionalen Indifferenz in Bezug auf die jeweils andere Seite (was aus jüdischer Sicht nur allzu verständlich ist). Dabei muss auf nichtjüdischer Seite klar zwischen der öffentlichen Erinnerungs- und Aufarbeitungsarbeit und der privat-familiären Aufarbeitung unterschieden werden. Bei nicht wenigen nichtjüdischen Familien existieren bis heute eine emotionale Sprachlosigkeit und Familiengeheimnisse mit Blick auf NS-Verstrickungen. Hier droht eine »dritte Schuld« (Müller-Hohagen, 2005, S. 197), also eine Verweigerung der Verantwortungsübernahme bzw. Auseinandersetzung mit den Taten der Großeltern bzw. Eltern.

Auf jüdischer Seite fällt auf, dass die »Überlebensschuld« sich aufgrund von starken Individuations- und Abhängigkeitskonflikten bei der »zweiten Generation« in eine sogenannte »Trennungsschuld« (ein Begriff des deutsch-jüdischen Psychoanalytikers Kurt Grünberg, 2000, S. 27) wandeln konnte. Auch hier existiert häufig eine Sprachlosigkeit zwischen den Generationen – allerdings bedingt durch das Extremtrauma Holocaust.

Die psychische Belastung der »zweiten Generation« rückt auf beiden Seiten deutlich stärker als in der »ersten Generation« ins Bewusstsein und kann sich in zahlreichen unterschiedlichen klinischen Krankheitsbildern ausdrücken. Schuldkonflikte spielen auch bei der »zweiten Generation« sowohl auf jüdischer wie auch auf nichtjüdischer Seite eine große Rolle. Im Vergleich zur »ersten Generation« verändern sich die schuldhaft besetzten Themen jedoch auf jüdischer Seite, während sie auf nichtjüdischer Seite im Vergleich zur »ersten Generation« deutlich stärker ins Bewusstsein rücken. Beidseitig fielen starke Tendenzen zur Parentifizierung und zur emotionalen Verstrickung mit der Elterngeneration auf – wiederum aus gänzlich unterschiedlichen Gründen.

Es geht also um ein schmerzhaftes Erarbeiten des »annähernden Verstehens«. Für die jüdische »zweite Generation« bedeutete es auch ein konfliktvolles inneres Aushandeln, was es für sie individuell meinte, in Deutschland, im Land der Täter, zu leben. In der nichtjüdischen »zweiten Generation« konnte zum Teil durch Generationenkonflikte (gerade die 68er) ein neues Verhältnis zu Demokratie und zur NS-Vergangenheit erarbeitet werden.

Kommen wir nun zur »dritten Generation« und ihren wichtigsten Entwicklungstendenzen in Bezug auf das »annähernde Verstehen«. Auf beiden Seiten kann ein zunehmendes Ende der Sprachlosigkeit festgestellt werden. Gerade auf jüdischer Seite gibt es oftmals ein großes Interesse an der Verfolgungsgeschichte der Großeltern. Manche Interviewpartnerinnen und Interviewpartner engagierten sich für das Wachhalten der Erinnerung und hatten paradoxerweise dennoch das Gefühl, zu wenig dafür zu tun. Aus meiner Sicht zeigt sich hier eine erneute Verlagerung des Schuldgefühls in der »dritten Generation« bei Juden in Deutschland, nämlich von der »Überlebensschuld« der Großeltern über die »Trennungsschuld« der Eltern zu einer drohenden »Vergessensschuld« der eigenen Generation. Deutlich wird hier das Verantwortungsgefühl für das Weitertragen der Erinnerung und die Angst vor der Gleichgültigkeit innerhalb der deutschen Mehrheitsgesellschaft. Signifikant ist ein zunehmendes Bedrohungsgefühl, sichtbar das eigene Judentum zu zeigen (welches leider keiner realen Grundlage entbehrt).

Auf nichtjüdischer Seite fällt tatsächlich auf, dass zwar einerseits unbefangener und unverstrickter gesprochen wurde, es andererseits jedoch viele »unwissende« oder nur »teilwissende« Gesprächspartnerinnen und Gesprächspartner in Bezug auf die NS-Vergangenheit in den eigenen Familien gab. Der deutsche Journalist Christoph Amend appelliert daher auch an seine Generation, sich mit der familiären Vergangenheit im

»Dritten Reich« zu beschäftigen, um zu verstehen, was unbewusst an sie übertragen wurde: »Nur so können wir verstehen, wer wir sind« (Amend, 2003, S. 36). Und nur so droht keine erneute »dritte Schuld« der Verantwortungsverweigerung. Der Kinder- und Jugendpsychotherapeut Konrad Brendler wiederum bemerkt bei dieser Generation zum Teil auch eine »Last des moralischen Versagens ihrer Vorfahren« (Brendler, 1997, S. 93), also ein unverschuldetes Leiden an der eigenen Nation bzw. Familie. Insgesamt steht diese Generation also sowohl für eine gemeinsame Erinnerungskultur als auch für einen teilweise noch immer vorhandenen unterschwelligen Antisemitismus, welcher oftmals unbewusst unter der Oberfläche wabern und schwelen kann, gepaart mit einem häufigen Unwissen über die konkrete Geschichte, und somit zu einem verletzenden Gemisch werden kann.

Die psychische Belastung erfährt bei der »dritten Generation« durch den zunehmenden zeitlichen Abstand zur NS-Zeit auf beiden Seiten oftmals eine Abschwächung. Die Schuldübernahme-Bereitschaft nimmt in der »dritten Generation« auf beiden Seiten ab, wobei es auf jüdischer Seite nicht selten zu einer »Vergessensschuld« kommt. Trotz einem Ende der Sprachlosigkeit und dadurch neuen Möglichkeiten des »annähernden Verstehens«, zeigt sich weiterhin eine abgrundtief getrennte Ausgangslage.

Zur aktuellen Situation: Nicht erst seit dem Überfall der Hamas auf Israel vom 7. Oktober 2023 spielt sich jüdisches Leben in Deutschland vor allem in privaten und geschützten Räumen ab. Die jüdische Publizistin Marina Weisband sagt: »Die Bedrohungslage macht uns unsichtbar« (Havemann & Weisband, 2021, S. 135). Die große emotionale und lebensweltliche Entfernung voneinander führt weiter oftmals zu einem Leben in getrennten Welten. Immer wieder erleben Jüdinnen und Juden in Deutschland Momente der *trennenden Gegenwärtigkeit* bzw. *now-moments-of-separation* (siehe zum Begriff *now-moment* Stern, 2005). Aus dem Nichts kann es zu Beziehungsmissverständnissen oder, noch schlimmer, zu Empathielosigkeit und Ausgrenzung kommen, welche einem »annähernden Verstehen« entgegenstehen. Dabei kann es um offensichtlichen Antisemitismus, auch in Form von Geschichtsvergessenheit (z.B. in Form der gelben Sterne von Corona-Leugnern), gehen, aber auch um Solidaritäts- und Empathieverweigerung in Zeiten, in denen sich viele Juden in Deutschland besonders vulnerabel fühlen. Der Hamas-Angriff auf Israel und der dadurch ausgelöste erneute Nahostkrieg hatte auch das Sicherheitsgefühl innerhalb der jüdischen Gemeinschaft in Deutschland erschüttert. Nicht wenige Juden fühlten sich einsam und von der deutschen Mehrheitsgesellschaft emotional alleine gelassen, angesichts eines offenen Antisemitismus auf Deutschlands Straßen (von muslimischer Seite, aber eben auch weiter von rechts und von links). Natürlich gab es auch authentische Solidaritäts- und Empathiebekundungen. Dennoch scheint sich in der jüdischen Gemeinschaft in Deutschland immer mehr ein hoffnungsloser Realismus durchzusetzen, welcher das Gift des Antisemitismus als zersetzend für ein dauerhaftes jüdisches Sicherheitsgefühl betrachtet. Auch scheinbar sichere Räume (wie vor allem Israel und das demokratische Deutschland) werden schutzdurchlässig.

In diesem Zusammenhang ist besonders wichtig, wie die zukünftige Erinnerung an den Holocaust aussehen wird. Denn in dieser Frage steckt erneut das Potenzial sowohl für ein »annäherndes Verstehen« als auch für *now-moments-of-separation*. Um Ersteres zu erreichen, braucht es vor allem mehr Möglichkeiten für Begegnungen zwischen Juden und Nichtjuden im Alltag. Eine jüdische Interviewpartnerin aus der »dritten Generation« erzählte z. B., dass sie jedes Jahr an Chanukka auch Nichtjuden zum Fest einladen würde. Kann es solche Begegnungs- und Diskursräume, welche Möglichkeiten für einen authentischen emotionalen Austausch schaffen, noch mehr auch auf gesamtgesellschaftlicher Ebene geben? Könnten z. B. die Antisemitismusbeauftragten von Bund und Ländern mithilfe von Brückenbauern (mit jüdischem, nichtjüdischem und vielleicht multikulturellem Hintergrund) neue Begegnungsräume schaffen? Es braucht ein gegenseitiges Wissen und Erfahren voneinander, um einem weiteren Erstarken des Antisemitismus entgegenzuwirken. Und das Bewusstsein für Trennendes und Verbindendes. Für den Psychotherapeuten Jürgen Müller-Hohagen steht fest, dass es in der ewigen Trennung zwischen Juden und Nichtjuden nach dem Holocaust von Geburt an »keine Wahlmöglichkeit« (Müller-Hohagen, 2015, S. 10) gibt. Wie man jedoch mit der eigenen Herkunft umgehe, das lasse sich verändern. Der deutsch-jüdische Architekt Salomon Korn markiert: »Das Verbindende betrifft vor allem den Konsens darüber, was einst unrecht war, gleichgültig, wem es angetan wurde« (Korn, 1999, S. 19). Es braucht auch in den Schulen eine emotionale Bildung, um ein Gespür für diese Fragen zu erwerben. Und schließlich steht für mich fest: Das Bewusstsein des Trennenden schafft erst die Möglichkeit von Begegnungen und damit die Grundlage für ein »annäherndes Verstehen«.

Literatur

Amend, C. (2003). *Morgen tanzt die ganze Welt. Die Jungen, die Alten, der Krieg.* Blessing.

Assmann, A. (2006). *Der lange Schatten der Vergangenheit. Erinnerungskultur und Geschichtspolitik.* C.H.Beck.

Bar-On, D. (2004). *Erzähl dein Leben. Meine Wege zur Dialogarbeit und politischen Verständigung.* Edition Einwurf.

Brendler, K. (1997). Die NS-Geschichte als Sozialisationsfaktor und Identitätsballast der Enkelgeneration. In D. Bar-On, K. Brendler & A.P. Hare (Hrsg.), *»Da ist etwas kaputtgegangen an den Wurzeln...«. Identitätsformation deutscher und israelischer Jugendlicher im Schatten des Holocaust* (S. 53–104). Campus.

Browning, C.R. (1993). *Ganz normale Männer. Das Reserve-Polizeibataillon 101 und die »Endlösung« in Polen.* Rowohlt.

Diner, D. (1986). Negative Symbiose – Deutsche und Juden nach Auschwitz. In M. Brumlik, D. Kiesel, C. Kugelmann, J.H. Schoeps (Hrsg.), *Jüdisches Leben in Deutschland seit 1945* (S. 243–257). Athena.

Giordano, R. (2000). *Die zweite Schuld oder von der Last, Deutscher zu sein.* Kiepenheuer & Witsch.

Grünberg, K. (2000). *Liebe nach Auschwitz. Die zweite Generation. Jüdische Nachkommen von Überlebenden der nationalsozialistischen Judenverfolgung in der Bundesrepublik Deutschland und das Erleben ihrer Paarbeziehungen.* edition diskord.

Havemann, E. & Weisband, M. (2021). *Frag uns doch! Eine Jüdin und ein Jude erzählen aus ihrem Leben.* S.Fischer.

Korn, S. (1999). *Geteilte Erinnerungen. Beiträge zur deutsch-jüdischen Gegenwart.* Philo.

Levi, P. (1992). *Ist das ein Mensch?* dtv.

Luks, G. (2024). *Vom annähernden Verstehen. Die psychischen Folgen des Krieges und das Trauma des Holocaust im intergenerationellen Diskurs von Juden und Nichtjuden in Deutschland nach 1945 – Drei Generationen im Vergleich.* Wallstein.

Mayring, P.E. (2008). *Die Praxis der Qualitativen Inhaltsanalyse.* Beltz.

Müller-Hohagen, J. (2005). *Verleugnet, verdrängt, verschwiegen. Seelische Nachwirkungen der NS-Zeit und Wege zu ihrer Überwindung.* Kösel.

Müller-Hohagen, J. (2015). NS-Nachgeborene – was heißt hier Identität? In N. Weissberg & J. Müller-Hohagen (Hrsg.), *Beidseits von Auschwitz. Identitäten in Deutschland nach 1945* (S. 9–45). Lichtig.

Niederland, W.G. (1980). *Folgen der Verfolgung. Das Überlebenden-Syndrom/Seelenmord.* Suhrkamp.

Schmidbauer, W. (1998). *»Ich wußte nie, was mit Vater ist«. Das Trauma des Krieges.* Rowohlt.

Stern, D.N. (2005). *Der Gegenwartsmoment. Veränderungsprozesse in Psychoanalyse, Psychotherapie und Alltag.* Brandes & Apsel.

Der Autor

Gregor Luks, Dr., ist Kulturwissenschaftler, Psychoonkologe sowie tiefenpsychologisch fundierter Psychotherapeut und Psychoanalytiker in eigener Praxis in Bayreuth. Er hält Vorträge zu unterschiedlichen psychologischen und gesellschaftspolitischen Themen, tritt als Autor, Herausgeber und Mitherausgeber verschiedener Publikationen in Erscheinung und initiiert Kulturveranstaltungen und Diskussionskreise.

Kontakt per E-Mail: praxis@gregorluks.de

Psychosozial-Verlag

Rupert Martin, Birgit Jänchen-van der Hoofd, Georg Schäfer (Hg.)

Entwicklung und Veränderung

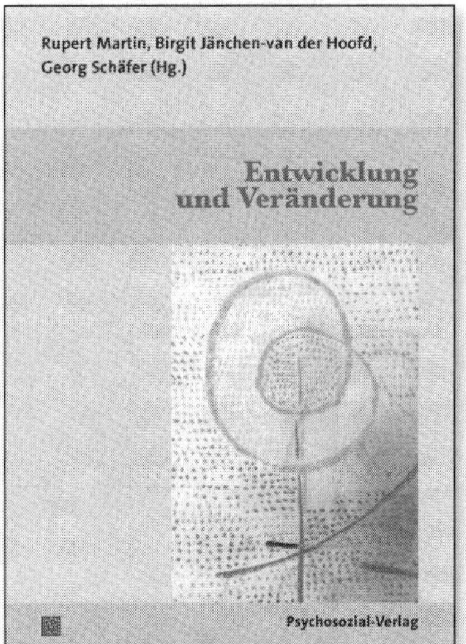

2023 · 432 Seiten · Broschur
ISBN 978-3-8379-3262-1

Allen Veränderungs- und Entwicklungsprozessen wohnt eine Ambivalenz inne: Einerseits kann sich nicht erhalten, was sich nicht wandelt, andererseits trifft psychotherapeutisches Bemühen häufig auf unbewussten Widerstand, und die eigentlich herbeigesehnte Veränderung wird oft gefürchtet.

Entwicklung und Veränderung haben zudem gesellschaftliche und kulturpsychologische Bedeutung: Geschichte und Politik sind geprägt von der Idee der Veränderung, wie sich in historischen Umbrüchen und aktuellen politischen Krisen zeigt.

Mit Beiträgen von Christine Bauriedl-Schmidt, Dirk Blothner, Gustav Bovensiepen, Silvana Buchheim, Lesley Caldwell, Jens Elberfeld, Markus Fellner, Roger Frie, Michael Günter, Wulf Hübner, Elisabeth Imhorst, Ludwig Janus, Helga Krüger-Kirn, Thomas Leitner, Christian Maier, Anna Mayer, Barbara Meerwein, Volker Münch, Eckhart Neumann, Bernd Nissen, Kamyar Nowidi, Renate Sannwald, Stefanie Sedlacek, Hildegard Wollenweber, Uta Zeitzschel, Sylvia Zwettler-Otte und Ralf Zwiebel

DGPT-Jahresbände im Psychosozial-Verlag

Ulrich Streeck (Hrsg.). *Das Fremde in der Psychoanalyse. Erkundungen über das »Andere« in Seele, Körper und Kultur*. 1993 (Neuaufl. 2000).

Ulrich Streeck & Karin Bell (Hrsg.). *Die Psychoanalyse schwerer psychischer Erkrankungen. Konzepte, Behandlungsmodelle, Erfahrungen*.1994 (Neuaufl. 2002).

Karin Bell & Kurt Höhfeld (Hrsg.). *Psychoanalyse im Wandel*. 1995 (2. Aufl. 1998).

Karin Bell & Kurt Höhfeld (Hrsg.). *Aggression und seelische Krankheit*. 1996 (2. Aufl. 2000).

Kurt Höhfeld & Anne-Marie Schlösser (Hrsg.). *Psychoanalyse der Liebe*. 1997 (2. Aufl. 2000).

Anne-Marie Schlösser & Kurt Höhfeld (Hrsg.). *Trauma und Konflikt*. 1998 (2. Aufl. 2000).

Anne-Marie Schlösser & Kurt Höhfeld (Hrsg.). *Trennungen*. 1999.

Anne-Marie Schlösser & Kurt Höhfeld (Hrsg.). *Psychoanalyse als Beruf*. 2000.

Anne-Marie Schlösser & Alf Gerlach (Hrsg.). *Kreativität und Scheitern*. 2001.

Anne-Marie Schlösser & Alf Gerlach (Hrsg.). *Gewalt und Zivilisation. Erklärungsversuche und Deutungen*. 2002.

Alf Gerlach, Anne-Marie Schlösser & Anne Springer (Hrsg.). *Psychoanalyse mit und ohne Couch. Haltung und Methode*. 2003.

Alf Gerlach, Anne-Marie Schlösser & Anne Springer (Hrsg.). *Psychoanalyse des Glaubens*. 2004.

Anne Springer, Alf Gerlach & Anne-Marie Schlösser (Hrsg.). *Macht und Ohnmacht*. 2005.

Anne Springer, Alf Gerlach & Anne-Marie Schlösser (Hrsg.). *Störungen der Persönlichkeit*. 2006.

Anne Springer, Karsten Münch & Dietrich Munz (Hrsg.). *Psychoanalyse heute?!* 2007.

Anne Springer, Karsten Münch & Dietrich Munz (Hrsg.). *Sexualitäten*. 2008.

Karsten Münch, Dietrich Munz & Anne Springer (Hrsg.). *Die Fähigkeit, allein zu sein. Zwischen psychoanalytischem Ideal und gesellschaftlicher Realität*. 2009 (2. Aufl. 2011).

Karsten Münch, Dietrich Munz & Anne Springer (Hrsg.). *Die Psychoanalyse im Pluralismus der Wissenschaften*. 2010.

Anne Springer, Bernhard Janta & Karsten Münch (Hrsg.). *Angst*. 2011.

Anne Springer, Bernhard Janta & Karsten Münch (Hrsg.). *Nutzt Psychoanalyse?!* 2012.

Bernhard Janta, Beate Unruh & Susanne Walz-Pawlita (Hrsg.). *Der Traum*. 2013.

Bernhard Janta, Susanne Walz-Pawlita & Beate Unruh (Hrsg.). *unzeitgemäßes*. 2014.

Susanne Walz-Pawlita, Beate Unruh & Bernhard Janta (Hrsg.). *Identität*en. 2015.

Susanne Walz-Pawlita, Beate Unruh & Bernhard Janta (Hrsg.). *Körper-Sprachen*. 2016.

Beate Unruh, Ingrid Moeslein-Teising & Susanne Walz-Pawlita (Hrsg.). *Grenzen*. 2017.

Beate Unruh, Ingrid Moeslein-Teising & Susanne Walz-Pawlita (Hrsg.). *Rebellion gegen die Endlichkeit*. 2018.

Ingrid Moeslein-Teising, Georg Schäfer & Rupert Martin (Hrsg.). *Geschlechter-Spannungen*. 2019.

Ingrid Moeslein-Teising, Georg Schäfer & Rupert Martin (Hrsg.). *Generativität*. 2020.

Georg Schäfer, Rupert Martin & Ingrid Moeslein-Teising (Hrsg.). *Zeitdiagnosen!?*. 2022.

Rupert Martin, Birgit Jänchen-van der Hoofd, Georg Schäfer (Hrsg.). *Entwicklung und Veränderung*. 2023.

Rupert Martin, Birgit Jänchen-van der Hoofd, Georg Schäfer (Hrsg.). *Angriffe auf den Denkraum. Konsequenzen für die klinische Praxis, Kultur und Gesellschaft*. 2024.